암 예방과 치료법

이춘기(아칸소 대학 병원 부장) 지음

가림출판사

저자의 말

이 책은 암으로 고생하는 분과 암 환자를 둔 가족들, 또 암에 관심이 있는 분들을 위해 치료와 예방에 직접 도움이 되도록 깊이 있게 쓰여졌습니다. 짧은 진료에 의논할 시간 없이 시키는 대로 따르기 어려운 것이 암 진단과 치료입니다. 이유 없이 갑자기 생기는 암을 처음에는 받아들이기가 무척 어렵습니다. 또한 암이 아니길 바라는 마음은 누구나 가지고 있습니다. 하지만 마음만으로 없어지지 않는 것이 암이고 서둘러 치료를 할수록 결과가 좋은 것은 당연한 이야기입니다.

지금은 많은 암들을 다른 장기로 전이되기 전에 쉽게 진단할 수 있고 또 수술로 완치할 수 있습니다. 또 암이 퍼졌다 해도 치료할 수 있는 새로운 방법들이 해마다 개발되고 있습니다. 백혈병이나 임파선암 같은 수술로 치료할 수 없는 암도 지난 20년 사이에 불치의 병에서 완치가 가능한 병으로 바뀌었습니다.

그렇다 해도 치료되지 않는 암으로 숨진 분들도 많고 그러는 도중 많은 고생을 하고 있습니다. 사람이 할 수 있는 최선의 치료 끝에도 없어지지 않는 암은 절망입니다. 병이 없어지길 기대하며 참았던 온갖 어려운 치료와 부작용들이 억울하고, 절망에 빠진 마음을 아랑곳하지 않는 무심한 의사들이 원망스럽습니다.

치료에 필요했던 돈에 멍든 가족들은 앞으로 살아갈 길이 막막할 것입니다. 자기 몸보다 더 소중한 어린 자식들이 병으로 쓰러지는 것을 보아야 하는 젊은 부모나, 나이드신 부모의 병을 치료치 못하는 자식은 마음 붙일 곳을 찾지 못합니다.

삶은 선택하는 것이 아니지만 살아가는 방법은 선택할 수 있습니다. 병을 치료할 수 있는 방법은 많지만 치료를 선택하는 것은 의사가 아니라 병으로 고생하는 환자 자신과 가족들입니다. 원한다면 우리 나라에서도 현대 의학의 최고 수준으로 치료를 받을 수 있습니다. 또 수백 년 전통으로 내려온 한의학의 치료를 받을 수 있고 주위 사람이 전해주는 식사요법이나 기도원에 들어가는 방법을 선택할 수도 있습니다. 남들이 이런 치료 방법을 놓고 좋다 나쁘다 이야기할 수 없는 중요한 이유는 절망의 늪에서 고생하는 사람은 환자 자신과 가족밖에 없기 때문입니다. 문제는 자기가 택한 치료 방법을 정말로 자신이 원하는가를 아는 것입니다. 수술해서 완치할 수 있는 병을 기도원에서 대신해줄 수 없고 백혈병을 식사요법으로 완치할 수 없는 것입니다. 기적을 일으키는 치료는 수천 명 또는 수만 명에 한 명꼴로 나타나는 것처럼 아주 드물게 효과가 있을 것입니다.

아내와 어린 자식들을 빚 없이 살게 하기 위해 재발한 백혈병을 치료하지 않기로 확실히 결정했다면 치료를 받지 않을 수도 있습니다.

이 책은 기적적인 치료 방법이나 신비의 치료법이 아닌 암에 대한 올바른 정보를 다루고 있습니다. 암을 정확하게 알아야 자신과 자기를 믿고 따르는 가족들을 위해 현명한 결정을 할 수 있을 것입니다. 정확하지 않고 꾸며 내는 이야기나 정보는 몸과 마음이 약해진 분들에게 독약과 같습니다. 의사도 사람인지라 수련이 덜 된 의사는 어렵고 좋아지지 않는 암 환자를 자기도 모르게 멀리 하거나 병이 좋아지지 않는다는 사실을 말하기 어려워할 수 있습니다. 더욱이 의사들이 사용하는 많은 말은 전문의학용어로서 이해하기 어렵습니다. 짧은 진료 시간에 쫓기어 해야 할 말을 서로 다 못 하고 우리 생각과 많이 다른 낯선 치료를 선뜻 받아들이기 어렵습니다. 이 책은 이런 문제를 다루고 있습니다.

암을 치료하는 첨단 의학은 쉬운 치료가 아닙니다. 암 세포를 죽이기 위해 독약과 같은 항암제를 사용하거나 광범위한 수술이나 강도가 높은 방사선 치료를 합니다. 따라서 암을 치료하는 과정에 많은 부작용과 합병증이 생깁니다. 만약 치료받는 사람이나 도와 주는 가족들이 이런 일을 잘 알고 있다면 치료 도중 고생을 덜 할 수 있습니다. 한편 수술, 방사선 치료, 항암 치료, 골수 또는 조혈 세포 이식 때 가장 위험한 합병증인 감염과 심장, 폐 합병증을 어떻게 예방하고 치료할 수 있는지를 자세히 다루었습니다. 또 암으로 생기는 통증을 치료하는데 도움이 되는 글도 함께 실었습니다.

잘못된 생활로 생기는 암을 예방하기 위해 실제로 실천할 수 있는 담배 끊는 방법에 대해서도 다루고 있습니다. 폐암, 식도암과 같은 암을 일으키는 담배는 쉽게 끊을 것 같아도 마약과 같은 니코틴 중독 때문에 의지만으로는 끊기가 아주 어렵습니다. 들이 쉬는 공기나 마시는 물이 방사선 물질이나 화학 물질로 오염되어 있으면 암이 생길 수 있고 잘못된 음식물로도 문제가 일어납니다. B형이나 C형 바이러스 간염에 걸리면 나중에 간암이 생길 수도 있습니다. 이런 좋지 않은 것을 멀리 하고 건강하게 살아도 다른 사람보다 암이 더 잘 생기는 사람들이 있습니다. 어떤 사람이 암에 잘 걸리고 어떻게 예방할 수 있는지, 암이 생기기 전에 알 수 있는 방법이 있는지를 설명하였습니다. 또한 몸에 전에 없었던 이상이 생기면 암을 의심해야 할 때가 있습니다. 이때 어떻게 해야 하는지 설명하였습니다.

이 책을 나오도록 도와준 분들, 특히 전남 의대 혈액 종양학과 과장인 김형준 선생님에게 깊은 감사를 드립니다.

2002년 1월

저자 이 춘 기

여기에 나오는 내용들은 확실하게 인정된 의학 정보를 담고 있습니다. 하지만 진단·치료하는 기술과 지식은 해마다 발전하면서 바뀝니다. 또 사람마다 체질과 상황이 달라 여기에 쓰여진 내용을 바탕으로 혼자서 판단하고 치료할 수 없습니다.

몸에 이상이 생기면 병원에서 진찰과 치료를 받아야 합니다. 여기에 나오는 '의사' 및 '병원'이 가리키는 것은 한의사와 한방 병원이 아닙니다. 한의학은 근본 원리가 달라 다루지 않았습니다.

환자를 진찰하고 치료하는 사람은 10년 이상 전문 교육과 수련을 받아야 치료받는 사람에게 해를 주지 않습니다. 내 소중한 몸을 정확한 교육과 수련을 받지 않은 사람에게 맡기고 좋은 결과를 기대할 수 없습니다.

따라서 여기서 쓰여진 치료 방법, 치료 약제, 치료 부작용, 치료 결과는 의사와 의논하길 권합니다. 이 책의 내용을 이용해 약사가 의사 처방과 달리 다른 약으로 바꾸거나 임의로 처방할 수 없습니다. 약사 교육 과정이 사람 몸이 아닌, 화학 물질인 약을 중심으로 이루어졌기 때문에 사람 몸을 진찰하고 검사해서 결정하는 의사의 치료 계획을 바꿀 수 없습니다.

여기에 실린 내용은 미국 암 전문 치료 병원과 연구소에서 발표한 진단과 치료 방법을 포함하고 있습니다. 우리 나라에서도 이런 치료 방법으로 치료할 수 있습니다. 따라서 이 책에서 의문이 생기면 우선 담당의사에게 문의하십시오. 더 자세한 정보를 원하는 분들은 저에게 이메일을 보내십시오(leechoonkee@uams.edu).

이 책에 나오는 약은 어른을 기준으로 사용하는 것입니다. 어린이에게 사용하려면 소아과 의사와 의논하십시오.

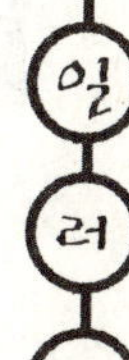
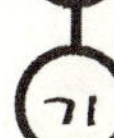

CONTENTS

CONTENTS

CONTENTS

CONTENTS

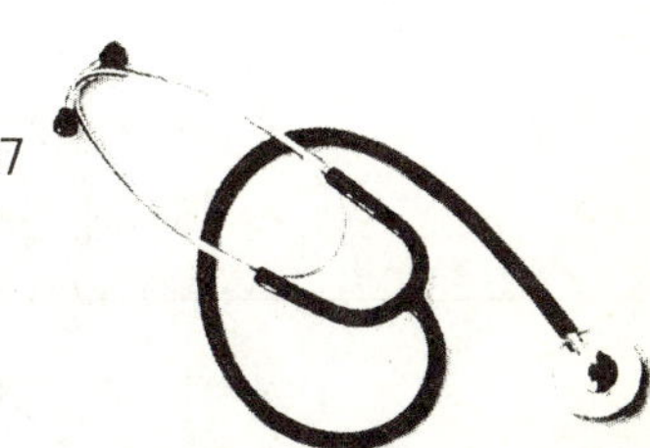

식생활 지침

- 식물성 음식을 선택하고 특히 야채, 과일, 가공되지 않은 녹말을 섭취하되 다양한 종류를 택하라.
- 과체중이나 저체중이 되지 않도록 하고 성인이 된 후 5kg 이상의 체중증가가 되지 않게 조심하라.
- 운동량이 적은 직업인 경우 1시간 정도의 걷기나 이에 상응하는 운동을 매일하고, 1주일 합계가 적어도 60분 이상, 땀이 많이 나는 운동을 하라.
- 일년 내내 여러 종류의 야채, 과일을 섭취하되 하루 400~800g을 5회 이상 나누어 섭취하라.
- 여러 가지 종류의 곡식, 콩, 뿌리, 감자 등을 500~800g 섭취하거나 7회 이상 섭취하라. 최소한도로 가공된 음식물을 택하고 정제된 설탕은 피하라.
- 음주를 가능한 한 억제하고, 피할 수 없다면 남자는 하루 두 잔, 여자는 하루 한 잔으로 끝내라.
- 붉은 색의 육류는 하루 80g 이하로 제한하고 되도록이면 생선, 닭, 신선한 육류 등을 섭취하라.
- 지방산 특히 동물성 지방산의 섭취를 제한하라. 대신 식물성 기름을 적당히 섭취하라.
- 소금에 처리된 음식을 최소화하고, 음식물에 소금은 최소한도로 넣어라. 대신에 자연산 향료를 넣어 맛을 내라.
- 실온에서 장기간 보관되어 곰팡이 우려가 있는 음식은 피하라.
- 상하는 음식물은 적절한 방법을 사용하여 저장한 후 사용하라.

- 식품첨가제 오염 및 잔류물질은 제대로 규제되고 있는 상황에서는 위험하지 않다. 그러나 개발 도상국가에는 제대로 규제되지 않는 경우가 흔하다.
- 불에 탄 음식을 먹지 마라. 직접 불꽃에 닿아서 익힌 고기나 생선 또는 훈제음식은 먹더라도 가끔씩만 먹어라.
- 피우는 담배나 씹는 담배를 절대로 금하라.

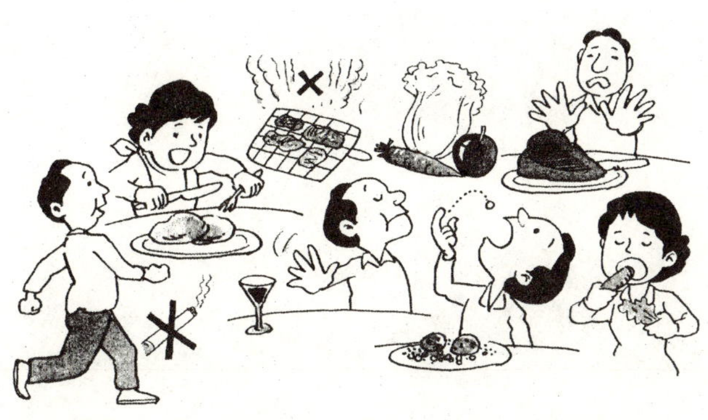

처음과 끝이
미리 정해진 생명

1

처음과 끝이 미리 정해진 생명

사람은 누구나 한 번쯤 "왜 죽는가?" 하는 의문을 갖게 된다. 우리는 살아가면서 모든 일을 스스로 결정하지만 죽음 앞에서는 어느 누구도 선택의 여지가 없다. 우리가 원해서 삶이 시작된 것이 아님을 모르는 것은 아니지만 닥쳐오는 죽음에 대해서는 그저 속수무책일 뿐이다.

이집트의 파라오들은 영원히 사는 것을 대비해 자신을 미이라로 만들었고 진시황도 자신의 무덤에 실물과 똑같게 흙으로 빚은 모든 권속과 동물들을 함께 묻어 죽은 뒤 살아갈 세상을 대비했다. 이 밖에 과학이 더 발달한 미래에 다시 살기 위해 죽어가는 자신을 냉동 보관하는 사람들도 있었다. 부처님은 생명을 가진 만물이 끝남이 없이 서로 연결되어 살고 있다 하였고, 예수님은 죽은 뒤 부활하여 영원한 삶을 약속했다.

과연 죽고 사는 것이 사람 마음대로 바뀔 수 있는가? 살아 숨쉬는 생명체가 갖는 궁극적인 목적은 무엇인가? 영원히 사는 길이 정말 있는 것인가?

🌱 생명은 사람 몸 안에 있는 유전자로부터 시작된다

사람 몸 1cm 크기의 살은 약 1억 개의 세포로 이루어져 있지만 시작은 아버지로부터 나온 정자와 어머니로부터 나온 난자가 합해져 생성된 하나의 세포로부터 된다.

이 세포 안에서 곧바로 정자에 있는 아버지 유전자와 난자에 있는 어머니 유전자가 서로 결합해서 빠른 속도로 유전자를 늘려 가는데 유전자가 늘어 가면서 세포 수효도 빨리 증가한다. 이때 유전자에 기록된 정보의 지시를 받아 팔다리, 뇌, 심장 같은 몸 안에 필요한 부분을 만들어 간다.

이처럼 아무것도 없었던 상태에서 사람의 모습을 갖춘 태아로 자라나는 시기는 임신 후 3개월이다.

그런데 왜 하필 유전자를 아버지 반 쪽, 어머니 반 쪽으로 나누고 난 뒤 다시 합쳐야 새 생명이 시작할까? 아직 정확한 이유는 밝혀지지 않았지만 서로 다른 유전자가 만나 새 생명이 태어나면 어머니, 아버지 유전자에 있었던 결함들이 쉽게 감추어진다. 하지만 서로 비슷한 유전자끼리 만나면 잘못된 유전자가 감춰지지 않고 나타날 수 있다. 그래서 유전자가 비슷한 가까운 친척끼리 결혼하면 유전성 질환이 쉽게 생길 수 있다.

유전병은 누구나 걸릴 수 있다. 사람은 일평생 동안 약 30번 정도 유전자가 어긋나는데 이때 임신을 하게 되면 다음 세대부터 이 어긋난 유전자로 인한 유전병이나 암이 생길 수 있다. 이렇게 될 가능성은 1/50,000 정도로 그렇게 심각한 문제는 아니지만 유전자 이상이 점점 많아지는 30~40대에 결혼하면 그 가능성은 더욱 높아진다.

유전자는 우리의 상상을 초월하는 수많은 기능을 가지고 있고 또한 이런 기능을 단 한치의 착오 없이 나타내도록 되어 있다.

유전자는 오장육부를 구성하는 단백질을 만들어 내기도 하는데 머리카락, 피부 등도 단백질로 이루어진다.

단백질을 만드는 유전자 수는 약 3만 4천 개인 것으로 알려져 있다. 인간의 생명이 시작할 때 이 많은 유전자들은 서로 힘을 합해 일을 한다.

3만 4천 명의 일꾼이 배를 만든다고 생각해보자. 치밀한 사전 계획 없이는 일을 시작할 수 없을 것이다. 단 한 사람의 일꾼이라도 사소한 실수를 한다면 배를 만들 수 없다. 설령 처음 몇 달은 항해를 할 수 있어도 결국은 잘못된 부분이 드러나고 고장이 나게 마련이다. 마찬가지로 유전자도 확실한 계획 아래 질서정연한 순서로 모여 있다.

처음부터 잘 만들어진 배는 사용중 고장이 나더라도 고장난 부분만 고쳐서 다시 쓰듯이, 유전자도 필요할 때 해당하는 부분만 끌어내어 사용한다. 또 수리에 사용했던 기계를 나중에 다시 쓰기 위해 보관하듯 유전자도 일단 일이 끝나면 제자리로 돌려놓고 보관한다. 기계를 너무 많이 사용하면 닳아져 못 쓰듯이 유전자도 많이 쓸수록 닳아진다. 너무 닳아지면 사용할 수 없게 되고 이 닳아진 유전자를 가진 세포는 더 이상 일을 하지 못하고 저절로 없어진다.

정상적인 임신이 아니더라도 실험실에서 인위적으로 유전자를 난소에 넣으면 임신한 것처럼 새 생명이 태어날 수 있다. 최근에 알려진 복제 소나 양들은 이렇게 유전자만을 가지고 태어난 생명 체들이다. 생명은 유전자로부터 시작된다. 피와 살과 뼈가 우리 몸을 이루고 있음을 안 지는 수천 년이 지났지만 20세기에 와서야 겨우 생명의 근본을 이해하고 유전자가 생명의 원천임을 확인하고 있다. 하지만 생명을 다루는 현대 과학은 엄청난 속도로 발전하여 앞으로 수십 년 이내에 우리 몸에 유전자가 어떤 일을 하고 어떻게 잘못되어 암이 생기는가를 밝혀낼 것이다.

생명체의 가장 원시적인 목표는 자손 번식이다

사람은 서른 살 무렵까지 계속 자란다. 그 후 몸 안에 있는 호르몬이 감소하기 시작하고 뼈가 약해지며 면역력이 떨어지기 시작한다. 또 근육도 서서히 줄고 주름살이 생기기 시작하며 시력과 기억력도 떨어진다. 여자는 40세를 전후로 월경이 없어지면서 빠른 속도로 여성 호르몬이 감소한다. 눈에 보이지는 않지만 남자도 마찬가지로 이 무렵 남성 호르몬이 감소한다.

원래 사람의 평균 수명은 아주 짧았다. 우리 나라와 중국의 옛날 이야기에는 나이 많은 스님이나 옛 성현들이 많이 등장하지만 20세기 전에는 보통 사람들의 평균 수명은 40세가 채 안 되었다. 미국도 마찬가지여서 20세기 초에 미국인의 평균 수명은 47세에 불과했다. 그래서 옛날 보통 사람들은 20세 전후에 결혼하여 가정을 이룬 뒤 40~60세 정도에 대부분 사망하였다.

　사람의 유전자는 평생 끊임없이 필요한 몸의 각 부분을 만들고 재생시킨다. 예를 들면, 우리 몸의 피에 있는 세포는 산소를 나르는 적혈구, 균을 죽이는 백혈구, 피를 멈추게 하는 혈소판으로 나뉘어져 있다.

　적혈구는 만들어진 지 약 3개월이면 닳아져 없어지고, 백혈구는 약 1주일, 혈소판은 약 1일 정도면 없어진다. 따라서 항상 일정한 양을 채우지 않으면 곧바로 문제가 생기기 때문에 날마다 조금씩 필요한 세포를 만들어 보충한다. 세포를 만들 때마다 반드시 유전자를 사용해야 하는데, 약 90번 정도이면 유전자가 닳아져 더 이상 일을 할 수 없다. 유전자가 닳아지고 약해지면 필요한 것을 제때에 만들지 못해 몸이 점점 약해지고 만약 유전자가 일을 중단하면 당연히 죽게 된다.

　지구상에 있는 유전자를 가진 모든 생명체는 살아 있는 동안 반드시 자신의 후손을 남기려고 노력한다. 동물들을 보면 훨씬 쉽게 이해할 수 있는데 알래스카에서 사는 연어를 예로 들어보자.

　연어는 강에서 태어난 뒤 바다로 나가 자라는데 번식할 수 있는 나이가 되면 다시 강으로 되돌아 온다. 죽을 힘을 다해 흐르는 강물을 거꾸로 거슬러 올라와 알을 수정시킨 후 곧 죽는다. 따라서 연어의 일생은 한 번 수정을 해서 다음 세대를 생산하자마자 끝난다.

　이처럼 모든 동물과 사람은 수정이나 임신할 수 있는 나이가 지나면 점차 몸의 기능이 떨어지고 시간의 차이는 있지만 결국 죽음을 맞이한다. 사람의 유전자만 가지고 수명을 계산하면 약 240년은 살 수 있다고 한다. 하지만 암, 염증, 고혈압, 당뇨병, 영양 결핍과 같은 문제로 이 기간을 다 살지 못하고 빨리 죽는 것이다.

현대 의학의 발달로 많은 병들이 치료되고 있으며 영양 상태가 좋아지면서 사람의 평균 수명이 늘어났다. 과학이 발달하는 21세기 말에는 당연히 사람의 수명은 더 늘어날 것이다.

하지만 사람의 수명은 처음 태어날 때부터 정해져 있다. 지금까지 산 사람 중에서 가장 오래 살았다 해도 125세를 넘지 못했다.

이유는 아직 모르지만 자손을 퍼뜨리는 일은 남자를 중심으로 이루어진다. 원시 사회로 거슬러 올라갈수록, 개화되지 않은 사회일수록 여자는 남자에게 종속되어 애를 낳는 일에 묶여 지냈다. 동물 세계에서도 수놈을 중심으로 새끼를 번식한다. 아마도 이것 역시 유전자로부터 나오는 특징일 것이다. 동양 사회, 특히 한국과 중국에서 아들을 중요하게 여기는 것은 아직도 유전자의 동물적이고 원시적인 힘에서 벗어나지 못하고 있음을 단적으로 보여준다.

높은 이혼율을 보이는 미국과 유럽에서는 주로 남자가 다른 여자를 만나면서 부인과 이혼하게 된다. 여자가 다른 남자를 만나면서 이혼하게 되는 경우는 매우 드물다. 또 모든 사회에 공통적으로 있는 강간이나 윤락 여성도 남자를 중심으로 일어나는 사회 현상이다. 이들을 유전자로 설명하자면 남성 유전자는 어떤 방법을 통해서라도 많은 여자들과 성관계를 맺어 자기가 갖고 있는 유전자를 퍼지게 하는 것이다.

만약 유전자의 첫째 목표가 오래 사는 것이라면 닳아진 부분을 항상 재생시키거나 어긋난 부분을 고치려고 할 것이다. 실제로 유전자를 재생시키거나 고치는 단백질이 사람 몸 안에 있다. 하지만 특별한 경우를 제외하면 이런 단백질이 유전자를 함부로 다루지 않도록 되어 있는 것이 사람 몸이다. 만약 이런 단백질이 함부로 유전자를 재생시키면 암이 생길 수 있다.

늙어 가고 죽는 것은 이처럼 모든 생명체가 갖는 당연한 과정이고, 생명체의 원시적이고 동물적인 목표는 자기 유전자를 가진 자손을 많이 번식시키는 것이다.

죽음은 예정된 생명의 한 과정이다

우리는 왜 죽는가? 병이 없어도 죽는 것은 유전자 때문인가 아니면 또 다른 이유 때문인가? 못 먹고 가난하게 살아서 빨리 죽는가? 사는 동안 지은 죄에 대한 벌로 죽는가?

우리 몸은 언뜻 보기에는 그대로 있는 것 같지만 항상 새로 만들어진 세포가 닳아지는 부분을 보충하고 있다. 모두 똑같이 보충하는 것이 아니라 세포마다 차이는 있다. 뼈, 심장, 팔다리 근육, 신경, 뇌 세포는 한 번 만들어지면 세월이 흐르면서 약해지지만 사람이 사는 동안은 죽지 않고 일을 한다. 따라서 여기에 있는 세포들은 특별한 일이 없는 한 보충할 필요가 없고 쉽게 재생하지 않는다. 교통사고로 척추 신경이 끊어진 사람이나 뇌경색 등으로 반신불수가 된 사람은 아무리 치료해도 신경과 뇌 세포가 거의 재생하지 않기 때문에 평생 불구로 지낸다.

그러나 피, 위나 창자 안쪽(점막), 입술을 덮고 있는 점막, 피부 세포는 수 일에서 수 개월 사이에 죽어 없어진다. 입술 점막 세포는 3일이 지나면 없어진다. 따라서 3일에 한 번씩 새 세포를 만들어야 우리가 항상 보는 건강한 입술을 유지할 수 있다. 피부도 마찬가지로 항상 새 세포가 나와 살을 보호하고 있다. 피부가 거칠어지는 이유는 피부 세포가 다시 만들어지는 시간은 항상 일정한데 이미 만들어진 피부가 빨리 닳아 없어지기 때문이다. 날마다 설거지를 하는 주부의 손과 남편의 손을 비교하면 쉽게 알 수 있다.

세포를 새로 만들기 위해서는 세포 안에 있는 유전자가 일을 시작해서 필요한 단백질을 만들어야 한다. 그리고 다 만들어지면 그동안 일하고 있던 유전자를 꺼야 한다. 일단 일을 시작한 유전자는 저절로 꺼지지 않기 때문이다. 이것은 컴퓨터 프로그램과 거의 똑같다. 프로그램을 시작하려면 반드시 시작 명령어를 넣어야 하고, 중간에 잠시 중단시키려면 또 중단시키는 명령어를 넣어야 한다. 만약 프로그램을 잘못 만들어 꺼지는 명령어가 없으면 일이 끝나지 않고 계속된다. 또 꺼지는 명령어를 잘못 넣어도 프로그램은 꺼지지 않는다.

이렇듯이 세포는 시작하고 중단하는 모든 과정을 미리 정해 놓고 있다. 만약 3일에 한 번씩 나오는 입술 점막 세포가 죽어 없어지지 않으면 1년에 100번은 쌓일 것이다. 쌓이는 세포는 덩어리를 만든다. 1주일에 한 번씩 나오는 백혈구가 죽지 않으면 1년에 50번 이상 쌓일 것이다. 이때 쌓인 상태가 백혈병이 되는 것이다.

　뼈나 뇌 세포를 제외한 우리 몸의 세포는 일정한 시간이 지나면 저절로 없어지도록 되어 있다. 없어지는 과정은 컴퓨터 프로그램처럼 아주 치밀하게 짜여져 있다. 유전자 안에 프로그램 명령어처럼 자세한 정보를 담고 있을 뿐만 아니라 단백질이 닳아지는 것도 기록한다.

　막 만들어진 단백질은 만든 지 열흘이 지난 단백질과 구별된다. 만들어진 지 오래된 단백질은 일을 잘할 수 없기 때문에 정해진 시간에 없어지도록 하고 있다. 따라서 유전자가 일을 끝내면 더 이상 새 단백질이 만들어지지 않고 이미 만들어진 단백질은 파괴되기 때문에 세포는 저절로 죽게 된다. 우리 몸 안에 있는 세포가 죽으면 결국 우리도 죽는 것이다. 만약 우리 몸을 험하게 다루면 유전자가 빨리 중단하고 단백질도 빨리 없어질 수 있다.

　많이 먹는 사람은 필요 이상으로 들어온 음식물을 처리하기 위해서 여러 유전자를 가동시킨다. 영양 결핍이 일어나지 않을 정도로 적게 먹는 사람은 그럴 필요가 없고, 또 적은 음식으로도 살도록 하는 유전자를 가지고 있다. 이 유전자는 병을 일으키는 나쁜 유전자가 나오지 않도록 한다. 따라서 음식을 적게 먹는 사람은 많이 먹는 사람보다 더 오래 산다고 한다.

　소식(小食)으로 수천 년을 살아 온 미국 인디안이나 태평양 군도의 원주민들은 현대 과학의 발달로 음식을 풍족하게 먹게 되면서

부터 당뇨병과 고혈압으로 평균 수명이 오히려 10년 이상 줄어 들었다. 그래서 원인을 찾아보니 이 사람들 몸 안에 적은 양으로도 살 수 있는 유전자가 갑자기 많이 들어 오는 음식물에 일을 중단하면서 병을 일으키는 유전자가 나타난 것이다.

내 몸을 내 마음대로 하지 못하는 것이 자연의 섭리이다. 아무것도 없는 상태에서 부모님의 덕으로 태어나고 자라서 내 다음 세대인 아들 딸들을 낳아 키우는 것이 내 모습이다. 내가 사는 한평생은 이미 부모님이 물려 준 유전자로 정해져 있고 현대 의학의 도움으로 병을 멀리 한다면 정해진 시간을 다 채우고 살아가는 것이다. 시간이 다한 나는 다시 아무것도 없는 상태로 돌아가지만 내 유전자는 내 자식들에게 전달되어 내가 죽고 난 후 나를 기억하는 유전자를 가진 후손들이 계속 뻗어 나가는 것이다.

피에 생긴 암(혈액암)을 가진 나이 든 환자 한 분이 이런 말을 한 적이 있다. "젊었을 때는 자식 보기를 원했고, 아들 딸이 태어난 뒤에는 자식들이 건강하게 잘 크기를 바랐다. 다 큰 뒤에는 시집 장가가는 것을 보기를 원했다. 나이 들어서는 손자·손녀 보기를 원했다. 이 모든 것이 다 이뤄진 마당에 내가 슬퍼할 이유가 없다. 고생하지 않고 사는 데까지 살고 때가 오면 가는 것이다."
병을 치료하는 이유는 정해진 한평생보다 더 오래 살도록 하자는 것이 아니다. 부모님으로부터 받은 내 일생을 고생하지 않고 건강하게 내 가족들과 오손도손 살고자 하는 것이다.

유전자가 고장나면 암이 생긴다

2

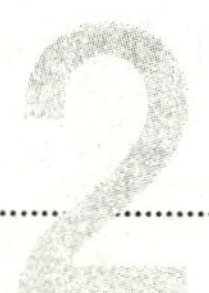

우리 몸을 이루고 있는 세포는 유전자로 조절되기 때문에 유전자에 이상이 생기면 세포가 살고 죽는 과정에 문제가 발생하게 된다. 예를 들면, 피를 만드는 세포가 없어져 몸이 더 이상 피를 만들지 못하게 되거나, 반대로 닳아져 못 쓰게 된 세포는 죽어 없어져야 하는데 세포를 자연히 죽도록 하는 유전자에 이상이 생기면 고장난 세포는 계속 쌓이게 된다. 많은 종류의 암이 이러한 문제 때문에 생긴다.

인간 유전자에 대한 연구가 활발해지면서 암의 원인이 되는 유전자가 속속 밝혀지고 있다. 백혈병을 일으키는 유전자는 거의 모두 밝혀졌으며, 피에 생기는 다른 암이나 임파선암을 일으키는 유전자도 대부분 밝혀졌다. 최근엔 위암, 폐암, 간암 등의 유전자도 밝혀지고 있다.

2000년 말 미국 국립 보건원에서 발표한 '인간 유전자 지도'는 앞으로 암 유전자를 찾는데 크게 도움을 줄 것이다. 암 유전자가 확인되면 암을 진단 · 예방하는 길이 지금보다 훨씬 수월해질 것이다. 올해 판매되기 시작한 '글리벡'이라는 만성 백혈병 치료약은 암 유전자 연구 결과 만들어진 약으로 앞으로는 이런 약들이 많이 만들어질 것이다.

여기서 이야기하는 유전자 이상은 자식에게 유전되는 것이 아니라 병을 가진 환자에게만 생기는 암 세포 이상을 말한다. 암과 관련한 세포 유전자에 이상이 있다고 이야기할 때는 항상 자식에게 유전되지 않는 유전자 이상을 말한다. 만약 자식에게 유전될 수 있는 유전자 이상이 있다면 명확히 명시할 것이다.

죽어 없어져야 할 세포가 죽지 않아 생기는 암

우리 몸의 세포를 죽고 살게 하는 것은 아주 잘 관리되고 있다. 음양오행설의 음양처럼 세포 안에는 세포를 계속 살게 하는 것과 죽게 하는 것이 항상 서로 균형을 이루고 있다.

이것은 유전자로부터 만들어진 단백질로 이루어지는데, 살도록 하는 단백질과 죽도록 하는 단백질로 나뉘어 있다. 세포가 닳아져 죽을 때가 되면 죽도록 하는 단백질이 유전자로부터 많이 만들어져 균형이 깨짐으로써 세포는 자연히 죽게 된다. 만약 이때 살도록 하는 단백질이 더 많으면 세포는 죽지 못한다.

따라서 살도록 하는 단백질을 만드는 유전자가 필요 이상 많이 만들어지면 큰 일이 생기는 까닭에 아주 엄격히 관리되고 있다.

문제는 우리 몸 유전자가 그렇게 안정한 것이 아니란 사실이다. 사람 유전자를 만드는 재료의 수효를 보면 약 60억 개 정도로, 함께 붙이면 길이가 약 2m가 넘는다. 이렇게 많은 재료를 가진 유전자가 하루에도 수만 번씩 깨졌다 다시 붙었다 하면서 일을 하고 있다.

단백질을 만들기 위해서는 선반 위에 보관한 유전자를 꺼내야 하는데 필요 없는 유전자까지 딸려 나오지 않도록 부분 부분이 갈려 나오게 하고 또 쓰고 난 후 선반에 올려놓으면서 다시 붙이는 것이다. 이렇게 자르고 붙이는 과정을 반복하다보면 실수로 제 짝이 아닌 다른 유전자에 붙는 일이 생긴다. 세포를 살도록 하는 유전자가 일이 끝난 뒤 제자리를 찾지 못하면 계속 단백질을 만든다.

결국 없어져야 할 세포는 죽지 않고 계속 쌓여가고 임파선암, 백혈병이 이런 이유에서 생기는 것이다.

언뜻 보면 모든 것이 우연히 생기는 문제 같지만 이런 일은 누구한테나 생길 수 있다.

아직 원인이 정확하게 밝혀지지는 않았지만 어떤 사람은 이런 문제가 생겨도 암이 생기지 않고 어떤 사람은 암이 생기게 된다. 지금은 과학이 발달하여 피 검사나 조직 검사를 해보면 이런 이상이 있는지 없는지를 쉽게 알 수 있다. 이 검사를 '세포 유전자 검사'라 한다.

놀라운 사실은 피 검사 결과를 보면 정상인 약 천 명 가운데에서너 명꼴로 암을 일으키는 유전자를 갖고 있다고 한다.

암 유전자를 갖고 있는 사람이 나중에 암에 걸리게 되는지, 아니면 아직 모르는 또 다른 문제가 있는 사람만이 이런 암 유전자로부터 암이 생기는지는 아직 확실치 않다.

멈출 줄 모르고 계속 커지면서 생기는 암

어떤 암은 세포가 이상 없이 커 나가다가 성장을 멈춰야 할 때 고장나서 생기기도 한다. 이 과정 역시 유전자에 이상이 생겨 발생한다. 세포를 죽도록 하는 유전자는 참여하지 않고 세포를 키우는 유전자가 잘못되어 생긴다.

세포가 처음 막 나와 커갈 때는 많은 단백질이 필요하지만 다 큰 후에는 성장을 돕는 단백질이 필요 없다. 만약 성장 단백질이 이상하게 많이 있으면 세포는 계속 자란다. 따라서 죽고 살게 하는 단백질처럼 성장 단백질도 엄격히 조절되고 있다. 성장 단백질을 만드는 성장 유전자가 고장나서 생기는 암으로는 위암, 폐암, 간암, 근육암(근육에 생기는 암), 피부암, 골수암(뼈에 생기는 암)들이 있다.

한편 세포는 이런 일이 생길 때를 대비해서 방지책을 가지고 있다. 모든 세포는 암을 억제하는 유전자와 억제 단백질을 가지고 있다. 암 억제 유전자에 이상이 생겨 억제 단백질을 만들지 못하면 이미 생긴 암은 빠른 속도로 커진다. 따라서 암을 진단할 때 암 억제 단백질이 많이 있는가를 살펴보면 암 치료가 얼마나 효과 있을지를 미리 알 수 있다.

암 억제 유전자는 성장 유전자와 서로 밀접하게 연관되어 있다. 암 세포 안에 성장 단백질이 많으면서 억제 단백질이 부족하면 암은 걷잡을 수 없이 커진다. 반대로 성장 단백질이 적으면서 억제 단백질이 많으면 암이 커지는 속도가 느려 암을 가지고 있다 해도 오래 살 수 있다.

유전자 하나만 이상이 있는 암이 있지만 여러 가지 이상이 함께 나타나는 암도 있다. 유전자에서 만들어지는 단백질 양이 많고 적은 차이를 보이는 암도 있다. 이런 이유 때문에 똑같은 암에 걸린 환자라도 어떤 사람은 오래 살 수 있는 반면 어떤 사람은 곧바로 사망한다. 따라서 똑같은 암 치료를 받아도 치료 결과가 다를 수 있다.

만약 치료를 시작하기 전에 치료 후 얼마나 살 수 있는지를 미리 안다면 효과가 좋은 치료를 택할 수 있다. 예를 들어 수술을 해야 하는 암에 대한 세포 성질을 조사해 수술 후 재발을 잘하는 것으로 밝혀지면 수술이 끝난 뒤 약물 치료를 덧붙여 치료 효과를 높일 수 있다.

이제 '인간 유전자 지도'가 만들어져 빠른 속도로 암과 관계되는 유전자를 조사하는 방법을 사용하고 있다.

암이 의심될 때

3

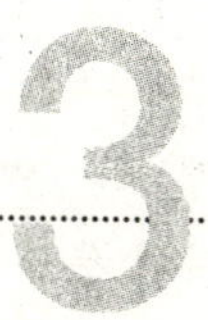

    일반적으로 몸에 병균이 들어오면 열이 나고 아파서 몸에 이상이 생겼음을 금방 알 수 있다. 예를 들어 폐렴에 걸리면 노란 가래가 나오고 호흡할 때마다 가슴이 무겁고 아픈 것을 느낄 수 있다. 또 방광에 염증이 생기면 소변을 볼 때 아프고 아랫배가 무겁게 느껴진다. 하지만 암은 처음 생길 때 특별히 이상하다고 느낄 수 있는 증상이 거의 없다. 암이 없어도 날마다 수많은 세포가 저절로 없어지고 있지만 느낄 수 없듯이 마찬가지로 암이 생겨도 곧바로 알 수 있는 증상은 없고 암 세포 수가 많아져서 몸에 이상이 생기기 시작하면 증상이 나타난다.

  몸에 이상을 느낀 뒤 암 진단을 받으면 대부분의 경우 암이 상당히 퍼지고 난 후이다. 따라서 사전에 암을 찾아내려면 정기적으로 검사를 받아야 한다. 문제는 어떤 사람이 정기적으로 검사를 받아야 하는가 알아내는 것이다. 모든 사람이 아무 이상이 없는데 무조건 검사를 받는다는 것은 여러 여건상 아직은 무리다.

  암에 잘 걸릴 수 있는 사람들을 미리 알아낼 수 있다면 이 사람들은 정기 검진을 통해 암을 조기에 발견할 수 있다. 또 암이라고 생각되는 의심스러운 증상이 생기면 물론 바로 검사해야 한다. 검사하지 않고 자기 스스로 치료할 수 없는 것이 암이다. 부모님이 물려 준 소중한 자기 몸을 적당히 다뤄서는 안 될 것이다.

암에 잘 걸리는 사람

1) 유전되는 암

부모님이나 먼 조상들로부터 자식에게 전해지는 유전자에 이상이 생겨 암이 나타날 수 있다. 그러나 우리 나라 사람은 유럽이나 미국 사람과 달리 조상으로부터 유전되는 암이 그리 많은 편은 아니다. 또 최근에 와서야 현대 의학의 발달로 사망 원인을 파악할 수 있게 되었지만, 100년 전, 200년 전, 그리고 그 이전에 돌아가신 조상들의 사망 원인까지 파악하기는 힘들다.

쉽게 알 수 있는 방법은 최근에 가까운 가족들과 8촌 이내의 친척 사이에 암에 걸린 분이 어느 정도인지 알아보는 것이다. 만약 2명 이상 암에 걸렸다면 암 종류도 정확히 알아봐야 한다. 또 가장 가까운 조부모님, 부모님, 형제·자매, 자식들에게서 2명 이상 암이 발병했으면 자기나 다른 식구가 암에 걸릴 확률이 비교적 높으므로 병원에서 정밀 확인을 해야 한다. 유전될 수 있는 암의 종류는 수가 적어 쉽게 알 수 있다. 만약 유전될 수 있는 암이 의심되면 정기적으로 검사를 해야 한다. 문제는 자주 검사를 해도 생기는 암을 막을 방법이 없는 경우가 많고 예방을 위해 해야 하는 치료를 선뜻 받아들이기 어렵다는 점이다.

예를 들면 여자 젖가슴에 생기는 유방암은 간혹 유전되는 경우가 있다. 유전자 검사로 유방암이 생길 가능성이 높게 나오면 유방암이 생기기 전 가슴을 수술로 제거하면 암을 예방할 수 있다. 그러나 제거하는 시기가 사춘기 이후인 10대 중반부터 20세 전후여야 하는데, 한창 청춘을 만끽할 젊은 나이에 멀쩡한 두 젖가슴을 없앤다는 것을 쉽게 받아들일 사람이 없다는 것이다. 이런 문제가 있기 때문에 유전으로 생길 수 있는 암은 깊이 생각해서 다루어야 한다.

2) 담배

유전보다는 일상생활에서의 잘못된 습관으로 인해 암이 생기는 경우가 훨씬 더 많다. 지금까지 밝혀진 사실 가운데 담배가 암을 가장 잘 일으키는 원인 중에 하나라고 알려졌다.

우리 나라도 이제 담배로 생기는 폐암이 간암이나 위암보다 더 많아 암 발생 원인 제1위를 차지한다. 폐암뿐만 아니라 목과 성대, 입, 식도, 방광, 췌장, 콩팥에도 암을 발생시킨다.

만약 하루 한 갑 정도 피는 사람이 끊임 없이 술을 마시면 입과 목, 식도에 생기는 암이 술, 담배를 하지 않는 사람에 비해 약 30

배까지 발병할 수 있다. 담배는 피는 만큼 폐암을 유발할 확률이 높다. 하루 한 갑 이상 20~30년을 피우면 10명에 1명 꼴로 폐암이 생긴다. 만약 2갑, 3갑씩 피우면 30년 뒤 10명에 2~3명 꼴로 폐암이 생길 것이다.

문제는 담배의 심각성을 무시한 채 어려서부터 즐기는 태도에 있다. 담배에 들어 있는 니코틴은 마약과 같다. 어찌하여 우리 나라 정부가 세금 수입을 올리려고 담배인삼공사를 만들어 마약인 담배를 국가 사업으로 추진하였는지 모르겠다.

전매 수입 우려 때문에 담배가 사람을 죽인다는 사실을 수십 년간 감추고 이제 해로운 담배를 덜 해롭게 한다며 담배에 각종 한약 재료를 넣어 파는 기가 막힌 생각을 하고 있다. 더욱이 미국에 있는 담배 회사들이 미국 내에서 설 자리가 점점 없어지면서 중국, 한국, 일본으로 집중적으로 판매망을 넓히고 있다. 이때 우리가 담배의 해에 대해서 국가 차원의 홍보를 하게 되면 '수퍼 301조'를 내세워 통상 압력을 가해 담배 판매를 밀어 부칠 것이다.

담배는 마약이기 때문에 자기가 끊으려고 해도 쉽게 끊기가 어렵다. 마음먹어도 끊지 못한다. 물론 자기 의지로 끊는 사람이 없지 않지만 한 번 피우는 사람들에게 물어보자. 끊으려 해도 끊지 못하는 것은 마약이라는 니코틴 성분 때문인데 담배를 정말 끊으려면 치료를 받아 마약 중독에서 벗어나야 한다.

니코틴은 사람 마음을 차분하게 하고 정신 집중을 도우며 고민스런 생각을 덜 하게 한다. 끊기 싫은 사람이나, 담배로 마음이 차분해지는 것이 담배로 생기는 암보다 더 중요한 사람은 아예 끊을 생각을 버리고 계속 피우는 것이 낫다. 그러나 끊기를 정말 원한다면 확실한 방법으로 끊어야 한다. 마음만 가지고는 끊을 수 없다.

한 마디로 담배를 피우게 되면 암이 생길 수 있고 설령 암이 아니라도 심장병이나 폐가 굳어지는 병이 생겨 죽음을 재촉하게 된다.

3) 기타 원인

맨 살을 햇빛에 너무 많이 쬐이면 피부암이 생길 수 있다. 또 B형과 C형 간염에 걸리면 10~20년쯤 뒤 간암이 생길 수 있고 후천성 면역 결핍증(AIDS)에 걸리면 임파선암이 잘 생긴다. 또 남편이 문란한 성 생활을 하면 자궁암을 일으키는 바이러스를 부인에게 전염시킬 수 있다.

전남과 경남 지방에서 자주 보는 간 쓸개에 사는 기생충은 민물고기를 날로 먹었을 때 몸에 들어와 쓸개관(담관)에 암을 일으킨다. 공장에서 일하는 종업원들이 니켈 금속 먼지, 크롬 합금물, 가죽을 처리하는 화학물이나 염색물, 비소 같은 것에 많이 접촉해도 암이 생긴다.

기름을 닦아내고, 드라이클리닝이나 가죽 염색에 사용하는 벤젠은 백혈병을 일으킨다. 따라서 옷을 세탁소에 맡길 때 벤젠을 사용하는지 알아보아야 한다. 또 옥수수나 마른 콩에 곰팡이가 생기면 아플라톡신이라는 곰팡이 독소가 나오는데 이것도 간암을 일으킨다. 이런 옥수수로 만든 기름은 암을 일으킬 수 있기 때문에 미국 정부에서는 옥수수 기름을 정기적으로 독소가 있는지 검사한다.

함부로 사용하는 남성 호르몬제나 여성 호르몬제는 간이나 자궁, 난소 같은 곳에 암을 일으키는 원인이 될 수 있다. 또 방사선에 많이 노출이 되면 암이 생긴다. 원자력 발전소에서 일하는 사람, 발전소 주위 마을 사람들은 방사선이 흘러 나오는지 반드시 알아서 예방해야 한다. 또 병원에서 방사선을 많이 사용한 경우도 암이 생긴다.

오래된 방사선 사진 기계나 방사선 동위 원소를 사용하는 방사선 기사는 방사선 검사 표를 가슴이나 손가락에 차서 노출되는 방사선 양을 반드시 검사해서 양이 초과되면 반드시 일정 기간 쉬어야 한다. 원래 있었던 암을 치료하기 위해 방사선이나 항암제를 사용한 사람은 방사선이나 항암제 부작용 때문에 다른 암이 생길 수 있는 가능성이 높다.

이런 사람들에게 암이 잘 생기기 때문에 우리가 마시는 물, 숨쉬는 공기, 먹는 음식이 오염되지 않도록 나라에서 대책을 세워야 한다. 오염을 일으키는 공장은 문을 닫아야 한다. 또 어쩔 수 없이 이런 환경에 사는 사람들은 아무리 못해도 일 년에 한 번씩 건강을 확인하도록 해야 한다.

간염을 일으키는 바이러스에 대한 예방 주사는 반드시 맞아야 하고 문란한 성관계를 하는 남자와 윤락 여성들은 에이즈 바이러스 검사를 정기적으로 받아야 한다. 우리 나라는 아직 에이즈가 많지 않으나 이것은 시간 문제다.

세계 어느 나라에서도 에이즈가 20세기 말에 폭발적인 증가를 보이고 있다. 단 피임기구 중 콘돔을 사용하면 에이즈가 전염될 확률이 낮기 때문에 부부 아닌 다른 사람과 성관계를 할 때는 반드시 콘돔을 사용해야 한다.

암이 의심될 때

원인 모를 이상 증세가 한 달 이상 계속되면 조직 검사를 받도록 한다. 어떤 증상들은 암이 있을 때만 나타나기 때문에 바로 짐작이 가능하다. 눈으로 쉽게 볼 수 있는 피부암, 또 만질 수 있는 유방암이나 뼈나 살에 생긴 암은 금방 알 수 있지만 특별한 증상이 없는 암은 다른 병과 구별하기 어렵다.

우리 나라는 국민 소득이 비슷한 여러 나라에 비해 가장 저렴한 비용으로 병원에서 진찰과 검사를 받을 수 있는 나라다. 따라서 의심스러운 증상이 있으면 머뭇거리지 말고 검사받길 권한다. 저렴한 진찰비 때문에 질이 낮다고 생각할 수 있지만 일반 의사들 실력은 의학 선진국인 미국 의사 못지 않다.

1) 이유 없이 피곤하고 살이 빠질 때

잘 먹고 일도 무리하지 않는데 점점 피곤하고 체중이 줄어들면 빈혈, 당뇨병, 갑상선 이상, 간염, 결핵, 류머티즘 관절염, 콩팥에 생기는 병, 암 같은 병이 있을 수 있다. 만사가 귀찮아지고 밥맛도 떨어진다. 병으로 인해 피곤한 사람은 아침에 잠에서 막 깨어날 때는 어느 정도 기분이 좋고 기운이 있다가 오후, 저녁으로 갈수록 피곤함을 느낀다. 반대로 아침에 일어날 때 피곤하고 오후에 기운이 나는 사람은 이런 병보다 우울증 같은 마음에 병이 있거나 저녁에 잠을 충분히 취하지 못했을 가능성이 높다. 전날 저녁 과음했다면 역시 아침에는 피곤하고 시간이 흐를수록 좋아진다.

우리 몸무게는 큰 일이 없는 한 쉽게 10% 이상 변하지 않는다. 예를 들어 70kg인 사람이 음식량을 크게 줄이지 않고 일도 평상시와 같은데 짧은 기간에 7kg 이상 살이 빠진다면 몸에 병이 있을 수 있다. 한편 몸무게가 2주 안에 이렇게 갑자기 변하면 대부분 암이 아니고 땀을 많이 흘렸거나, 설사를 많이 했거나 물을 마시지 못한 이유일 수도 있다.

당뇨병이나 갑상선에 이상이 생겨도 갑자기 살이 빠진다. 당뇨병이 생기면 처음에는 증상이 거의 없다. 병 이름과 달리 소변이 잦아지고 물을 많이 마시는 증상은 병이 한창 심해져야 생긴다. 갑상선 병으로 살이 빠지면 처음에는 특별한 이상을 볼 수 없다가 심해지면서 가슴이 두근거리고 손이 자주 떨리며 땀이 많이 난다. 다른 사람이 볼 때 신경질을 많이 부리는 것처럼 오해할 수 있다.

간염이나 에이즈 같은 병에 걸리면 자기도 모르게 힘이 빠지고 체중이 줄 수 있다. 하지만 간염은 처음 발병할 때부터 속이 울렁거리고 소화를 못해 쉽게 의심이 간다. 또 눈과 얼굴이 노래지는 황달 증세가 생길 수 있다.

문제는 언제 걸린지 모르게 전염되어 생기는 만성 간염이다. 만성 간염은 시간이 지나 심해지면서 몸을 약하게 한다. 그러므로 단순한 짐작만으로는 판단할 수 없고 진찰을 해야 한다. 이제 우리 나라에서도 에이즈가 확산 일로에 있다. 그러나 아직까지는 세계에서 한국과 일본은 에이즈 환자가 많지 않은 편이다. 가장 큰 문제는 에이즈 바이러스에 걸려도 거의 10년 동안 증상이 나타나지 않다가 나빠지기 시작한 지 2~3년만에 죽는다는 것이다. 따라서 성관계가 문란한 사람이나 윤락 여성은 반드시 정기적으로 검사를 해야 한다. 성관계 후 3개월, 6개월이 지나서 피를 검사해서 이상이 없으면 전염 가능성이 거의 없다고 볼 수 있다.

결핵은 어렸을 때 예방 주사를 맞아도 생길 수 있다. 따라서 잔기침을 하고 자주 피곤함을 느끼면 최소한 한번은 검사를 해야 한다. 또 기침을 하지 않아도 콩팥이나 뼈에 결핵이 생길 수 있다. 뇌에 결핵이 생기면 열이 나면서 목이 뻣뻣하게 된다. 잘 먹지 못하고 몸이 약한 어린이, 임산부, 노인, 다른 병으로 오랫동안 치료를 받고 있는 사람들이 결핵에 잘 걸린다. 또 집안에 결핵을 앓고 있는 가족이 있으면 특히 어린 아이에게 전염이 잘 되므로 정기적으로 검사해야 한다.

콩팥이 나빠도 피곤할 수 있다. 당뇨병이 있거나 혈압이 높은 사람한테 잘 생기지만 어린이나 청소년들이 콩팥에 염증이 생겨 심각한 병을 가질 수 있다. 소변 색이 아주 노랗거나 피가 섞일 수 있지만 전혀 이상 없는 경우도 있으므로 진찰을 해서 알아봐야 한다. 두 번 이상 콩팥에 고름이 잡히는 염증(신우염)을 앓으면 콩팥에서 방광으로 가는 길이 이상이 있는지 검사해야 한다. 요도가 방광으로 연결되는 곳에 이상이 있으면 잦은 콩팥 염증으로 나중에 콩팥 기능을 잃을 수 있다.

암으로 살이 빠지면 1~2개월 정도 오랜 시간에 걸쳐 계속 빠지고 다른 증상을 함께 보이므로 다른 병과 구별하기 어렵지 않다.

최소한 검사해야 할 것은 가슴 X-레이 사진, 당뇨 검사, 간기능 검사, 신장 기능 검사, 간염 바이러스 검사, 적혈구와 백혈구를 보는 피 검사, 소변 검사, 대변 검사다. 결과가 모두 정상이면 다음 순서로 갑상선 기능 검사와 류머티즘성 관절염과 같은 병들을 검사한다.

모든 결과가 정상으로 나오지만 계속 피곤하고 체중이 줄면 암에 대한 검사를 시작해야 한다. 만약 부부가 아닌 다른 사람과 성관계를 한 적이 있다면 에이즈를 일으키는 바이러스 검사도 받아야 한다.

진찰해서 이상이 없는데 계속 피곤하고 살이 빠지면 3~4개월 간격으로 다시 검사를 해야 한다. 처음에 나타나지 않았던 이상이 나올 수 있기 때문이다. 기다리는 동안 채소, 고기, 밥이 골고루 섞인 균형있는 음식을 먹고, 하는 일도 가능하면 약간 줄여 봐서 좋아지는지 살펴 보길 권한다. 물론 담배와 술은 멀리해야 한다. 큰 병보다는, 먹는 것이 좋지 않고 일이 많거나 마음 쓰는 일이 많아 살이 빠지는 것이 대부분이다.

몸과 마음이 편하면 비싼 약이나 보약이 필요 없다. 만약 약을 먹고라도 빨리 좋아지려면 복합 비타민을 하루 1알씩 먹도록 권한다. 비싸고 좋다는 약을 살 필요는 없다. 복합 비타민이란 최소한 비타민 B, C가 들어 있는 비타민을 말한다.

2) 미지근한 열이 날 때

열이 날 때는 체온계로 38.3도 이상을 말한다. 집안 다른 식구가 자기 이마를 만져 보아 뜨겁게 느껴지면 대개는 열이 올라 있는 경우이다. 더운 여름날 햇볕에서 오랫동안 일하면 병이 없어도 열이 날 수 있다. 여자들은 임신하거나 월경이 없어지는 40대 전후에 큰 병이 없어도 약간씩 열이 나고 땀이 저절로 날 수 있다.

몸이 갑자기 떨리고 심하게 열이 날 때 거의 모두 균으로 인해 염증이 생겨 열이 난다. 미지근한 열이 몇 날, 몇 주 계속된다면 암, 결핵, 간염, 에이즈, 심장에 생기는 염증 같은 병이 있을 수 있다. 또 자기 몸에서 나오는 백혈구가 자기 몸을 남의 것으로 착각하고 공격을 해 고장나는 병(자가면역질환)도 이런 열이 날 수 있다. 류머티즘 관절염이 대표적인 병이다. 갑상선 기능이 높아져도 열이 날 수 있다. 암으로 열이 나면 대개 피곤하고 몸무게가 함께 줄어든다.

최소한 검사해야 할 것은 가슴 사진, 간기능 검사, 신장 기능 검사, 간염 바이러스 검사, 적혈구와 백혈구를 보는 피 검사, 소변 검사, 갑상선 검사, 류머티즘 관절염 같은 병에 대한 검사다. 또 소변이나 피에서 세균이 자라는지 알아보는 세균 배양 검사도 필요하다. 이런 결과에 이상이 없는데 계속 열이 나면 에이즈 검사 및 암에 대한 검사를 받도록 한다.

열이 나면 아스피린 같은 해열제를 먹고 싶은 마음은 누구나 가지고 있다. 단순한 감기 같은 병은 따로 검사하지 않더라도 해열제를 먹고 견뎌볼 수 있다. 하지만 처음 열이 날 때 큰 병으로 열이 난 것인지 아니면 집에서 쉬면서 견딜 수 있는 상태인지를 모르기 때문에 하루 정도 약을 먹어 봐서 계속 열이 나면 더 이상 기다리지 말고 진찰을 받도록 한다.

만약 열이 나면서 다른 증상, 예를 들어 숨이 가쁘거나 노란 가래가 나오고, 심한 설사를 하거나 배가 아프고, 정신이 흐릿하거나, 소변볼 때 아프거나 옆구리가 아픈 증상이 함께 있으면 약을 먹기보다는 바로 병원에 가야 한다. 또 해열제를 먹고 열이 떨어지면 몸에 생기는 심각한 문제를 모르고 덮어버릴 수 있다. 만약 해열제를 먹는다면 아스피린은 사용하지 않길 권한다. 특히 어린이가 아스피린을 복용할 경우 심한 부작용으로 사망에 이를 수도 있다.

아스피린 대신 쓸 수 있는 안전한 약은 아세트아미노펜이라고 하며 어른은 한번에 0.5 ~ 1g까지 6시간마다 먹을 수 있다.

간이 나쁜 사람이나 전날 술을 마셨던 사람은 간을 해칠 수 있기 때문에 복용해서는 안 된다. 아이비프로펜이라는 약도 안전하게 쓸 수 있다. 한번에 200 ~ 400mg으로 6시간마다 먹는다.

3) 피부에서 볼 수 있는 이상

가장 쉽게 알 수 있는 증상이 피부에 생기는 점이다. 우리 나라 사람한테는 잘 생기지 않지만 피부에 있던 검은 점이 느닷 없이 커지거나 없던 점이 갑자기 나타나면 피부암을 의심해 보아야 한다. 원래 점이 많던 사람은 피부과에 가서 암으로 바뀌는 점인지 아닌지 확인해 보아야 한다. 만약 문제가 생길 것 같으면 미리 간단한 수술로 제거하는 것이 낫다.

피부가 짓물려 잘 낫지 않고 헐어도 암 여부를 확인해야 한다. 이 암은 나이드신 노인들 얼굴이나, 머리, 눈 가장자리, 귀나 코에 잘 나타나는데 아주 드물지만 몸 안에 있는 암이 피부로 펴져 생기는 암도 있다.

좁쌀 크기에 시퍼런 색이나 거무스름한 색을 보이는 점이 생겨도 역시 검사를 해야 한다. 피가 나지 않는 간단한 조직 검사도 있지만 의심이 되면 정식으로 조직 검사를 해보는 것이 좋다.

4) 만져서 알 수 있는 이상

턱 밑, 목 주위, 겨드랑이, 사타구니, 팔꿈치 뒤쪽, 무릎 뒤쪽에 전에 없던 것이 부어서 만져지면 바로 검사해야 한다.

어린이나 청소년들은 염증으로 인해 임파선이 부어 가래톳 같은 것이 잘 생기지만 나이든 어른에게서 이런 것이 만져지면 예삿일이 아니다. 염증으로 임파선이 부을 수 있지만 암으로 부어 오를 수 있기 때문이다. 염증일 때는 열이 나면서 임파선이 부어 오르기 때문에 쉽게 알 수 있다. 그러나 암으로 커지는 경우는 거의 모두 열이나 다른 증상 없이 혹만 만져질 것이다.

담배를 하루 한 갑 이상 수십 년 피워온 사람은 한 달에 한 번씩 겨드랑이와 목에서 빗장뼈로 내려 오는 곳을 쓸어서 만져 보아야 한다. 폐암 같은 암이 퍼지면 조그만 혹이 만져질 것이다. 붓거나 혹이 있는 곳에 아주 가느다란 주사 바늘을 넣어 빨아들이는 검사를 먼저 하고, 암이 의심되면 정식으로 조직 검사를 해야 한다. 주사바늘 검사는 잘 하는 의사에게 받아야 정확하게 결과를 알 수 있다.

여자 젖가슴은 암이 없어도 가끔 조그만 멍울이 만져질 수 있다. 그래서 처음 멍울이 생기면 암인지 아닌지 알 수 없기 때문에 일단 검사를 통해 확인해야 한다. 드물게 암으로 인해 젖가슴 부위가 빨갛게 염증이 있는 것처럼 부어 오르고 아플 수 있다.

애를 낳고 젖을 먹이다 이런 일이 생기면 염증인 경우가 많지만 젖을 만지지도 않고 빤 적도 없는데 부어 오르면 바로 검사해야 한다. 나이 40세가 넘은 여자는 한 달에 한 번씩 목욕할 때 가슴을 쓸어 내리면서 만져보아 멍울이 있는지 알아보면 유방암을 일찍 진단할 수 있다.

미국에서는 일 년에 한 번씩 유방 X-레이 사진을 찍도록 권하고 있다. 만약 의심되면 주사바늘 검사나 조직 검사를 받아야 한다.

팔다리 뼈나 근육에 크게 암(골수암, 근육암)이 생기면 혹이 만져질 수 있지만 대부분 혹이 잡히기 전 암이 있는 곳에 통증이 점점 심해진다. 결핵이나 백혈병, 류머티즘 관절염 같은 병으로도 아플 수 있다. 만약 이유 없이 통증이 일 주일 이상 계속되면 진찰을 받아야 한다. 대개는 암보다는 관절이 닳아지거나 염증이 생겨 통증이 나타날 수 있다.

기본적인 검사는 적혈구와 백혈구를 보는 피 검사, 류머티즘 관절염 같은 병에 대한 검사, 피 세균 배양 검사, 뼈나 관절 사진이다. 사진에 의심스러운 곳이 있으면 CT(전산화 단층 촬영) 사진도 필요하다. 암이 의심되면 역시 조직 검사를 받아야 한다.

간암으로 간이 붓거나 왼쪽 갈비뼈 밑에 있는 비장이 암 때문에 부을 수 있다. 이때 혹이 만져지기보다는 배가 불러지고 며칠 대변을 못본 것처럼 불편한 기분이 든다. 만성 간염이나 간경화증을 앓고 있는 사람은 암이 없어도 배 안에 물이 차 불쾌한 기분이 들 수 있다. 또 배꼽 주위에 작은 혹이 만져질 때도 있다. 이것은 배 안에 위암이나 췌장암을 앓고 있는 사람이 암이 퍼지면 만져진다.

남자 고환이 갑자기 커지거나 혹이 잡히는 경우도 있다. 이때는 암보다는 배 안에 있는 장이 고환쪽으로 빠지는 탈장이 원인인 경우가 대부분이다. 하지만 탈장이나 암, 모두 위험하므로 바로 진찰해야 한다. 기본적으로 간기능 검사, 간염 바이러스 검사, 적혈구와 백혈구를 살펴보는 피 검사, 초음파 검사가 필요하다.

초음파 검사는 쉽게 할 수 있어 좋지만 정확하지 않기 때문에 초음파에 이상이 보이면 반드시 CT로 확인해야 한다. 또 초음파 검사 역시 의사 손재주에 달렸기 때문에 잘 하는 의사에게 정식으로 받도록 한다. 물론 암이 의심되면 조직 검사를 해야 한다.

5) 입 안에서 볼 수 있는 이상

담배를 많이 피우는 사람은 입 안에 암이 생길 우려가 많다. 우리 나라에는 거의 없지만 씹는 담배를 사용한 사람에게는 특히 암이 잘 생긴다.

처음 볼 수 있는 이상은 혀나 입 안이 하얗게 두꺼워지면서 긁어서 벗겨내려 해도 없어지지 않는다. 나중엔 혀나 입 안이 패이고 패인 주위로 혹이 생긴다. 이런 일이 생기면 치과나 이비인후과, 구강외과에서 진찰하도록 한다.

담배를 피우지 않는 사람이 단순히 입 안이 자주 헐고 패이면 대부분 암이 아니고 염증으로 인한 경우가 많다. 암이 아닌 염증은 약 2주 정도 지나면 저절로 좋아진다. 그래서 2주 정도 경과를 지켜본 후 병원에 갈 것인지 결정을 해도 괜찮다. 일단 이유없이 입 안이 자주 헐어 아픈 사람은 정확한 이유를 찾아봐야 할 것이다.

목젖이나 편도선에 암이 생기면 쉽게 알 수 있다.

염증으로 편도선이 부으면 보통 양 쪽 편도선이 함께 붓지만 암으로 부을 땐 한 쪽만 붓는 경우가 많다. 또 염증으로 부으면 열이 나고 고생은 하더라도 시간이 지나면 점점 붓기가 가라앉지만 암으로 붓는 경우는 그렇지 않아 쉽게 구별이 가능하다.

이때도 암 확인은 조직 검사를 통해 한다.

6) 코에서 생기는 이상

코 안에 암이 생기면 코가 자주 막히고 코를 풀면 피가 섞여 나오는 경우가 많다. 암이 아니고 알레르기나 염증으로도 이런 일이 생기므로 너무 걱정할 필요는 없다. 알레르기는 공기중에 떠다니는 이상한 물질이 코로 들어가 이유 없이 눈물이 나오고 걷잡을 수 없이 재채기가 나오며 하루 종일 코가 막혀 있는 것을 말한다.

코에 염증(축농증)이 생기면 고름이 코 안에 차면서 코를 막고 피를 나게 한다. 하지만 재채기나 노란 고름처럼 나오는 것 없이 한 쪽 코가 항상 막혀 있고 피가 섞인 코가 그 쪽에서만 나오면 검사를 해보아야 한다.

코 내시경 검사와 CT 검사를 해서 진단할 수 있다.

7) 겨드랑이, 사타구니, 목 언저리에 멍울이 만져질 때

어린 아이들은 손가락이나 발가락을 조금만 다쳐도 겨드랑이나 사타구니가 하루 이틀 사이에 붓고 열이 날 수 있다. 붓는 것은 몸 안에 있는 임파선이라는 것이며 이 임파선은 균으로부터 우리 몸을 지켜주는 역할을 한다.

손이나 발에 난 상처로 균이 들어가 몸 전체에 퍼질 때 퍼지지 않도록 해주는 것이 이 임파선인데 균이 들어 가면 균을 없애기 위해 붓고 커진다. 마찬가지로 손이나 발에 암이 생겨 몸에 퍼질 때 퍼지지 않게 잡아두는 것 역시 임파선이다. 머리나 목에 생긴 암이나 염증으로 목 주위 임파선이 커져 작은 포도알처럼 멍울이 생길 수 있다. 감기만 걸려도 임파선은 붓고 아프다. 드물게 아주 고약한 임파선암이 생기면 하루 아침에 없었던 임파선이 붓고 열이 나면서 아파와 염증과 혼동하기 쉽다.

임파선이 암으로 커지면 통증 없이 언제 커진지 모르게 커져 있을 때가 많다. 목에서 잘 생기는 곳은 귀 바로 아래 턱 밑, 목에서 양쪽 빗장뼈와 만나는 푹 패인 곳이다. 임파선암, 목이나 머리에 생긴 암, 갑상선암, 폐암, 유방암, 위나 췌장에 생긴 암이 퍼져 붓는다. 결핵 때문에도 목 임파선이 잘 붓는다.

겨드랑이에서 임파선이 만져지면 결핵, 임파선암, 유방암, 폐암, 손이나 팔 주위 피부에 생기는 암이 퍼져 생길 때가 많다. 사타구니가 부어 오르면 먼저 배 안에 있는 창자가 빠져 나오지 않았나 알아봐야 한다. 탈장이 아니고 임파선이 부었다면 성병으로 붓는 일도 있기 때문에 무조건 암으로 판단해서는 안 된다.

성병으로 붓는 것은 주로 남자에게 잘 생기고 여자한테는 드물다. 암으로 붓는다면 임파선암, 고환암, 발이나 다리에 생긴 암이 퍼져 생길 때가 많다.

그러나 임파선은 대부분 염증이거나 저절로 좋아지는 병으로 붓기 때문에 부었다 해서 바로 병원을 갈 필요는 없다. 열이 나고 참기 어려우면 암이 아니더라도 치료를 받아야 하지만 참을 수 있다면 아세트아미노펜 500mg을 6시간 간격으로 하루 이틀 먹고 지켜봐도 큰 탈은 나지 않는다.

만약 일주일 이상 기다려도 가라앉지 않고 점점 더 커지면 진찰을 받아야 한다. 피 검사나 가슴 사진을 찍지만 가장 중요한 검사는 가느다란 주사 바늘을 임파선에 집어 넣고 안에 있는 물을 뽑아 검사하는 방법이다. 만약 이상한 결과가 나오면 조직을 떼어내서 조직 검사를 해야 한다. 암이 아닌 병과 잘 혼동되므로 아주 자세한 조직 검사를 해야 할 때도 있다. 임파선암이 아닌 다른 암으로 부었다면 문제는 생각보다 클 수 있다.

8) 생리가 아닌 때 피가 나오면

생리 기간이 아닌데도 피가 나오는 경우가 있다. 물론 단순한 기능 이상으로 자궁에서 피가 나올 수 있다. 자궁에 혹이 생겨도 피가 나오는데 이때는 생리 때 나오는 피의 양이 많아진다. 또 자궁이나 질에 염증이 생겨도 피가 날 수 있다. 이러한 증상만 봐서는 심각한 병인지 알 수 없으므로 1~2달 정도 지켜봐서 나아지지 않으면 진찰을 받아봐야 한다.

자궁암이 아닌 다른 암으로도 피가 나올 수 있지만 성관계를 한 뒤 피가 자주 비치면 자궁 경부에 염증이 있거나 암이 있을 수 있다. 이때는 다른 이상이 생길 때까지 기다려서는 안 된다. 자궁암은 일찍 진단할 수 있고 간단한 수술로 전혀 이상 없이 완치될 수 있기 때문이다.

우리 나라에서는 다른 나라보다 자궁암이 많다. 남자가 윤락 여성이나 여러 여자와 성관계할 때 좁쌀 같은 혹을 일으키는 바이러스에 감염될 수 있고 이 바이러스가 부인에게 옮겨질 수 있다. 자궁암은 이 바이러스로 생기는 성병이다. 대개 바이러스에 감염된 지 10년쯤 지나 암이 발병한다.

자궁암이 커지기 전에 가장 쉽게 알 수 있는 방법은 산부인과에서 하는 자궁 세포 검사다. 남자와 성관계를 시작한 여자는 누구나 받도록 한다. 일 년에 한 번씩 검사하고 65세까지 검사를 받는 것이 좋다. 만약 이상이 발견되면 자궁 경부를 조직 검사한다. 자궁근육에 혹이 의심되거나 난소에 이상이 있을 때는 초음파 검사를 해야 한다.

9) 대변에 피가 섞이는 경우

누구나 한 번쯤 대변에 피가 섞인 경험을 했을 것이다. 변비가 생기거나 치질이 있을 때 항문 살갗이 찢어져 피가 나기도 한다. 치질로 고생하는 사람은 잘 아는 일로 오래 앉아서 일하거나 변비가 생길 때 피가 많이 나온다. 치질로 피가 나면 대개 대변을 다 보고 난 뒤 피가 서너 방울 떨어지거나 화장지에 피가 묻는다.

대장에 염증이 생겨 피가 날 때는 열이 나고, 배가 아프고 설사를 해 쉽게 구별할 수 있다. 하지만 이런 일 없이 한 달 이상 대변에 피가 섞이면 진찰을 받아야 한다. 속을 들여다 보지 않고는 암인지 치질인지 구별할 수 없기 때문이다.

가장 확실하고 쉬운 검사는 내시경 검사다. 검사하기 전 약을 먹고 설사를 해야 하므로 부끄러운 생각도 들겠지만 사실 검사 자체는 아주 쉽다. 내시경 검사를 받을 때는 반드시 내시경이 소독되었는지 확인하고 내시경으로 조직 검사를 받으면 조직 검사하는 기구 역시 소독되었는지 확인해야 한다. 그렇지 않을 경우 간염이나 에이즈에 걸릴 수 있다.

10) 변비가 한 달 이상 계속될 때

큰 이상 없이 습관적으로 변비가 심한 사람이 있다. 항문 주위나 항문쪽으로 내려가는 대장암으로 변비가 생기면 대변이 점점 가늘어지고 가끔 피가 섞이면서 대변을 봐도 시원한 기분이 들지 않고 화장실에 또 가고 싶어진다. 정신적으로 스트레스를 받는 사람이나 우울한 사람들도 이런 증상이 생기기 때문에 자신을 잘 알아야 한다. 만약 한 달 이상 변비가 계속되면 검사를 한다.

이때는 내시경으로 검사한다. 대장 X-레이 사진은 이제 잘 쓰지 않는 구식 검사이며 사진에 이상이 보이면 어차피 내시경 검사를 받아야 하므로 바로 내시경 검사를 한다.

11) 소변에 피가 나올 때

소변에 피가 섞여 나올 때가 있다. 대부분 염증 때문에 생기는 일로 암과는 거리가 멀지만 가끔 암으로 인해 피가 나올 수 있다. 콩팥이나 방광에 염증이 있거나 돌이 있으면 거의 모두 통증이 있고 피가 보인다.

만약 통증 없이 피가 보이면 암을 의심해야 한다. 소변을 다 보고난 뒤 피가 한두 방울 떨어지면 남자 전립선이나 근처 요도에 이상이 있을 수 있다. 전립선이란 방광 바로 밑에 위치한 살구만한 장기로 성관계할 때 일을 한다. 이 곳에 암이 생기면 피가 날 뿐 아니라 요도가 가늘어지고 때로 요도가 막혀 소변을 보지 못할 수도 있다.

콩팥이나 방광에 암이 생겨 피가 날 때는 소변을 본 순간부터 벌겋게 피가 보인다. 피가 많이 나면 방광 안에서 덩어리로 굳을 수 있고 요도를 막을 수 있다. 이렇게 되면 갑자기 나오던 소변이 나오지 않고 통증이 생긴다. 방광에 돌이 있어도 이런 일이 생길 수 있다.

처음해야 하는 검사는 소변 검사와 초음파 검사다.

잘 하는 의사는 초음파 검사로 CT만큼 정확하게 볼 수 있다. 남자의 경우 의사가 항문으로 손가락을 넣어 전립선을 만져 봐야 할지 모른다. 하지만 전립선암은 전립선 항원 검사라는 피검사로 쉽게 의심할 수 있다. 초음파로 방광에 이상이 보이면 내시경을 집어 넣어 확인해야 한다.

역시 중요한 검사는 조직 검사다. 콩팥에서 방광으로 나오는 길이 이상하면 콩팥과 방광 X-레이 사진을 찍어야 한다.

하는 방법은 사진에 하얗게 보이는 약을 팔에 있는 핏줄에 주사한 뒤 사진을 찍는다. 어떤 사진을 찍든지 만일 이런 주사 약을 맞아야 할 때는 반드시 의사에게 부작용이 적은 약의 처방을 부탁한다.

이런 약을 '조형제' 라 부르며 크게 두 가지 종류가 있다. 하나는 부작용이 나올 수 있는 약이고 다른 하나는 부작용이 적은 약이다. 여기서 이야기하는 부작용은 간단한 부작용이 아니라 쇼크를 일으키고 숨이 막히게 되는 심각한 증세를 말한다. 물론 부작용이 적은 약은 비싸다. 돈을 더 내더라도 부작용이 적은 조형제를 사용해야 한다. 그래야만이 의사나 검사하는 환자 모두 걱정 없이 편하게 검사할 수 있다.

12) 한 달 이상 기침을 하거나 가래에 피가 섞일 때

담배를 많이 피우는 사람은 담배가 해롭다는 것을 안다. 피우지 않는 사람에 비해 잦은 기침을 하고 가래가 항상 끓기 때문이다. 하지만 이런 기침이 심해지고 숨소리가 고르지 않거나 가끔 가래에 피가 섞이면 폐암일 수 있다.

그러나 먼지가 많은 곳에 사는 사람이나 알레르기가 있는 사람, 어렸을 때 홍역 끝에 생긴 기관지염이나 기관지가 넓어진 기관지 확장증 같은 병을 갖고 있는 사람도 한 달 이상 기침을 할 수 있다. 또 폐결핵이나 기관지염, 코에 염증이 오랫동안 있어도 잔 기침이 나올 수 있다. 따라서 가래에 피가 섞인 경우는 물론이고 한 달 이상 기침을 계속하면 반드시 병원에서 검사를 받아봐야 한다.

병의 유무를 알아보기 위해서는 가슴 사진 촬영과 가래 검사를 해야 한다. 만약 가슴 사진에 이상이 보이면 CT 검사와 기관지 안을 들여다 보는 내시경 검사를 해야 한다.

사진에 이상이 없고 특별한 이유 없이 계속 기침이 나오면 알레르기나 만성 기관지염을 조사하고 한 달 정도 치료해봐서 경과를 지켜본 후 그래도 좋아지지 않으면 시간을 두고 가슴 사진을 찍어 숨어있던 이상이 나오는지 알아봐야 한다.

13) 숨이 가쁠 때

빈혈이 있거나, 심장이 나쁘거나 폐에 문제가 있을 때 조금만 움직여도 숨이 찰 수 있다. 피가 부족하면 창백한 얼굴을 보여 금방 쉽게 알 수 있다. 여자는 생리가 많거나 자궁에서 피를 쏟아 생길 수 있고 남자는 대부분 위나 장에서 피가 나 빈혈이 생길 수 있다. 따라서 생리나 자궁출혈이 없는 여자나 영양 실조나 회충이 없는 남자가 빈혈이 있으면 일단 문제가 있다고 보아야 한다.

피 검사 결과 빈혈이 확인되면 원인을 찾아야 한다. 출혈 때문에 빈혈이 생기면 피가 새는 곳을 찾아야 한다. 만약 피가 새는 곳이 없으면 피를 만드는 곳에 이상이 있는 경우로 이때는 피를 만드는 뼈 안을 검사해야 한다.

뼈 안을 검사하는 것을 골수 검사라 하는데 엉덩이 뼈에 조그만 주사 바늘을 꽂아 안에 있는 피를 꺼내 조사한다. 드물게 가슴 복 판 뼈에서 검사할 수 있는데 심장이 멈추는 사고가 생길 수 있으 므로 아예 하지 말기를 권한다. 골수 검사를 할 때 조직 검사말고 도 세포 유전자 검사와 세포 성질을 보는 검사까지 한꺼번에 세심 하게 검사하도록 한다. 고약한 빈혈(이형성 골수 증후군)이나 백혈 병이 발견될 수 있다.

폐 일부가 찌그러져도 숨이 찬다. 또 폐와 가슴팍 사이에 있는 늑막에 물이 찰 때도 숨이 찰 수 있다. 우리 나라에 많은 병은 폐 결핵이나 결핵으로 생기는 늑막염이다. 폐암으로도 가끔 이런 일 이 생길 수 있다. 또 양쪽 허파 사이에 있는 가슴속 한복판(종격동) 에 암이 생겨 한 쪽 폐로 밀어 나오면 숨이 찰 수 있다. 임파선암 이나 폐암, 남자 고환을 만드는 세포에서 생기는 암이 이런 일을 일으킨다. 여기에 있는 암이 심해지면 얼굴과 가슴 윗부분이 부어 오를 수 있다.

이유는 가슴속 한복판에 심장으로 가는 큰 핏줄이 암으로 막히기 때문이다. 이럴 땐 눕기가 곤란해지고 바로 치료하지 않으면 생명이 위험하다. 폐암이나 염증과 상관 없이 간이나 콩팥이 나쁘면 늑막에 물이 찰 수 있다. 이런 병들은 가슴 사진을 찍어 이상이 보이면 CT 검사와 늑막에 있는 물을 주사기로 빼서 검사할 수 있다. 만약 가슴속 한복판에 혹이 생긴 경우는 가슴 위 양 빗장뼈 사이를 통해 수술로 조직 검사를 할 수 있다. 이런 검사는 당연히 전문 병원에서 받아야 한다.

천식으로 숨이 찰 수도 있다. 천식이란 숨이 가쁜 모든 병을 말하는 것이 아니고 폐 안에 있는 숨길이 경련을 일으키면서 좁아져 공기가 잘 들어오지 않는 병을 말한다. 이때는 가만히 숨소리를 들어 보면 '씨-익 씨-익' 하는 거친 소리를 들을 수 있다. 눕거나 앉아 있거나 숨 가쁜 것은 큰 차이가 없다.

하루 종일 천식으로 고생할 수 있지만 좋아지다 나빠지다 할 수 있다. 아주 심해지면 숨이 끊어지는 것처럼 가빠지기도 하는데 정말 위험해질 수 있다.

암이 있을 때 이런 일은 일어나지 않지만 드물게 폐 안에 생기는 암이 숨길을 막아 천식처럼 소리를 내고 숨이 찰 수 있다. 이때 암이 숨길을 계속 자극하기 때문에 한밤중에도 기침이 멈추지 않아 고생을 많이 한다. 또 고인 물이 썩는 것처럼 숨길이 막히면 가래가 밖으로 나오지 못해 폐에 염증이 잘 생긴다. 말이 쉽지 이런 병

상으로 고생하는 사람이나 보는 사람 모두 고통스러운 일이므로
아예 폐암을 일으키는 담배를 끊어야 한다.

　심장이 나빠 숨이 찰 때는 대부분 암과 관계없는 심장병으로 생
긴다. 이때는 누우면 숨이 더 차고 일어나 앉으면 덜하다. 한밤중
에 자고 있다가 갑자기 숨이 가쁠 때는 대부분 심장 때문이다.
　또 눈에 띄게 몸이 붓는다. 특히 다리나 발목이 붓고 이 곳을 손
가락으로 눌러 보아 부은 살이 밀려 들어가면 심장, 간, 콩팥 같은
곳에 이상이 있는지 짐작할 수 있다. 간, 콩팥이 나빠도 붓지만 숨
은 그리 차지 않는다.
　심장을 검사하는 방법은 가슴 사진, 심장이 뛰는 것을 종이에 가
느다란 선으로 그리는 심전도 검사, 심장을 들여다 보는 초음파
검사가 있다. 가끔 심장을 둘러 싼 풍선 같은 주머니(심낭)에 물이
차 있으면 주사기로 물을 빼 검사할 수 있다. 암으로 심장이 나빠
져 숨이 차는 일은 아주 드물다. 결핵이나 다른 곳에 있는 암이 심
낭에 퍼져 물이 찰 수 있고 류머티즘 관절염 같은 병으로도 생길
수 있다.

　배에 물이 많이 차서 가슴쪽으로 밀어 오르면 숨이 찰 수 있다.
우리 나라에서 많은 원인은 간이 굳는 간경화다. 또 암이 배 안에
퍼져도 물이 생기고 숨이 찰 수 있다. CT 검사와 주사기로 물을
빼서 검사할 수 있다.

　숨이 찰 때는 큰 병이 있을 수 있으므로 반드시 병원에서 진찰을

받아봐야 한다. 또 심장이 나빠 숨이 가쁜 사람은 포기하지 말고 꼭 올바른 치료로 건강을 찾아야 한다. 죽을 것 같은 사람도 조금만 치료하면 심장은 금방 일을 잘 하기 때문이다.

14) 속이 쓰릴 때

배가 참을 수 없게 고프거나, 속이 상하거나 술을 많이 마신 사람이면 한번쯤 느끼는 것이 속쓰림이다. 거의 모두 암이 아니고 염증이 있거나 위 속살이 조금 패이는 위궤양이 원인이 되어 타나난다. 또 음식이 내려가는 식도에 염증이 생겨도 속이 쓰릴 수 있다.

이때 쓰리는 곳은 배가 아니고 가슴 한가운데이다. 식도에 염증이 생기면 음식을 삼킨 뒤 바로 쓰리거나, 앉아 있으면 괜찮다가 누우면 쓰려진다. 이때 물을 벌컥 마시면 쓰린 느낌이 사라질 수 있다. 위나 작은 창자 첫 부분인 십이지장 속살이 패이면 대부분 배고플 때는 쓰리다가 음식을 먹으면 좋아진다.

가끔 위궤양은 음식을 먹을 때 속이 더 쓰릴 수 있다. 또 음식을 소화시켜 주는 물을 만드는 췌장에 염증이 생겨도 음식을 먹고 난 뒤 쓰릴 수 있다. 췌장에 염증이 있거나 위나 십이지장 궤양이 심해서 장 뒤쪽으로 깊이 패이면 속이 쓰림과 동시에 등쪽으로 통증이 생기기도 한다.

가끔 쓸개에 돌이 있을 때도 식사 후 쓰린 것처럼 아플 수 있다. 이때 오른쪽 어깨나 오른쪽 등이 배 아픈 것과 동시에 아플 수 있다. 췌장이나 쓸개에 이상이 있으면 고기나 기름진 음식을 먹으면 아픈 것이 심해진다. 가끔 아플 때마다 눈과 얼굴이 살짝 노래지는 황달 증세를 보일 수도 있다. 이런 곳에 암이 생기면 증상이 비슷하게 나온다.

위에 암이 있을 때는 헐어서 아프거나, 암이 커져서 음식이 내려가지 못할 때야 비로소 증상이 나타난다. 이때 쓰린 속은 암이 아닌 보통 위궤양 증상과 구별이 어렵다. 쓸개 주위에 생기는 암과 췌장암도 암 아닌 병과 증상은 아주 비슷하다. 이렇게 증상들이 비슷하기 때문에 쓰리다는 이유 하나로 어디에 생긴 염증인지, 궤양인지, 암인지 스스로 판단하기는 어렵다. 또 증상만 가지고 짐작하기보다 얼마동안 쓰렸는가로 판단해야 한다. 속이 쓰리면 쉽게 약국에서 처방전 없이 제산제를 사 먹을 수 있다. 약 설명서 대로 약을 먹고 2주 안에 증상이 없어지면 암일 가능성은 거의 없다.

하지만 한 달을 먹어도 증상이 계속되면 예삿일이 아니므로 내시경 검사와 초음파 검사를 받아야 한다. 또 약을 먹고 있는데 점점 증상이 심해지면 바로 검사를 받도록 한다.

오른쪽 어깨나 등 한가운데 있는 가슴속이 며칠 계속 아프면 제산제를 먹지 말고 바로 진찰을 하는 게 옳다. 특히 술을 많이 마시고 난 뒤 갑자기 배 윗부분이 참을 수 없이 아픈 경우 췌장에 심한 염증이 생긴 경우이거나 가끔 몰랐던 위궤양이 터져 아플 수 있다. 따라서 약을 스스로 먹으면 안 되고 바로 정확한 진찰을 해야 한다. 췌장염이나 위궤양이 터진 경우에는 음식을 먹어도 통증이 생겨 누구나 심각한 병인지 짐작할 수 있다.

위궤양이 터진 경우 배가 힘을 주지 않는데도 단단하게 되고 움직이기 힘들며 숨 쉬기 힘들게 된다. 드물지만 위암이 위궤양처럼 위 속살을 헐어내고 터지게 할 수도 있다. 따라서 수술을 할 때 터진 곳만 치료할 것이 아니라 위암 여부를 정확히 확인하는 수술을 해야 한다. 만약 터져서 생기는 배 안 염증(복막염)이 너무 심하면 우선 급한 불을 끄기 위해 응급 수술을 하고 난 뒤 회복하면 2차 수술을 해야 할 때도 있다.

췌장염이 생길 때는 뱃살이 단단하게 굳지는 않으므로 수술할 필요는 거의 없다. 술을 마시고 난 뒤 한 번이라도 췌장염이 생긴 사람은 다시는 술을 마셔서는 안 된다. 나이 들어서 낫지 않는 만성 췌장염으로 고생하기 십상이다. 또 맹장염도 처음에는 체한 것처럼 속이 쓰릴 수 있다. 하루 이틀 지나면 점점 심해지고 오른쪽 아랫배로 아픈 것이 내려간다. 만약 이런 증상이 있으면 시간을 두고 볼 일이 아니다.

제산제는 약마다 큰 차이가 없다. 그러므로 값이 비싼 약을 특별히 먹을 필요는 없다.

우리 나라 내과 의사들의 내시경 검사 실력은 세계 수준급이다. 어느 병원에서도 어렵지 않게 정확한 진단을 받을 수 있다. 다만 내시경 검사를 할 때는 반드시 소독되었는가를 확인해야 한다.

확실한 소독이 되지 않은 내시경 검사로 간염이나 다른 고약한 병을 얻을 수 있기 때문이다. 만약 의료보험에서 소독료를 인정하지 않으면 따로 소독에 필요한 돈을 내고서라도 소독해서 검사하도록 한다.

초음파 검사로 췌장이 정상으로 보여도 암이 의심이 되면 CT 검사를 해야 한다. 이유는 췌장은 배 가장 깊숙한 곳에 숨어 있는 것이라 초음파 사진만 가지고 이제 막 생기는 암을 진단하기는 어렵기 때문이다. 또 임파선암과 췌장암은 초음파 사진으로 구별하기 어려울 때가 많다. 임파선암은 완치를 할 수 있지만 췌장암은 완치가 어려워 명확히 구별해야 한다. 그렇지만 진단은 조직 검사로 정확히 확인한다.

15) 아랫배가 더부룩하게 불편할 때

병이 없어도 아랫배가 가끔 아프면서 불편할 수 있다. 대변을 며칠 보지 않고 참았다거나 스트레스를 많이 받은 뒤 생길 수 있고 허리에 무리가 생길 때도 불편할 수 있다. 특히 나이든 사람은 항문에 가까운 대장이 저절로 풍선처럼 커지면서 습관적으로 변비가 생기고 불편해진다. 가끔 이런 곳이 큰 창자 안에 여러 군데 생기면서 변비를 일으키기도 한다. 항문 가까운 곳에 대장암이 생기면 증상은 비슷하고 대변 굵기가 가늘어지거나 피가 섞인 변을 볼 수 있다. 2주 정도 대변을 잘 나오게 하는 약을 써보고도 좋아지지 않으면 진찰을 받는 게 순서다.

변비를 예방하는 약의 종류는 많으나 창자를 자극시키는 강한 약은 3~4일 이상 쓰지 않는 것이 좋다. 또 열이 나고 배가 많이 아플 때는 맹장염 같은 염증이 있을 수 있으므로 먹어서는 안 된다.

이전에 배를 수술한 사람이나 방사선 치료를 받았던 사람, 자궁이나 방광에 암이 있었던 사람 역시 피해야 한다.

약을 먹지 않아도 우리 나라 음식은 대변을 원래 잘 나오게 하기 때문에 보리나 콩, 현미를 많이 섞어 먹으면 바로 좋아질 수도 있다. 대변이 돌처럼 굳어져 항문에서 나올 듯 말 듯하면 손가락으로 조심스럽게 파내는 것이 가장 빠른 길이다. 대장암 검사는 내시경으로 한다. 만약 다른 병이 의심되면 CT 사진이나 대장에 하얀 약을 넣어 찍는 대장 사진이 필요할 때도 있다.

여자의 경우 암이 아닌 다른 병이 자궁이나 나팔관, 난소 주변에 생길 때도 아랫배가 불편해진다. 자궁 내막증이라는 병이나, 균으로 생기는 염증으로 나팔관과 난소가 자궁에 엉겨 붙어 굳어서 아플 수 있다. 자궁 내막증이란 자궁 안에서만 있어야 할 세포가 배 안에서 흘러나온 것처럼 보이는 병으로 월경 때 아랫배가 많이 아프다. 또 자궁이 처져 불편할 수 있고 애를 낳고 난 뒤 방광에서 요도로 나가는 방향이 잘못되어 아플 수도 있다. 이런 곳에 생기는 암도 비슷한 증상을 보이기 때문에 반드시 산부인과에서 진찰을 받아야 한다.

가장 큰 문제는 난소암으로 병이 상당히 커질 때까지 아프고 불편한 증상이 없어 진단이 늦는 경우가 많다. 우리 나라에서 난소암은 잘 생기지 않아 다행이지만 생겨도 모르고 지나는 경우가 많아 꼭 확인해야 한다. 방광암이 생길 때는 소변을 볼 때 피가 나거나 통증이 생겨 금방 진단이 된다. 검사는 내진과 초음파가 필요하다. 초기 난소암은 초음파로 확인하기 어려울 수 있어 CT 검사가 필요할 때도 있다.

남자는 전립선에 이상이 있을 때 아랫배가 불편하다. 암보다는 전립선이 단순히 커지거나 염증이 있어 불편할 때가 훨씬 많다. 전립선에 이상이 있으면 사타구니 좌우로 묵직한 기분이 들고 소변을 볼 때 소변 줄기가 가늘게 나온다. 성병으로 생기는 만성 전립선염은 증상이 몇 년 가거나 없어지지 않을 수 있다.

전립선암이 의심되면 전립선 항원 검사라는 피검사를 하고 이상이 있으면 초음파나 CT 검사를 한 후 조직 검사를 해서 확인한다. 방광에 암이 생기는 방광암은 소변에 피가 나거나 소변 볼 때 아픈 증상이 생겨 쉽게 판단할 수 있다.

허리에 이상이 있어 불편한 경우는 몸을 움직일 때 심해지고 쉬면 좋아져 쉽게 짐작할 수 있다. 쉬어도 좋아지지 않으면 알아봐야 하겠지만 암일 가능성은 드물다. 가끔 허리 뼈로 암이 퍼지면 이런 증상이 나온다. 하지만 이런 증상을 갖는 사람은 대개 이미 암 진단을 받고 치료하고 있는 사람들이다. 유방암, 전립선암, 갑상선암 같은 암이 허리로 번질 수 있다. 또 피를 만드는 뼈 안에 암이 생겨 아플 수도 있다. 백혈병 같은 병은 허리가 아프기 전 대부분 다른 증상이 나와 알게 된다. 척추 뼈에 잘 생기고 뼈를 약하게 해서 잘 부러지게 하는 다발성 골수종이라는 암으로 아플 수도 있다. 우리 나라에서는 드물다.

배 안에 결핵이 생기거나 암이 퍼져도 아랫배가 불편할 수 있다. 이때는 배 안에 물이 차기 때문에 물을 빼서 검사한 후 조직 검사도 받아야 한다. 주로 위, 장, 췌장, 쓸개, 간, 난소에서 생기는 암이 배 안으로 번지고 일단 번지면 치료가 어렵다. 아주 드물게 피부에 생기는 암이나 작은 창자에서 큰 창자로 이어지는 곳에서 생기는 암도 배 안에서 자랄 수 있다.

16) 옆구리가 결리면

하지 않던 일을 갑자기 하고 난 뒤 옆구리가 결린 적은 누구나 있을 것이다. 문제는 힘쓴 일도 없는데 옆구리가 결릴 때다. 아래 허리쪽 옆구리 한 자리가 계속 결리거나 심하게 아프면 콩팥, 큰 창자, 난소, 방광 같은 곳에 이상이 있을 수 있다.

또 그쪽에 있는 살이나 척추 뼈, 엉덩이 뼈에 문제가 있을 수 있다. 하지만 많은 경우 자기도 모르게 허리살에 힘을 줘서 이런 일이 생긴다. 따라서 며칠 쉬거나 심하게 아프면 아이비프로펜 같은 약을 먹고 견뎌본다. 한 번에 400mg으로 6시간 간격으로 먹는다. 속이 쓰린 사람, 전에 위궤양이 있던 사람은 아이비프로펜보다 아세트아미노펜 500~650mg을 6시간 간격으로 먹는 것이 뱃속에 좋을 것이다.

며칠이 지나도 결리는 것이 좋아지지 않거나 점점 더 심해지면 진찰을 받아봐야 한다. 콩팥에 돌이 박혀 있다가 요도를 막아도 이런 일이 생기고 결핵이나 암으로도 나타난다. 또 방광에서 콩팥으로 거꾸로 소변이 올라가면 이런 불편이 생긴다. 소변을 오래 참을 때마다 옆구리가 결리고 자주 콩팥에 염증이 생기는 사람들은 소변이 거꾸로 흐르는지 알아보아야 한다.

아랫배로 내려가는 큰 창자는 콩팥처럼 등쪽에 가깝다. 이 곳에 염증이 생기거나 암이 있으면 옆구리가 결릴 수 있다. 하지만 장에 암이 생기면 이런 일보다 대변 보는 일이 힘들어진다. 옆구리가 결리지만 염증이 있을 때 생기는 열이 없고 요도에도 큰 이상이 없으면 방광이나 난소에 생기는 암을 일단 의심해야 한다. 똑같은 증상도 여러 가지 병이 있을 수 있어 진단하는데 시간이 걸리고 바로 알기 힘들 때도 있다. 처음에는 피검사, 소변 검사, 초음파 검사, 척추와 엉덩이 뼈 사진이 필요하다. 만약 이 상태에서 이상이 발견되지 않으면 CT 사진이나 콩팥 방광 사진, 대장 사진이 필요하다. 가끔 이런 검사에서도 나타나지 않는 암도 있다. 이럴 때는 2~3주 정도 시간을 두고 다시 검사를 받는다.

나이드신 여자들은 여성 호르몬이 빨리 없어져 뼈에 있는 칼슘이 없어진다. 다친 일이 없어도 척추뼈가 저절로 약해지면서 크기가 줄어들 수 있다. 자연히 허리가 굽고 허릿살에 무리가 생긴다. 따라서 많이 쓰는 허릿살 쪽이 자연히 결리게 된다.

뼈 사진을 찍어보면 알 수 있는데 뼈에 구멍이 생긴다 해서 골다공증이라고 부른다. 한 번 생기면 평생가는 일이라 미리 방지해야 한다. 여성 호르몬제를 쓰거나 뼈를 강하게 하는 약을 쓸 수 있지만 가장 쉬운 것은 40세 이상되는 여자들은 하루에 칼슘을 1.5g씩 매일 복용한다. 칼슘은 어떤 칼슘이든 상관 없다. 남자들도 칼슘을 먹으면 나이들어 도움이 된다.

만약 골다공증이 이미 시작했다면 칼슘만 가지고는 해결할 수 없다. 그러나 사용하면 곧바로 효과를 볼 수 있는 여성 호르몬제는 부작용이 생길 수 있으므로 의사와 상의한 뒤 사용하여야 한다. 호르몬제가 아닌 먹는 약으로 뼈에 있는 칼슘을 강하게 해주는 알란드로네이트가 있다. 하루 10mg을 한 번씩 매일 먹는다. 부작용은 많지 않으나 피에 있는 칼슘을 낮출 수 있으므로 의사의 처방을 받아야 한다. 비타민 D는 콩팥에 이상이 없는 사람에게는 크게 도움을 주지 않으므로 오히려 잘못하여 많이 먹으면 갑자기 피에 칼슘이 많아져 역효과가 날 수 있다.

17) 코피가 자주 나거나 피부에 멍이 잘 들 때

큰 이상이 없어도 코피가 잘 나는 사람이 있다. 공기가 건조하고 먼지가 많을 때 잘 생긴다. 코에 염증이 오랫동안 있거나 참을 수 없는 재채기를 많이 하는 코 알레르기로도 피가 잘 날 수 있다. 드물지만 피가 잘 굳지 않는 병이 있을 때도 피가 난다. 이때 팔다리를 보면 피부를 다친 적이 없는데 여러 군데 엄지 손톱만한 멍이 든 자국을 볼 수 있다.

병 없이도 아스피린을 많이 먹거나 피를 묽게 해주는 한약을 먹어도 생기지만 1~2주 계속 피가 나고 멍이 심하면 한 번은 검사를 해야 한다. 대부분 몸에 있는 핏줄이 약하거나 피를 잘 굳게 하는 힘이 모자라 생긴 것이다.

대부분 임신한 여자, 잘 먹지 못해 영양이 부족한 아이, 스테로이드 약을 많이 먹고 있는 사람이 핏줄이 약할 수 있다. 또 뇌졸중이나 심장이 나빠 피를 묽게 하는 약을 먹는 사람에게 나타난다.

하지만 피를 굳게 하는 힘이 부족하여 생기는 경우가 더 많다.

피 안에는 피를 굳게 해주는 세포가 있는데 이것을 혈소판이라고 부른다. 혈소판이 줄어들면 피가 잘 난다. 술을 많이 마시는 사람, 간이 나쁜 사람, 고혈압을 치료하는 약으로 소변을 잘 나오게 하는 이뇨제를 먹는 사람은 모두 혈소판이 떨어질 수 있다. 자기 몸에서 나오는 혈소판을 다른 사람 것으로 잘못 알고 없애려는 병이 있거나 또 뼈 안에 생긴 결핵으로도 줄어들 수 있다. 드물게는 백혈병으로 혈소판이 떨어지기도 한다.

뼈 속으로 암이 많이 퍼질 때도 문제가 생기며, 간혹 혈소판은 이상이 없는데 태어날 때부터 혈우병을 가진 어린 아이처럼 피가 묽어져 굳는 힘이 떨어지는 경우도 있다.

그러므로 피가 자주 난다고 해서 무조건 백혈병이나 큰 병으로 생각할 필요는 없다. 먼저 먹고 있는 약 중 아스피린이나 아이비프로펜, 낙센 같은 약이 있으면 먹지 말도록 한다. 약을 끊고 2주는 기다려 봐야 하기 때문에 이런 약이 꼭 필요한 사람은 바로 끊지 말고 피가 조금 나도 계속 먹을 것인지 생각하도록 한다.

더욱이 병원에서 처방받은 약은 혼자 알아서 끊을 일은 아니다. 약을 먹지 않았던 사람, 약을 끊어도 계속 피가 나는 사람은 이유를 한 번 알아봐야 한다. 만약 정말 이상이 있으면 순서대로 검사해서 치료하도록 한다. 드물게 뼈 안에서 피를 어떻게 만들고 있는가를 알기 위해 골수 검사를 할 때도 있다.

의사들이 말하는 이상하고 어려운 이야기들

4

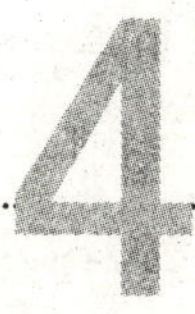

100년 전부터 우리 나라에 전해진 서양 의학으로 이제 옛날에는 생각지도 못했던 병을 치료하는 첨단 의학시대에 살고 있다. 현대 의학이 없던 200~300년 전에는 많은 사람들이 알 수 없는 병으로 죽어 갔었다. 못 사는 아프리카나 중남미 사람처럼 불과 20~30년 전까지만 해도 우리도 홍수가 나면 콜레라, 장티푸스 같은 병으로 해마다 고생을 했었다. 1900년도에 이르러서도 전국에 콜레라가 유행하여 집집마다 수많은 사람이 죽어갔었다.

하지만 우리는 서양 문화와 우리 나라 문화가 부딪치는 시기를 벗어나지 못 한 채 살고 있다. 의사들이 쓰는 말들은 의사가 아닌 사람들을 위해 한 번 바뀐 말이 아니고 여과되지 않고 사용되어온 영어식 말이다. 대부분의 의사들이 의학 용어를 영어로 교육받았기 때문에 많은 의사들은 한자로 만들어진 어색한 의학 용어를 영어보다 더 어렵게 생각한다. 또 아는 사람들은 자존심이 상해 일본식으로 번역한 의학 용어를 쓰지 않는다. 그러다 보니 막상 치료받는 사람들에게 설명을 해야 할 때 쉬운 말이 떠오르질 않게 된다.

그래서 여기에서는 의사나 환자, 가족 모두에게 도움이 되길 바라는 마음으로 암 환자나 가족들이 많이 듣는 의학 용어를 중심적으로 쉽게 풀이 하였다. 이 책을 끝까지 읽어 보면 의사만 쓰는 전문 의학용어가 별로 없는 것을 알게 될 것이다.

미국에서도 의사가 의사 아닌 사람들에게 하는 이야기는 반드시 중학교 1~2학년 수준으로만 쓰도록 하고 있다. 미국에서 한 가지 다른 것이 있다면 새로운 약이나 치료 방법이 해마다 많이 나오기 때문에 완치가 어려운 병을 가진 사람도 희망을 가질 수 있다는 점이다. 하지만 이런 치료는 전에 사용해 본 적이 없는 새로운 방법이라 잘못하면 좋아지기는커녕 부작용으로 더욱 위험해질 수도 있다.

따라서 새로운 치료를 시작할 때 아픈 사람이 자기가 받고자 하는 치료가 무엇인지 잘 알도록 아주 쉬운 말로 설명한 치료 계획을 알리도록 한다. 이때 쓰는 말은 중학교 수준의 교육만 받았던 사람도 알도록 하고 있다. 마찬가지로 여기서 설명하는 말이 어색하게 느껴질 수도 있지만, 말이란 뜻이 서로 원활한 의사 소통이 되어야 하는 것이 기본이라 병원에서 가장 많이 쓰는 말들을 위주로 뜻풀이를 하였다.

피나 소변 검사시의 용어

○ 세포

몸 안에서 가장 작은, 살아 있는 것으로 달걀 모양을 하고 있으며, 크기는 먼지보다 더 작다. 간 세포는 간에 있는 세포고 폐 세포는 폐에 있는 세포를 말한다. 또 살에 있는 세포는 근육 세포, 뼈에 있는 세포는 뼈 세포, 뇌는 뇌 세포라고 한다. 1cm 크기의 암은 세포 1억 개가 모여 생긴다. 세포 수가 100만 개 이하로 떨어지면 사람 눈에는 거의 보이지 않는다.

○ 혈액형

사람마다 서로 다른 이름을 갖는 것처럼 우리는 서로 다른 피를 가지고 있다. 각각의 사람들이 어떤 피를 갖고 있는가를 말해주는 것이 '혈액형'이다.

크게 A, B, AB, O형 네 가지로 나눌 수 있다. O형을 빼고는 혈액형이 다른 피를 받지 못한다. 예를 들어 A형은 B형 피를 받을 수 없고, B형은 A형 피를 받지 못하며 AB형은 AB형을 받아야만 부작용이 없다. 혈액형이 서로 다른 피를 수혈하면 적혈구를 파괴시키는 물질이 피 안에 있어서 서로 부작용이 생긴다. 이때 맨 처음 수혈한 지 1~3분 안에 허리가 아프기 시작하고 가슴이 답답해진다. 계속 수혈하면 쇼크 현상이 일어나 혈압이 떨어지면서 숨쉬기가 어렵고 콩팥이 망가진다. 더군다나 50cc 이상 수혈하면 사망에 이르기도 한다.

○ 혈소판

피가 날 때 멈추게 하는 피에 있는 세포이다. 따라서 암 치료약으로 혈소판이 떨어지면 피가 날 수 있다. 혈소판이 2만 개 아래로 내려가면 위험하다. 이때 혈소판 수혈을 하는데 혈액형이 달라도 혈소판을 수혈할 수 있다. 혈액형이 문제가 되는 적혈구를 없앴기 때문에 부작용이 크게 일어나지 않지만 혈소판 한 병에 약 10cc 정도 적혈구가 남아 있으므로 주의가 필요하다.

○ 백혈구

피에 있는 세포로 세균이 몸에 들어오면 싸워서 몸을 지킨다. 피는 빨간색이지만 이 세포는 색깔이 없어 백혈구라고 한다. 백혈구가 떨어지면 심각한 염증이 생겨 고생한다. 백혈병은 이 세포가 암으로 변해서 생기는 병이다. '백혈구' 라고 모두 같은 세포가 아니고 종류가 다른 여러 세포가 있다.

○ 임파구

백혈구 한 가지로 어려서 예방 주사를 맞을 때 어떤 예방 주사를 맞았는지 기억해서 나중에 그런 균이 들어오면 싸워서 몸을 지키는 세포이다. 간염 예방 주사를 맞으면 임파구가 간염 주사를 기억해 수십 년이 지난 뒤에도 간염이 생기지 않도록 한다. 임파구가 일을 잘못하거나 수가 떨어지면 염증이 잘 생긴다.

에이즈는 이런 임파구가 없어져 나쁜 균이 들어와도 몸을 지키지 못해 죽는 병이다. 이 세포가 암으로 변하는 것을 임파성 백혈병이라 한다.

○ 중성 백혈구

중성이란 말은 색깔이 정말 없다는 이야기다. 백혈구 중 가장 많은 세포로 폐렴이나 살에 고름이 차는 병이 생길 때 몸을 지켜준다. 따라서 수가 줄어들면 고름차는 병으로 생명이 위험해진다.

수가 500개 밑으로 내려가면 매우 위험하다. 이 백혈구가 암으로 변하면 골수성 백혈병이 된다.

○ 적혈구

피를 붉게 보이게 하는 세포로 피에 가장 많은 세포다. 몸에 산소를 날라주므로 이 세포가 줄어들면 얼굴이 창백해지고 쉽게 숨이 가빠지는데 이것을 빈혈이라고 한다. 적혈구가 암으로 변해 많이 만들어지면 당연히 몸이 더 붉게 보이고 피가 늘어나 혈압이 오르고 핏줄이 막힌다.

핏줄이 막히는 이유는 핏덩어리가 생기기 때문이다. 조그만 잔에 물을 넣고 많은 양의 설탕이나 소금을 넣으면 녹지 않고 바닥에 가라앉는 것처럼 핏줄은 늘어나지 않는데 적혈구만 많아지면 덩어리가 생기는 것이다.

○ 혈전(핏덩어리)

핏덩어리란 말 그대로 핏줄 안에 흘러야 할 피가 단단하게 굳어 있는 것을 말한다. 수도 파이프처럼 좁고 긴 핏줄 안에서 움직일 수 있는 것은 피밖에 없다. 따라서 핏덩어리가 핏줄 안에 생기면 파이프가 막힌 것처럼 핏줄이 막힌다. 이것을 '혈전증'이라 한다.

핏덩어리가 뇌에 있는 핏줄을 막으면 뇌에 피가 통하지 못해 뇌세포는 죽는다. 이것을 '뇌졸중'이라 한다. 거꾸로 수도 파이프에 균열이 생기면 물이 새는 것처럼 핏줄이 터져 흐르는 것도 뇌졸중이라 한다. 그 이유는 겉에서 보는 증상이 같기 때문이다. 그러므로 정신을 잃고 쓰러졌을 때 병의 원인은 한 가지가 아니라 서로 다른 원인이 있을 수 있으므로 조사 과정을 거치는 것이다.

핏덩어리가 숨쉬는 폐로 들어가 핏줄을 막으면 숨을 쉬어도 산소가 몸으로 들어가지 못해 숨이 가빠지고 위험해진다. 이것을 '폐색전증'이라 한다. '색전'이란 덩어리로 인해 핏줄이 막혔다는 말이다. 이때 생기는 핏덩어리는 팔다리에 있는 핏줄에서 생긴 뒤 떨어져 나와 폐로 옮겨 가는 것이다. 따라서 폐색전증 치료 방법 중에는 다리에서 폐로 가는 혈관에 그물을 쳐서 덩어리를 걸어 내는 방법이 있다.

○ 간기능 검사

간은 제일 먼저 몸에서 생기는 독이나 밖에서 들어오는 독을 없애는 일을 한다. 또 담즙(쓸개물)을 만들어 음식을 소화시키고 피가 날 때 잘 굳도록 해준다. 따라서 간에 병이 생기면 피곤할 뿐만 아니라 소화가 안 되고 병이 심해지면 코피가 나거나 이빨 사이에 피가 나면서 잘 멈추지 않는다.

간 검사는 크게 두 가지가 있다. 하나는 간에 염증이 생기는가 알아보는 검사고, 또 하나는 간 속에 있는 담즙이 지나가는 길에 이상이 있는가 알아보는 것이다. 간에 심한 염증이 생기면 수담관(쓸개 물길)으로도 염증이 번져 간 세포와 수담관 모두 이상 증세를 보일 때가 많다. 또 수담관이 막히면 얼굴과 소변색이 노랗게 변하는 황달이 생길 수 있다.

또 수담관이 막히지 않아도 황달 증세가 생기는데, 간에 염증이 심하거나 간으로 들어오는 독이 너무 많을 경우 나타난다. 간기능 검사는 이런 전반적인 것을 알게 해준다.

가끔 의사들이 하는 이야기 중에 'AST', 'ALT', 'GOT', 'GPT' 라는 용어를 들을 수 있을 것이다. 몰라도 걱정할 문제는 아니다. 그런 이야기를 들으면 간이 좋아지고 있는지 나빠졌는지에 대한 설명을 요구한다. 또 쓸개에 이상이 있는지 간에 독이 많이 들어와서 생기는 일인지에 대해 말하는 것으로 알면 된다.

간기능 검사로는 간염이나 간경화, 간암을 알 수 없다. 원인을 알려면 더 자세히 검사해야 할 필요가 있다.

대부분 수담관에 생기는 이상은 막혀서 생기는 일이므로 먼저 어디가 어느 정도 막혔는지 사진을 찍어 알아본다. 초음파 검사가 가장 쉬운 방법이고 더 정확하게 알고 싶으면 CT 검사나 장 속을 들여다 보는 내시경으로 알아본다. 이것을 '내시경 췌담관 조영술' 이라 한다. 'ERCP' 라고도 하는데 쓸개와 췌장을 검사하는 내시경 검사를 말한다.

간에 생기는 염증이 심해 망가지면 간이 굳는데 이것을 간경화라고 한다. 심각한 병이므로 의심되면 간 조직 검사를 해본다. 피부에 주사 바늘을 찔러 검사하는 방법과 가늘고 긴 주사 바늘을 목에 있는 큰 핏줄을 통해 간으로 넣어 하는 검사가 있다. 두 가지 다 쉬운 검사가 아니므로 잘 알아보고 해야 한다.

사진으로 간에 혹이 보이면 간암인 경우가 많으나 더러 간암이 아닌 경우도 있다. 그래서 혹이 보이면 조직 검사로 정확한 진단을 받아야 한다. 간암에 걸렸는데 민간요법이나 대체요법으로 나았다고 하는 말을 함부로 믿어서는 안 된다. 원래가 간암이 아닌 경우도 많기 때문이다.

처음부터 간에서 생기는 암도 간암이라 하고 다른 곳에 있는 암이 간으로 전이되었을 때도 간암이라고 한다. 그러나 간에 발생한 암이라고 해서 같은 종류의 병이 아니라 병의 상태가 다르므로 검사를 하도록 한다.

혹처럼 보이지만 조직 검사를 해서는 안 되는 것이 하나 있다. 혈관종으로 핏줄이 실타래처럼 얽혀 암같이 보인다. CT 검사로 구별할 수 있고 의심나면 핏줄에 약을 넣어 사진을 찍어 알아볼 수 있다.

○ 콩팥 기능 검사

신장 기능 검사라고도 한다. 물을 마신 만큼 소변을 만들어 몸에 쌓인 독을 내 보내는 것이 콩팥이 하는 일이다. 또 혈압을 조절하고 피를 만드는 일도 한다. 그래서 콩팥에 병이 나면 몸이 붓고 혈압이 오르며 피가 부족해진다. 반대로 소변이 많이 나와 물이 부족하게 되는 병도 있는데 이런 것은 검사를 통해 알 수 있다.

크게 피 검사와 소변 검사로 나뉘는데, 의사들이 '비유엔', '크레아티닌', '소디움', '포타슘'이라는 말을 사용한다. 이것은 콩팥이 정상적인 기능에서 얼마나 떨어졌는가를 말하는 것이다. 기능이 정상치에서 1/2이나 1/3로 떨어졌다면 큰 문제다.

그러나 일시적으로 떨어진 기능은 쉽게 회복하므로 일단 기다려 봐야 한다. 만약 기능이 1/10 이하로 떨어져 쉽사리 좋아지지 않으면 심각한 상황으로 판단되며 콩팥 대신 독을 걸러 내는 기계로 치료해야 한다. 이 치료를 신장 투석이라 한다.

콩팥 기능 검사로 몸 속에 염분이 얼마나 있는가 알아볼 수 있다. 땀이 많이 나면 피부가 짠 것처럼 우리 몸은 여러 가지 염분을 함유하고 있다. 염분이 너무 많거나 적으면 큰 병이 없어도 힘이 빠지고 정신을 잃을 수 있다. '칼륨' 또는 '포타슘'이라 불리는 염분은 심장을 약하게 한다.

음식을 오래두면 상하는 것처럼 우리 몸도 마찬가지로 늙어간다. 일을 많이 하거나 병이 생기면 피가 산성화 된다고 하며 '대사성 산증'이라고 한다. 콩팥 검사는 피가 얼마나 산성화 되었는가를 알 수 있다. 피의 산성화를 막아주는 것이 콩팥과 폐이다. 그런데 콩팥이나 폐가 병에 걸리면 피가 산성화 되어 몸에 큰 위험을 가져 온다.

콩팥이 고장나 몸에 있는 단백질이 다 소변으로 빠질 수 있다. 이것을 신증후군이라 한며 몸이 점점 심하게 붓고 거품이 많은 소변을 보게 된다. 그리고 콩팥에 염증이 생기면 신장염이라 한다. 더군다나 소변에 피가 보이고 거품이 많으면서 몸이 붓는 병은 처음부터 정확하게 진단을 해야 하기 때문에 가능하면 콩팥 조직 검사를 한다. 20~30년 전 병의 심각성을 잘 몰랐을 때는 조직 검사를 하지 않고 상황이 악화된 후에야 치료하기도 했었다.

피나 소변 검사로는 콩팥에 생기는 돌이나 암을 찾을 수 없다. 초음파 사진, CT 사진을 찍어야 한다. 콩팥에서 방광으로 가는 길에 이상이 생기면 콩팥 방광 사진을 찍는다. 이것을 '신우 조영술' 또는 '경정맥 신우 조영술'이라 한다. 아마 'IBP'라고 말하는 의사도 있을 것이다.

○ 혈당 검사

우리 몸은 과일과 마찬가지로 살 속이나 피에 혈당을 많이 가지고 있다. 혈당이 녹으면 끈적거리는 것처럼 핏속에 혈당이 너무 많으면 피가 원활하게 소통되지 않아 병이 난다. 또 콩팥이 걸러내는 혈당은 항상 물과 함께 소변으로 나가기 때문에 핏속에 혈당이 많으면 혈당을 내보내기 위해 소변 양이 많아진다. 이런 이유로 당뇨병이 생기면 목이 마르고 소변의 양이 많아지는 것이다.

핏속에 있는 당을 검사하는 것을 혈당 검사라 한다. 당뇨병이 없어도 가끔 당이 많이 있는 것처럼 검사 결과가 나올 수 있다. 스테로이드 같은 약을 쓰거나 혈당이 많이 들어 있는 주사를 맞을 때도 올라간다. 반대로 혈당이 너무 낮은 수치로 떨어지면 정신을 잃을 수 있다. 사람 뇌는 다른 성분보다 혈당을 가장 좋아하기 때문에 혈당이 떨어지면 정신을 잃는 일이 생기는 것이다.

○ 갑상선 기능 검사

목 한가운데 있는 갑상선은 병이 없을 때는 만져지지 않지만 병이 생기면 크기가 커질 수 있다.

갑상선은 우리 몸을 활발하게 움직이게 해준다. 따라서 갑상선 기능이 떨어지면 몸 움직임이 둔해지고 추위를 탄다. 기능이 오르면 신경질이 심해지고 살이 빠지면서 행동이 빨라진다. 갑상선에 염증이 있거나 병이 생겨 기능이 변하면 기능 검사로 알 수 있다. 하지만 갑상선암은 기능 검사로 알 수 없다. 사진을 찍고 조직 검사를 해야 알 수 있는데, 초음파 사진으로 혹이 물 주머니인지 진짜 혹인지 알 수 있다.

갑상선은 미역에 있는 요오드를 많이 쓰기 때문에 요오드를 일부러 주사해서 사진을 찍는 검사도 있다. 이것을 '갑상선 방사선 동위원소 검사'라 한다.

손으로 만져지는 갑상선 혹이 방사선 동위원소 검사에 보이지 않고 초음파 검사에 물 주머니가 아닌 혹으로 보이면 반드시 조직 검사를 해야 한다. 암일 수 있다.

○ 부신 기능 검사

콩팥 바로 위 엄지손가락 크기로 붙어 있는 것을 부신이라 한다. 몸 안 영양분을 골고루 잘 쓰이도록 하고 살을 찌게 한다. 운동 선수들이 힘을 내려고 가끔 먹는 호르몬제는 이 부신에서 나온다. 또 혈압을 조절하고 몸을 활발하게 해준다. 그래서 부신이 고장 나면 이런 일이 어긋나 몸이 약해진다. 그러나 많이 사용하는 검사는 아니다.

○ 혈액 배양 검사

열이 나고 균으로 인해 염증이 생기면 병균이 피로 퍼졌는지 알기 위해 피를 빼서 따뜻한 곳에 하루 이틀 놔둔 뒤 균이 자라는가 보는 검사다. 그래서 검사하자마자 결과를 알 수 없고 며칠 기다려야 한다. 몸이 심하게 아프면 결과를 기다릴 수 없을 때도 있다. 이때는 곧바로 여러 가지 균을 죽이는 항생제를 써서 우선 급한 불을 꺼야 한다. 만약 배양한 지 5일까지 기다려도 균이 보이지 않으면 균은 없다.

소변에 있는 균도 마찬가지로 검사한다. 피를 뽑을 때나 소변을

받을 때 피부에 있는 균이 들어가면 몸에 균이 없어도 있는 것처럼 결과가 나오기 때문에 검사에 주의해야 한다.

○ 면역 기능 검사

우리 몸은 항상 균으로 둘러 쌓여 있다. 피부, 코, 입, 요도, 창자 모두 균을 가지고 있지만 병이 생기지 않는 이유는 핏속에 균을 없애는 힘이 있기 때문이다. 이것을 면역 기능이라 한다. 어린 아이들에게 예방 주사를 맞히는 이유이기도 하다.

이 예방 주사는 몸 속에서 잠자고 있는 면역 기능을 깨워 항상 몸을 보호하도록 하는 것이다. 예를 들어 결핵균을 예방하는 주사를 맞으면 결핵에 잘 걸리지 않게 되고 간염 예방 주사를 맞으면 간염이 잘 생기지 않는 이치이다. 이와 같이 면역 검사는 균이 몸에 들어 왔을 때 얼마나 잘 싸울 수 있는가 알아보는 검사다.

암 치료를 받는 사람은 면역 기능이 많이 떨어져 있어 다른 사람이 잘 걸리지 않는 병에 쉽게 걸릴 수 있다. 그러므로 암을 오랫동안 치료할 때는 몸이 얼마나 건강한지 알아 봐야 한다. 백혈병이나 임파선암으로 항암 치료를 받거나 골수 이식을 받은 사람은 반드시 정기적으로 해야 할 검사다.

검사는 크게 두 가지로 나뉜다. 하나는 핏속에 있는 면역 세포를 알아 보는 것이고, 나머지는 핏속에 세균을 죽이는 단백질이 얼마나 있는지 알아보는 것이다. 이 단백질을 면역 단백이라 한다. 영어로 '이뮤노글로불린' 이라고도 한다. 면역 세포를 영어로 'T 세포', 'B 세포' 라고 부르기도 한다. 이런 어려운 말에 신경쓰지 말고 면역 기능이 좋은지 나쁜지만 알면 된다. 면역 기능이 떨어져 있으면 예방하는 약이나 주사를 맞는다.

　○ 면역 기능 이상 검사

　면역 기능 검사가 균으로부터 몸을 얼마나 잘 보호해 주는지를 알아보는 검사라면, 면역 기능 이상 검사는 고장이 난 면역 세포가 우리 몸을 얼마나 괴롭히는가를 알아보는 검사다. 물건이 고장나는 것처럼 우리 몸도 고장이 나고 몸 속에 있는 세포도 고장날 수 있다.

　면역 세포가 고장나면 당뇨병, 갑상선병, 류머티즘 관절염 같은 병이 생긴다. 심하면 홍반성 낭창 같은 병을 일으킬 수 있다. 홍반성 낭창은 열이 나면서 관절, 심장, 피부, 폐, 간, 뇌 같은 곳에 염증을 일으키는 병이다.

　병마다 원인이 다르기 때문에 한 가지 면역 기능 이상 검사로 모든 병을 다 알기 어렵다. 그래서 병마다 다른 검사를 해서 알아본다. 예를 들어 류머티즘 관절염 검사와 홍반성 낭창을 검사하는 방법이 서로 다르다는 것을 들 수 있다.

　이런 병은 피 검사로 진단할 수 있다. 암을 치료하기 위해 가족이나 다른 사람으로부터 피나 골수 이식을 받은 사람은 이런 검사를 가끔 받기도 한다. 다른 사람 피 세포가 자기 몸에 적응하지 못하는 현상이 면역 기능 이상으로 생기는 병과 비슷하기 때문이다.

　○ 면역 구체 단백 검사

　면역 기능 검사에 포함할 수 있지만 '전기 영동법'으로 검사한다면 따로 생각할 수 있는 검사다. 피를 물에 젖은 넓은 종이 한

 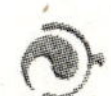

쪽에 묻혀 놓은 뒤 종이에 전기를 통하면 핏속에 있는 단백질이 전기 양극과 음극 사이로 움직여 어떤 것이 이상한 단백인지 알 수 있는 방법을 전기 영동법이라 한다. 영어로 '일렉트로포레시스'라 한다. 이때 검사하는 것을 면역 단백 구체라 하며 이렇게 검사하면 뼈에 생기는 골수종이라는 암을 진단할 수 있다.

골수종이란 백혈병과 비슷한 암으로 뼈를 약하게 하므로 쉽게 부러진다. 골수종이 심해지면 이 수치가 올라가고 항암 치료를 받으면 면역 구체 단백 수치가 떨어진다.

○ 전립선암 검사

전립선 항원 검사라고 하는 피 검사로 전립선에 이상이 있는지 알 수 있다. 나이가 50대에 들어서는 남자는 일 년에 한 번씩 검사를 받는 것이 좋다. 암이 아닌 다른 병이 있어도 이상이 나오므로 일단 검사 수치가 4 이상이면 자세한 검사를 받아야 한다. 영어로 'PSA'라고 부른다.

○ 융모막암 검사

고약한 영어로 'HCG'라고 하는 이 검사는 한글로 번역하면 융모 자극 호르몬 검사다. 융모막암이라고 하는 자궁 안쪽 벽에서 생기는 암을 치료하면서 치료가 좋아지는지 알아보는 검사다. 치료가 잘 되면 검사 수치가 떨어진다. 단 임신일 때는 수치가 올라간다. 임신하지 않은 사람이 수치가 올라가 있으면 반드시 암 검사를 받아야 한다. 또 남자 고환에서 생기는 암(고환암)도 수치가 올라가므로 이 검사로 알아볼 수 있다.

ㅇ 태아 단백 검사

영어로 '알파피토프로테인'이라 한다. 말 그대로 임신할 때 뱃속에 있는 아이로부터 나오는 단백질이다. 어린이에게 생기는 암, 난소암, 고환암이 있을 때 수치가 올라간다. 또 간암이 있어도 오르나 심한 간염이 있을 때도 오르기 때문에 이 검사 하나만으로 간암 여부를 진단할 수는 없다. 난소암, 고환암이 치료가 잘 되면 검사 수치가 떨어진다.

ㅇ 말초 혈액 소견

말초 혈액 소견 또는 말초 혈액 도말 소견이라 한다. 현미경으로 피를 살펴보는 검사다. 백혈병이 있을 때, 적혈구가 자꾸 핏줄 속에서 깨질 때, 빈혈이 심할 때, 항암 치료 뒤 회복이 늦을 때 살펴보면 크게 도움이 되는 검사다. 또 뼈 속에 있는 피를 뽑아서 알아보는 골수 조직 검사를 할 때 항상 함께 검사해서 차이가 있는지 살펴본다.

ㅇ 세포 유전자 검사

이 검사를 통해 백혈병 세포 안에 유전자가 고장이 생겼는지 여부를 알 수 있다. 나쁜 유전자가 암 세포에 있으면 보통 치료로 좋아지지 않고 강한 치료를 해야 할지 모른다. 여기서 말하는 유전자는 자식에게 유전되지 않는 유전자를 말한다. 뼈 속에 있는 피를 뽑아 검사할 수 있지만 팔에서 뽑은 피로도 검사가 가능하다.

크게 두 가지 검사가 있다. 하나는 보통하는 검사로 유전자를 서로 뭉치게 한 뒤 색소를 넣어 눈으로 확인하는 검사이고, 둘째는 유전자를 풀어서 유전자 안에 숨어 있는, 눈에 보이지 않은 이상을 눈에 보기 쉽게 키워서 보는 검사이다.

뭉쳐서 보는 검사는 세포를 20개 정도 세어 이상이 있는지 알아본다. 눈에 보이지 않는 이상을 키워 보는 검사는 최소한 200~300개 세포를 셈해 보기 때문에 키워 보는 검사가 훨씬 정확하다. 20개 검사에서 보이지 않았던 백혈병 세포가 200개 검사에서 보일 수 있기 때문이다. 뭉쳐서 검사하는 것을 보통 세포 유전자 검사라 하고 키워서 보는 검사는 세포 내 형광 교합법 검사라고 한다.

○ 소변 검사

누구나 한번쯤 소변 검사를 받아 봤을 것이다. 소변은 피가 콩팥에서 걸러져 나오는 것으로 필요 없거나 독이 되는 것을 몸 밖으로 내보내는 것이다. 따라서 소변에는 몸에 있는 이상이 있으면 그대로 나타난다.

당뇨병이 있으면 소변에 없어야 할 당분이 있고 콩팥에 병이 생겨 혈압이 오르면 소변에 단백질이나 피가 섞인 것을 볼 수 있다. 또 콩팥에서 방광으로 나오는 길에 암이 생기면 암 세포가 나와 현미경으로 검사할 수 있다. 만약 성병을 얻거나 다른 균으로 염증이 생기면 소변에 있는 균을 따뜻한 곳에서 키워 확인할 수 있다.

크게 세 가지 검사가 있다. 첫째는 소변에 있는 당, 단백질, 피를 보는 검사이고, 둘째는 소변에 나오는 세포를 검사하는 것이다. 셋째는 균을 키워 보는 배양 검사다. 또 콩팥이 나쁜 사람은 하루 분량의 소변을 모아 콩팥이 얼마나 일을 잘 하고 있는가 알아보는 검사도 있다.

 ## 사진을 찍어 알아보는 검사시의 용어

○ X-레이(가슴 사진)

가슴 X-레이라고도 한다. 누구나 한번은 찍어 본 경험이 있을 것이다. 폐와 심장, 갈비뼈는 볼 수 있는데 가슴 한가운데 이상이 생긴 것은 잘 보이지 않는다. 따라서 가슴 한가운데 이상이 있거나 가슴 사진으로 잘 알 수 없는 것이 보이면 CT를 찍어야 한다.

○ CT(가슴 컴퓨터 사진)

한자로 '흉곽 전산화 단층 촬영'이라고 하고 영어로는 'CT'라고 한다. 수박을 잘라 놓은 것처럼 몸을 한 면씩 보도록 컴퓨터로 찍는 사진이다. X-레이보다 훨씬 정확하다. 폐암이 의심스러운 사람이나 다른 곳에 암이 있는데 폐로 전이된 것이 의심스러우면 반드시 찍어보아야 한다. 또 임파선암, 가슴 한가운데 생기는 암 역시 이 사진을 찍으면 더 정확히 알 수 있다. 단, 사진은 언제까지나 그림자일 뿐 확실한 진단은 조직 검사를 해서 알아봐야 한다.

○ 복부 컴퓨터 사진

가슴 컴퓨터 사진과 마찬가지로 한 면씩 보는 사진이다. 간암, 췌장암, 콩팥암, 난소암, 임파선암을 잘 볼 수 있으나 길고 가는 장에 생긴 암은 잘 보지 못한다. 이런 경우는 하얗게 사진에 보이는 약을 먹거나 항문으로 집어 넣어 찍는 장투시가 더 낫다. 하지만 장투시보다 내시경 검사가 훨씬 정확하므로 처음부터 내시경 검사를 하는 것이 좋다.

○ 자기 공명 사진(MRI)

영어로 'MRI' 라고 한다. CT와 비슷하지만 X-레이 대신 몸 주위에 강한 자력을 가해 찍는 사진으로 뇌나 뼈, 살에 생기는 암을 살펴보는데 훨씬 정확하다. 폐, 간, 장, 콩팥에 생기는 암은 CT 검사가 훨씬 정확하다. 대체로 암을 치료받는데 CT 검사보다 좋은 점이 별로 없어 잘 사용하지 않는다. 그러나 핏줄이 막히거나 뼈에 이상이 생기면 CT 검사보다 훨씬 일찍 알 수 있다는 장점은 있다.

○ 신우 조영술

콩팥에서 방광까지 가는 길을 하얗게 보이는 약을 주사해서 이상 유무를 알아보는 검사이다. 돌이 있거나 요도가 막힌 경우에 찍는다. 이런 경우를 제외하고는 CT나 초음파가 더 많이 쓰인다.

○ 위장관 투시

하얀 우유같은 약을 마시거나 항문으로 집어 넣어 찍는다. 요즘은 장을 살펴보는 것 외에는 사용하지 않는다. 모두 내시경으로 검사할 수 있기 때문이다. 큰 창자 역시 내시경을 많이 사용한다.

○ 혈관 조영술

핏줄에 하얗게 보이게 하는 약을 주사해서 이상이 있는지 알아보는 검사다. 만약 핏줄이 막혀 있거나 이상이 있다면 가장 정확하게 알 수 있는 사진으로, 암은 다른 곳보다 핏줄이 훨씬 많아 찍어 보면 실타래처럼 뭉쳐 보인다. 하얗게 보이는 약은 소변으로 빠져 나가기 때문에 콩팥에 이상이 있는 사람은 사진 찍을 때 주의해야 한다.

　○ 초음파 검사

　몸에 큰 무리를 주지 않고 쉽게 찍는 사진으로 몸 속에 피가 들어 있는 곳이라면 어디나 검사할 수 있다. CT 검사에 비해 비해 정확하지 않지만 쉽게 알아서 진단할 수 있는 질병은 초음파로도 진단이 가능하다.

　○ 방사선 동위원소 사진

　동위원소란 자연적으로 X-레이 같은 빛을 뿜어 내는 것을 말한다. 이 약을 몸에 주사하면 갑상선, 뼈, 심장, 쓸개, 수담관(쓸개 물길) 같은 곳으로 들어가서 사진에 보인다.

　다른 사진보다 정확하지 않지만 몸이 어떻게 일을 하는가 알아보는 검사로 사용할만하다. 만약 뼈에 암이 퍼져 있다면 암이 있는 곳을 쉽게 진단할 수 있다. 동위원소를 혈당과 결합시킨 뒤 CT로 사진을 찍어 암이 있는 곳을 알아내는 방법도 있다. 양성자 방출 동위원소 사진이라고 한다. 지금까지 나온 어떤 사진보다 정확하게 암이 있는지 알 수 있지만 기계가 아직은 고가이고 동위원소를 쉽게 만들 수 없어 검사할 수 있는 병원이 많지는 않다.

치료에 관한 용어

○ 완치

다 나았다는 말이지만 암을 완치했다는 말은 함부로 하지 않는다. 의사도 잘 모르기 때문이다. 완치란 말 그대로 평생 똑같은 병이 다시 생기지 않는 것을 말한다.

약을 써서 완치할 수 있는 암은 백혈병, 임파선암, 난소암, 고환암, 골수종(뼈에 생기는 백혈병 같은 암), 융모막암 정도다. 수술로 완치할 수 있는 암은 많지만 무엇보다도 많은 부위로 전이되기 전에 수술을 해야 한다. 간암, 담관암(쓸개 물길에 생기는 암), 췌장암, 골수암, 흑색종(피부에 검은 점으로 생기는 암) 같은 암은 아주 초기에 수술하지 않으면 결국 재발한다.

○ 완전 관해

이 말은 치료가 끝난 뒤 암이 남아 있는지 찾아봐도 암이 보이지 않는다는 이야기로 완치 대신 사용하기도 한다. 암을 검사하는 기계나 방법이 검사를 하는데 한계가 있기 때문에 당장 눈에 보이지 않는다 해서 암이 없어졌다는 이야기는 아니다.

따라서 암이 '보이지 않는다' 라는 말과 '완치되었다' 라는 말은 큰 차이가 있다. 예를 들어 급성 골수성 백혈병 치료를 받으면 약 열 명에 한 명은 완전 관해를 갖는다. 하지만 완치는 완전 관해를 가진 열 명 중 한 명 꼴이다.

o 부분 관해

치료가 끝난 뒤에도 아직 병이 남아 있다는 뜻이다. 물론 치료를
더 해서 부분 관해에서 벗어나 완전 관해를 가지면 나중에 완치할
수 있다.

o 재발

병이 다시 살아난다라는 말로 어떤 암이라도 없어진 암이 다시
발병하면 치료하기 어렵다. 처음 받았던 치료와 똑같이 치료를 하
면 당연히 결과는 좋지 않다. 그래서 처음보다 더 강한 치료를 받
아야 한다.

o 전이

암이 다른 곳으로 퍼졌다는 말이다. 예를 들어 위암이 간이나 폐
에서 발견되면 간과 폐로 전이되었다고 한다. 전이되었다는 진단
은 반드시 조직 검사로 해야 정확하다. 간혹 암이 아닌 병이 함께
생겨 암이 전이된 것처럼 보일 수도 있기 때문이다. 치료 도중 암
이 퍼진 것이 발견되면 하고 있는 치료를 바꿔야 할지 모른다. 치
료에 반응을 하지 않아 전이가 된 것이기 때문이다. 대부분 암은
전이가 되면 치료에 잘 반응을 하지 않고 경과가 나빠진다.

모든 암은 주로 임파선으로 퍼진다. 임파선이란 몸 안에서 흐르
는 물길로 주로 염증이나 암이 생길 때 병이 번지지 않도록 막는
역할을 한다. 어린 아이가 발가락에 종기가 생기면 사타구니에 있
는 임파선이 부어 오르는데 이것을 가래톳이 붓는다고 한다. 이런
일이 생기는 이유는 발가락과 사타구니 사이에 임파선이 있기 때

문이다. 균이 임파선을 통해 지나갈 때 균이 통과하지 못하도록 하는 과정에 임파선이 붓게 된다. 마찬가지로 암 세포가 임파선을 통과할 때 임파선이 붓게 되고 부은 임파선이 만져지거나 사진으로 볼 수 있다.

암이 임파선으로 번지지 않는 경우는 대개 핏줄을 타고 번진다. 이때는 임파선에는 이상이 없어도 핏줄이 많이 모이는 폐, 간, 뼈에 암이 보일 수 있다.

○ 항암 치료

약을 써서 암을 치료한다. 항암제는 암 세포를 죽이는 약이기 때문에 암이 아닌 정상 세포도 함께 죽이거나 상하게 할 수 있다. 가장 많이 생기는 부작용은 피에 있는 백혈구와 혈소판이 떨어지는 것이다. 물론 그렇지 않는 항암제도 있지만 거의 모든 약은 혈액 세포를 떨어뜨린다.

항암제를 투여할 때 토하고 울렁거리는 증상도 많이 나온다. 입이 헐거나 설사를 하고 소화가 안 될 수도 있고 또 머리가 빠질 수도 있으며 간, 심장, 콩팥, 심장이 약해지거나 여자의 경우 월경이 없어지고 남자의 경우 성생활에 관심이 없어지기도 한다.

어떤 항암제는 주사 약이 혈관밖으로 새어나오면 주위의 피부를 태울 수 있다. 따라서 이런 주사를 맞을 때는 보통 몸 안 큰 혈관에 수술로 혈관 튜브를 넣어 이 튜브로 약을 투여하도록 한다. 이런 튜브를 중심 정맥 혈관 튜브라 한다.

치료는 4주간의 일정한 간격으로 하는 경우가 가장 많고 대부분 6번쯤 반복한다. 암에 따라 차이는 있지만 항암제에 반응을 잘 하는 경우는 대부분 한두 번 치료에 암이 사라진다. 세 번째 항암 치료 후 암이 얼마나 남아 있는가 알아보기 위해 검사를 다시 해야 한다. 이때 만약 암이 절반 이상 남아 있으면 항암 치료로 완전 관해나 완치를 얻기 힘들다. 이런 경우 바로 치료 방법을 바꿔야 한다. 하지만 바뀐 치료로도 완전 관해를 얻기는 상당히 어렵다.

○ 관해 유도 치료

급성 골수성 백혈병 항암 치료는 4주마다 반복하는 것이 아니고 딱 한 번 일주일 지속하는 치료로 암을 보이지 않게 할 수 있다. 또 급성 임파성 백혈병은 한 달간 계속하는 치료로 암을 사라지게 할 수 있다. 임파선암이나 고환암 같은 암은 4주에 한 번씩 반복하는 치료로 두세 번 안에 암을 사라지게 할 수 있다. 이렇게 암을 첫 치료로 사라지게 할 수 있는 것을 관해 유도 치료라고 한다.

○ 강화 치료

일단 관해 유도 치료로 암이 사라지면 완전 관해가 되었다고 한다. 완치를 이루는 첫 걸음은 처음 치료에 완전 관해를 얻어야 하는 것이다. 완전 관해를 가졌다 해서 암이 정말 없어진 것이 아니기 때문에 완전 관해가 된 상태를 굳히기 위한 강화 치료를 사용할 수도 있다. 주로 백혈병과 골수종 치료시 사용한다. 강화 치료란 병이 없어진 상태에서 또 다시 항암제를 투여하여 눈에 보이지 않는 암까지 없애도록 하는 치료다. 대부분 강도가 높은 약을 사용하기 때문에 고생을 많이 할 수 있다. 하지만 강화 치료 없이 완치를 이루기는 불가능하다.

○ 유지 치료

급성 임파성 백혈병이나 골수종은 강화 치료 후에도 1 ~ 2년간은 유지 치료를 해서 다시 생기려는 암 세포를 없애야 한다. 유지 치료는 대부분 먹는 약이나 독성이 약한 약을 사용해서 오랫동안 치료하는 것이다.

○ 척수강 항암 치료

백혈병이나 뇌로 퍼진 암을 치료하기 위해 척추 안에 있는 물이 채워진 공간에 항암제를 투여하는 치료를 말한다. 허리에 주사 바늘을 꼽아 투여 할 수도 있고 머리에 수술로 1원짜리 동전만한 기구를 집어 넣어서 약을 투여할 수도 있다.

○ 국소 병변 항암 치료

팔다리에만 생긴 골수암의 경우는 암으로 들어가는 동맥에 항암제를 투여하면 반응을 잘 하는데 이때 하는 치료를 국소 병변 항암 치료라 한다. 간암, 췌장암, 뇌암, 코에 생기는 암도 이렇게 치료할 수 있다.

○ 재발 항암 치료

항암제를 투여하는 방법은 관해 유도 치료와 같다. 하지만 치료 목표는 재발된 암을 없애는 것이기 때문에 치료 강도는 처음 사용한 관해 유도 치료보다 훨씬 강하고 따라서 부작용도 많다. 만약 골수 이식이나 조혈 세포 이식 치료를 계획하고 있다면 재발 항암 치료는 대부분 세 번으로 끝나고 이식 치료로 연결된다.

○ 보존 치료

완치 가능성이 전혀 없고 항암 치료로 병의 경과를 크게 바꾸지 못할 때는 암으로 고생하는 것을 덜어 주기 위한 치료를 할 수 있다. 이 치료를 보존 치료라 한다. 따라서 대부분 증상을 덜 나타나게 하는 것이 치료 목표이며 당연히 치료 부작용은 적다.

○ 골수 이식 치료

항암제를 사람 몸이 견딜 수 있는 한도를 넘어서 투여하면 당연히 독성으로 사망한다.

사망하는 가장 큰 이유는 뼈 안에 있는 피를 만드는 세포가 모두 죽기 때문이다. 따라서 항암제를 투여하기 전 뼈 안에 있는 세포를 미리 뽑아 내어 따로 보관하고 항암제를 투여 한 뒤 보관된 세포를 몸 안에 다시 넣어 주면 항암제로 사망하는 일을 방지할 수 있다. 이 과정을 골수 이식이라 한다.

자기 몸에 있는 세포를 사용하면 자가 골수 이식이라 하며 다른 사람 골수를 사용하면 동종 골수 이식이라 한다.

○ 조혈 세포 이식 치료

뼈에 있는 세포와 마찬가지로 피를 만드는 세포가 혈관 안에도 있다. 골수를 빼내어 보관하는 대신 피에 있는 세포를 따로 골라내어 골수 이식과 마찬가지로 사용하는 이식을 조혈 세포 이식이라 한다. 자기 몸에 있는 세포를 사용하면 자가 조혈 세포 이식, 다른 사람 조혈 세포를 사용하면 동종 조혈 세포 이식이라 한다.

○ 이식 편대 숙주병

복잡한 한자를 붙여 억지로 만든 말이지만 쉽게 이야기하면 환자 몸이 골수나 조혈 세포를 준 사람(공여자)과 달라 환자에게 투여된 골수나 조혈 세포의 부작용으로 인해 나타나는 병을 말한다.

햇볕을 심하게 받아 생기는 피부화상처럼 보이거나, 황달이 생기는 간 이상, 심한 설사, 숨이 가쁘게 되는 일이 생긴다. 심할 때는 고생을 많이 할 수 있고 사망에 이르기도 한다. 살아남는다 해도 평생 피부가 굳어있거나 식도나 위장관이 굳어 음식을 삼키고 소화시키기가 어려운 일이 생길 수 있다. 눈물이 나오지 않게 눈을 뜨고 다니기 어려울 수 있고 침이 나오지 않아 입 안의 음식을 씹기 힘들 때도 있다. 또 움직이가 힘들 정도로 숨이 가쁠 수도 있다. 하지만 이렇게 고생하는 동안 암이 없어진다. 몸을 어긋낼 뿐 아니라 환자가 가지고 있는 암 세포를 함께 죽이기 때문이다. 이것을 이식 편대 암 효과라 한다.

○ 조직형 및 조직 항원 검사

이식 편대 숙주병을 이식하기 전 어느 정도 예측이 가능하다. 사람마다 혈액형이 있는 것처럼 조직형이란 것이 있다. 혈액형은 피에 관한 것이고 조직형은 몸에 있는 모든 것에 공통으로 나타나는 형태를 따진다.

이식을 안전하게 하려면 최소한 8가지 조직형을 검사한다. 이것을 조직 항원 검사라 한다. 중요한 조직 항원에는 A, B, Cw, DR이 있고 각각 한 쌍씩 가지고 있어 8개가 된다. 8개 모두 같은 조직형을 가진 형제 자매끼리 이식을 하면 열 명 중 아홉 명은 큰 문제 없이 이식에 성공할 수 있다.

친척이나 형제 자매가 아닌 다른 사람으로부터 이식을 하면 조직형이 같아도 열 명 중 세 명은 이식 편대 숙주병으로 사망한다. 조직형이 차이가 나면 이식 편대 숙주병이 심해져 많은 환자가 사망할 수 있다. 병원에 따라 다르지만 조직형 6개(A, B, DR)중 5개가 같거나 8개중 6개까지 같은 환자는 이식을 할 수 있다. 하지만 조직형이 다른 이식은 특수한 기술을 요구하므로 전문으로 치료하는 병원에서만 가능하다.

○ 면역 억제제

이식 편대 숙주병을 치료하는 약을 면역 억제제라고 한다. 크게 스테로이드제재, 사이클로스포린, 타크로리무스, 셀셉이란 약이 있다. 이 약들을 함께 섞어서 복용하면 심한 이식 편대 숙주병을 쉽게 견딜 수 있다. 하지만 면역 억제제 부작용으로 또 다른 병이 생길 수 있으므로 조심해야 한다.

일반적으로 치료를 꾸준히 하면 약 3년 정도 지나 약을 더 먹을 필요가 없어진다. 스테로이드는 엉치뼈 관절을 약하게 하거나 뼈를 파괴시키고 백내장을 일으키게 한다. 또 당뇨병을 일으킬 수 있고 혈압을 상승시키거나, 고약한 곰팡이나 드문 염증을 생기게 한다.

사이클로스포린은 혈압을 올리고 콩팥을 나쁘게 한다. 너무 많이 쓰면 경련을 하거나 드물지만 실명까지 가져온다. 가끔 적혈구가 깨지고 콩팥이 상하는 합병증을 일으킬 수도 있다. 하지만 이런 부작용은 약량이 너무 많아서 생기는 것이므로 피 검사를 해서 약을 줄이면 예방할 수 있으니 크게 염려할 일은 아니다. 다만 피 검사를 하지 않고 계속 사용하면 문제가 생길 수 있다.

타크로리무스라는 약 역시 사이클로스포린 같은 부작용을 보이며, 셀셉이라는 약은 큰 부작용이 없어 요즘 많이 사용한다. 그러나 너무 많이 쓰면 입이 헐거나 백혈구와 혈소판이 줄어들어 조심해야 한다.

○ 실험적 치료 혹은 실험 치료

효과가 확실하지 않거나 얼마나 독한지 모르는 약이나 치료 방법을 가리킨다. 물론 일반 약국이나 병원에서 구할 수 있는 약이나 치료제가 아니다. 연구 시설이 갖춰진 대학 병원이나 특수 병원에서 새로운 약이나 치료 방법을 찾아내 환자에게 사용할 때 하는 말이다.

크게 세 단계 실험 치료로 나눠진다. 첫 번째는 약이 얼마나 독한지 알아보는 치료, 두 번째는 효과가 얼마나 있는지 알아보는 단계, 세 번째는 독하지도 않고 효과가 좋다면 다른 치료에 비해 얼마나 효과가 있는지 알아보는 치료이다. 따라서 이런 치료를 받는 경우 생각지 않았던 치료 부작용이 생길 수 있고 효과가 전혀 없을 수 있으므로 담당 의사와 잘 의논해야 한다.

암 때문에 3년밖에 살 수 없다면…

5

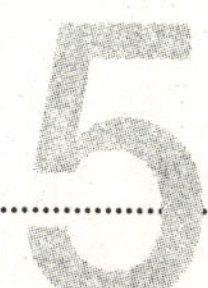

암을 다루는 의사들의 말이 시원치 않고 믿을 수 없어 많은 암 환자들이 실망한다. 죽고 사는 이야기를 확실하게 말하지 않기 때문이다. 죽을 것으로 생각한 사람이 몇 년 더 오래 살 수 있고, 4~5년은 괜찮다고 했는데 느닷없이 빨리 죽는 경우를 누구든 좋게 받아 들이기는 힘들다.

의사 역시 신이 아닌 사람인지라 아픈 사람이 얼마나 살 수 있는지 잘 모르기 때문이다. 점쟁이가 아닌 이상 3~4년 하는 식으로 병 걸린 사람이 얼마나 살 수 있는지 말할 수 없다.

암으로 3년 밖에 살 수 없다는 말은 3년이 지난 뒤 하루 이틀만에 죽는다는 이야기가 아니다. 또 3년 산다는 말은 모두 3년만 산다는 이야기가 아니고 똑같은 암을 가진 환자 100명이 있다면 50명은 3년 살고 25명은 3년 넘게 살고 나머지 25명은 3년을 채우지 못한다는 통계 수치상의 말이다. 따라서 3년 산다고 하지만 5~6년을 살 수도 있고 거꾸로 병이 갑자기 나빠져 1~2년만에 죽을 수도 있다.

암은 처음 진단시 얼마나 살 수 있는지 짐작이 가능하다

　암은 시간이 갈수록 전이되기 때문에 처음 진단할 때 암이 얼마나 전이되었는가 검사한다. 또 똑같은 암이라도 사람에 따라 전이되는 과정이 틀리다. 발견 당시 암이 천천히 커지고 다른 곳으로 전이되지 않았다면 치료로 완치할 수 있는 가능성은 높아진다. 이런 상태를 처음 진단할 때 전반적으로 함께 검사한다.

　예를 들면 위 내시경으로 위암을 진단했다면 바로 수술할 것이 아니라 위암이 주위에 있는 임파선이나 간, 폐, 뼈로 전이되었는지를 먼저 알아본다. 만약 전이되었다면 위 수술만으로 완치할 수 없다. 또 폐암이 폐를 둘러싸고 있는 임파선에 퍼져 있다면 역시 간단한 수술만으로 치료할 수 없다.

　수술로 치료할 수 없는 백혈병이나 임파선암은 처음 진단 때 나타나는 암 성질을 자세히 검사하여 얼마나 살 수 있는지, 완치할 수 있는지 알아본다. 백혈병이라 해도 종류에 따라 쉽게 완치할 수 있는 것이 있고 아예 처음부터 완치하기 힘든 백혈병도 있다. 예를 들어 어린 아이에게 생기는 급성 임파성 백혈병은 대부분 완치할 수 있지만, 어른에게 생기는 급성 임파성 백혈병은 완치가 매우 어렵다.

　현대 의학이 발달한 요즘은 암 진단 때 사진이나 단순한 조직 검사와 더불어 암 세포 유전자 검사를 통해 완치 여부와 재발 여부를 파악한다.

따라서 암을 진단했다 하더라도 전이 상태, 암 세포 성질, 유전자 검사 결과를 보지 않고 어느 정도 살 수 있다고 단정할 수는 없다.

🌱 치료한 뒤 암이 사라지면 오래 살 수 있다

치료 후 암이 사라졌다는 말은 완치가 되었다는 말과 다르다. 완치란 평생 암이 다시 생기지 않는다는 이야기지만 암이 사라졌다는 말은 단순히 검사에 암이 보이지 않는다는 이야기다.

검사에 나타나지는 않지만 암 세포가 몸 안에 남아있다면 나중에 재발을 할 수 있다. 암 세포가 100만 개 이하로 줄어들면 크기가 작아서 아무리 자세한 사진을 찍어도 암을 볼 수 없다. 가장 세밀한 유전자 검사도 암 세포 수가 1만 개 이하로 줄어들면 암을 발견할 수 없다.

하지만 처음 눈에 보였던 암 세포가 보이지 않게 되면 완치 가능성이 높아진다. 그러므로 수술이나 항암 치료의 첫째 목표는 눈에 보이는 암을 없애는 것이다. 만약 수술한 뒤 암이 남아 있다면 당연히 재발한다. 이때 남아 있는 암을 없애기 위해 항암 치료나 방사선 치료를 수술 뒤 추가로 받도록 한다. 그렇지만 수술로 완치하는 암을 항암제나 방사선 치료만으로 완치하기는 어렵다.

수술하지 않고 항암제로만 치료하는 백혈병이나 임파선암도 역시 마찬가지다. 치료가 끝난 뒤 검사 결과 암 세포가 남아 있으면 완치할 수 없다.

암 치료 후 얼마나 살 수 있는가는 처음 받는 치료에 암이 어느 정도 없어지는가로 크게 결정된다. 암 치료는 해마다 새로운 치료가 나오기 때문에 처음 받는 치료가 확실해야 한다. 예전에 사용했던 치료보다 더 나은 치료가 있다면 당연히 새로운 치료를 받아야 한다.

치료하기 전 어느 정도 짐작은 할 수 있지만 완치를 할 수 있는지 앞으로 얼마나 살 수 있는지는 치료 후 정확히 예측이 가능하다. 따라서 암이 진단되면 절망할 일이 아니고 가능하면 처음 치료를 확실히 해야 한다.

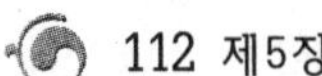 암이 재발하면 완치하기 어렵다

처음 치료가 잘 되었던 암이 다시 재발나면 수술보다는 대부분 항암제나 방사선으로 치료한다. 재발하면 처음 사용했던 치료보다 훨씬 강한 치료를 받아야 하기 때문이다. 재발한 암이라도 항암제에 반응을 잘 하는 암이 많다. 그래서 항암제로 암이 다시 사라질 수도 있다. 그러나 많은 암은 결국 재발하며 완치가 어렵다. 방사선 치료는 암으로 생기는 불편한 증상을 줄이기 위해 주로 사용한다. 그리고 식도, 입, 위장관, 방광 부위를 제외하고는 큰 부작용을 일으키지 않기 때문에 고생을 덜 할 수 있다.

암 종류에 따라 재발해도 완치할 수 있는 치료 방법이 있다. 따라서 재발하면 일단 완치할 수 있는 치료 방법이 있는지 먼저 확인하고 해야 한다. 재발된 후 암 치료를 잘못하면 완치할 수 있는 치료를 받지 못할 수도 있다.

완치를 하지 못한다 해도 곧바로 큰 일이 생기는 것은 아니다. 암에 따라 차이가 있지만 수 개월에서 수 년간 큰 이상 없이 살아가는 경우도 있다. 예를 들면 뼈에 생기는 다발성 골수종이라는 암은 재발을 해도 5년 정도 살 수 있다. 때에 따라서 항암 치료를 받지 않고 진통제나 다른 약을 써서 고생을 덜 하는 방법을 권하기도 한다.

재발해도 완치할 수 있는 암이 있다

백혈병, 임파선암, 다발성 골수종, 유방암, 고환암, 난소암, 신장암은 재발을 해도 골수 이식이나 조혈 세포 이식 치료로 완치가 가능하다. 자기 몸에 있는 피를 이용해서 이식을 하는 자가 조혈 세포 이식은 임파선암, 다발성 골수종, 유방암, 고환암, 난소암을 치료할 수 있다. 자기 몸과 비슷한 형제 자매나 다른 공여자로부터 골수나 조혈 세포를 받아서 치료하는 동종 골수 이식 혹은 조혈 세포 이식치료는 여기에 나오는 암을 모두 치료할 수 있다.

자가 조혈 세포 이식 치료를 잘 하려면 이식 전 치료를 잘 선택해야 한다. 왜냐하면 재발 치료 대부분이 강한 항암제를 쓰기 때문에 이식 치료를 고려하지 않고 치료하는 경우 이식 치료에 필요한 조혈 세포를 피에서 얻을 수 없게 된다. 이식 치료는 고도의 기술과 지식을 요구하므로 잘 선택해야 한다.

동종 골수 이식 혹은 조혈 세포 이식은 치료 후 6개월 사이에 치료 받은 5명 중 1명 꼴로 사망하므로 신중히 결정해야 한다. 대부분 이식받은 골수나 조혈 세포가 환자 몸에 반응을 해서 생기는 병으로 사망한다.

동종 골수 혹은 조혈 세포 이식으로 치료하면 급성 백혈병의 경우 10명 중 4명, 만성 백혈병은 10명 중 8명, 임파선암의 경우 10명 중 5명, 다발성 골수종은 10명 중 4명은 완치할 수 있다. 자가 조혈 세포 이식 치료는 유방암 10명 중 3명, 임파선암 10명 중 5명, 다발성 골수종암 10명 중 3명, 고환암 10명 중 6명, 난소암 10명 중 2명은 완치가 가능하다.

암 세포를 봐야 정확한 진단을 할 수 있다

6

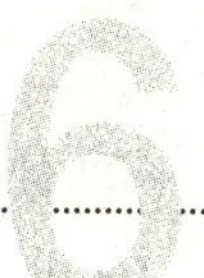

암은 없어져야 할 세포가 없어지지 않거나 있어서는 안 될 곳에서 비정상적으로 자라나서 생기는 병이다. 그러나 암이 처음 생기기 시작할 때는 주변 정상 세포 사이에 숨어 있어 발견하기가 어렵다.

목이나 사타구니에 커진 임파선 때문에 암을 발견하는 경우도 있고 젖가슴이나 팔다리에 혹이 만져 지면서 진단되는 경우도 있다. 암이 몸 안에 숨어 있을 때는 사진을 찍거나 내시경 검사를 통해서 알아볼 수 있다. 하지만 혹처럼 커져 있는 것이 암 세포인지 그냥 커진 정상 세포가 자라난 것인지는 암 세포 검사를 해야만 확인이 가능하다. 암 세포는 조직 검사로 알아볼 수도 있고 피를 뽑아내 알아볼 수도 있다.

그럼 조직 검사란 무엇인가? 정말 암이 있을 때 조직 검사를 하면 암이 더 나빠질 수 있는가? 조직 검사를 하지 않고도 암을 진단할 수 있는가?

만져지지 않고 보이지 않아도 암 세포는 자란다

우리 몸의 세포는 그 크기가 너무 작아 눈에는 보이지 않는다. 약 100만 개 이상의 세포가 모여야만 나타나기 시작하는데 100만 개 이하일 때는 아무리 세밀한 검사를 해도 암을 찾을 수 없다. 암 세포가 100만 개 이상 늘어나기 시작해도 1억 개까지는 사람 눈으로 확인이 어렵다.

X-레이 사진이나 초음파 사진으로 보이는 암은 적어도 1억 개 정도 암 세포를 가지고 있다. 하지만 1억 개의 암 세포라고 해도 크기는 약 1cm 정도에 지나지 않으므로 수가 1억 개 이하일 때는 CT(전산화 단층 촬영)나 세밀한 X-레이 사진, 초음파 사진으로도 암을 발견하기는 어렵다.

X-레이 사진이나 초음파·내시경 검사로 보이는 것이 모두 다 암은 아니다. 피부에 생기는 사마귀처럼 혹이 생겨도 암이 아닌 경우가 있다. 예전에 걸렸던 염증 때문에 생긴 상처가 암처럼 보이는 경우도 있고 폐결핵을 심하게 앓은 사람은 앓았던 흔적으로 폐에 상처가 남을 수 있다. 이런 상처가 시간이 갈수록 단단해지고 둥그렇게 변하면서 간혹 암처럼 보일 때가 있다.

젖가슴에 젖을 만드는 세포가 비정상적으로 커지거나 상처가 나 멍울이 생길 때도 있으며 간에 핏줄이 실타래처럼 뭉쳐 암처럼 보이는 있는 경우도 가끔 있다. 또 위궤양을 오래 앓고 있으면 궤양 주변이 단단해지고 부어 올라 위암처럼 보일 수도 있고 자궁에 혹이 생겨도 자궁암처럼 보이지만 대부분 암이 아닌 경우가 많다.

그래서 사진만으로 암을 초기에 발견하기는 어렵고 설령 혹이 보인다고 해서 무조건 암이라고 속단해서도 안 된다. 아무튼 X-레이나 초음파·내시경 검사를 통해 사진에 이상이 발견되면 일단은 암 세포 검사나 조직 검사를 꼭 해야 된다.

백혈병 같은 병은 혹을 만들지 않는다. 그러므로 이런 병은 사진으로 검사하기는 어렵다. 물론 MRI(자기 공명 사진)나 방사선 동위원소 사진 같은 검사로도 어느 정도 알아볼 수는 있지만 정확한 진단을 하려면 암 세포 정밀 검사를 해야 한다.

암 세포 검사는 어떻게 하는가?

1) 골수 검사

백혈병은 피와 뼈 안에 있는 골수라는 곳에서 자란다. 따라서 백혈병 검사는 피를 검사하거나 골수를 검사하면 쉽게 알 수 있다. 골수는 뼈 안에 있기 때문에 주사 바늘을 엉덩이 뼈에 꽂아 조금 빼내어서 검사한다.

골수 검사는 단순히 현미경으로 들여다 보는 검사말고도 암 세포 유전자 검사와 암 세포 성질 검사를 함께 한다. 암 세포 유전자 검사는 아주 중요한 검사로 반드시 알아봐야 한다. 왜냐하면 특별한 유전자 이상이 발견되면 치료에 얼마나 잘 반응할 지, 완치를 할 수 있는지 알 수 있기 때문이다. 그래서 보통 치료에 완치가 어려운 유전자 이상이 발견되면 완치를 할 수 있는 강력한 치료로 치료 방향을 바꿔야 한다.

　유전자 검사를 하지 않고 보통 치료를 시작하면 나중에 치료를 어떻게 할 지 모르는 경우가 생길 수 있다. 또 암 세포와 비슷한 정상 세포와 구별할 때나 암을 확인할 필요가 있을 때 암 세포 성질 검사를 한다. 또한 암 세포 성질에 따라 치료 결과가 달라지기도 하므로 치료 방법을 결정하는 데에도 쓰인다.

　백혈병 이외에 골수 검사를 하는 암은 주로 임파선암과 다발성 골수종이다. 또 암이 뼈로 전이되었는가 알아보기 위해 골수 검사를 할 때도 있는데 유방암, 전립선암, 난소암, 고환암, 소세포 폐암, 췌장암 같은 암이 뼈로 잘 전이된다.

　검사 도중 통증이 생기기 때문에 골수 검사는 진통제를 사용해야 한다. 골수 검사로 몸에 이상이 생기지는 않는다. 다만 가슴 한가운데 있는 뼈는 간혹 심장이 멈출 수 있으므로 사용하지 않도록 한다. 또 엉덩이 뼈를 골수 검사할 때는 엉덩이 한가운데를 너무 가깝게 검사하면 관절이 상할 수 있으므로 주의해야 한다.

2) 종양 조직 검사

　종양 조직 검사란 눈에 보이는 혹 일부를 떼내어 검사하는 것을 말한다. 팔다리에 생긴 혹이나 젖가슴에 생긴 혹은 큰수술을 하기 전에 간단한 수술로 혹 일부만 조금 떼어 검사할 수도 있다. 만약 이 검사에서 암으로 확인되면 암이 다른 곳에 얼마나 전이되었는가를 먼저 검사한 뒤 수술 여부를 결정해야 한다.

수술을 먼저 하지 않는 이유는 암이 다른 곳으로 전이되었을 경우에는 수술을 통해 혹을 제거하여도 다른 곳에 전이된 암을 없앨 수는 없기 때문이다. 또 조직 검사 중에 암 세포가 다른 곳으로 번질 수 있기 때문에 가능하면 먼저 혹 한가운데에서 조금만 떼어내 검사하도록 한다. 물론 남은 혹은 나중에 수술로 제거하면 된다.

피부에 있는 혹은 아예 처음부터 이상이 없는 피부까지 같이 제거할 수 있다. 만약 도려 낸 자리에 암 세포가 남아 있는 것이 확인되면 곧바로 다시 수술을 해야 한다. 임파선이 부어 있을 때도 임파선을 한두 개 정도 포도알 따는 식으로 떼어 검사할 수 있다.

만약 혹이 폐, 가슴 한가운데, 위, 식도, 간, 장, 뇌, 방광, 전립선, 자궁, 난소 같은 곳에서 발견되면 특별한 기구를 사용해서 쌀알보다 작은 크기로 떼어 조직 검사를 한다. 폐는 기관지 내시경을 사용하고, 위·식도·장은 위장관 내시경, 간은 혈관을 통한 간 조직 검사, 뇌는 삼차원 전산화 단층촬영 조직 검사, 방광은 방광 내시경, 난소는 복강 내시경, 자궁은 자궁경으로 검사한다. 말이 복잡하지만 원리는 같다. 가능하면 눈으로 직접 확인해서 검사한다는 말이다. 가슴 한가운데는 목 앞쪽을 절개하는 수술을 통해서 내시경을 집어 넣어 검사할 수 있다.

이 모든 검사는 기구를 사용하므로 기구를 사용하는 의사 손재주에 따라 결과가 다를 수 있다. 쌀알만큼 떼어 내기 때문에 크기가 충분치 못하면 고생하고 받았던 검사를 다시 해야 할 경우도 생긴다. 또 기구에 따라 합병증이 생길 수도 있다. 예를 들어 기관지 내시경을 사용하면 가끔 폐에 구멍이 생겨 가슴에서 공기가 새

나가는 기흉이란 합병증이 생길 수 있다. 따라서 이런 검사를 하기 전에 담당의사와 충분히 의논하여 검사를 받아야 한다.

3) 수술을 통한 조직 검사

기구를 사용해서 조직 검사를 하기 어려운 때가 있다. 예를 들어 췌장암은 CT 검사로 암을 쉽게 판단할 수 있지만 기구를 사용하여 조직 검사하기는 매우 어렵다. 이때는 곧바로 수술로 제거하면서 조직 검사를 할 수 있다.

갑상선암, 담낭암, 신장암, 크게 자란 뇌암 같은 암은 수술로 검사 한다. 암이 아닐 수도 있으므로 처음에는 조금만 떼어 암인지, 아닌지 알아보고 그 다음에 나머지를 모두 제거한다.

주사 바늘을 사용하는 암 세포 검사

가끔 큰 수술을 피하기 위해 아주 가느다란 주사 바늘을 사용해서 혹 안에 있는 물이나 피를 한두 방울 뽑아내서 검사할 수 있다. 이것을 '흡인 천자 검사'라 한다. 언뜻 보기엔 수술을 피할 수 있는 장점이 있는 것 같지만 거의 모든 경우 다시 수술로 조직 검사를 해야 하므로 병이 재발했는지 알기 위해 하는 것을 빼고는 처음 진단을 위해 많이 쓰지는 않는다. 또 이렇게 검사할 때 검사 결과를 잘 아는 병리 의사가 있어야 한다. 따라서 특별한 경우를 제외하고는 보통 조직 검사를 한다.

재발을 확인하려면 조직 검사가 필요하다

치료했던 암이 다시 생길 때 사진이나 내시경으로도 진단할 수 있지만 정확히 확인하기 위해서는 조직 검사를 해야 한다. 재발이 의심된다고 하여 사진만 보고 바로 치료할 수는 없다. 왜냐하면 많은 암들이 일단 재발하면 대부분 치료가 어렵기 때문이다.

완치를 목표로 치료한다면 잘 낫지 않는 암을 치료하기 위해 독성이 강한 항암제나 이식수술을 해야 한다. 이런 치료로 인한 부작용은 매우 견디기 힘들며 급기야는 사망에 이르기도 한다. 그렇기 때문에 재발이 됐다는 짐작만으로 이런 치료를 하면 안 된다. 오히려 치료가 불가능한 암이 재발했다면 암을 치료하는 것보다 환자가 고통을 덜 받는 쪽에 신경을 써야 한다. 그러므로 재발의 진단 역시 조직 검사를 통해 정확히 확인해야 한다. 검사 방법은 처음 진단 방법과 같다.

암 치료받는 도중
몸이 아플 때

7

암 치료받는 도중 몸이 아플 때

암을 치료하는 수술, 방사선 치료, 항암제 치료는 효과는 좋지만 부작용이나 합병증이 올 수 있다. 치료 도중 암이 치료되지 않아도 몸에 이상이 생긴다.

이 장에서는 암 치료를 받는 도중 나타날 수 있는 증상과 치료 방법에 대해 정리해 놓았다.

또한 문제가 생기는 원인과 치료 방법을 설명하였고 집에서 치료할 수 있는 것과 병원에서 치료해야 할 것을 구별하여 설명하였다.

병원에 가기 전에 할 수 있는 응급 치료

제일 중요한 것으로 몸에 이상이 있으면 심하게 아프기 전에 병원에 가야 한다. 또 응급 치료를 할 수 있는 병원의 전화번호를 미리 알아 둔다.

만약 심하게 아프면 다음 순서대로 따라해보기 바란다.

1. 먼저 병원에 연락한다. 옆에 도와 줄 사람이 있으면 병원에 전화 해달라고 부탁한다.

2. 의식을 잃은 환자는 몸을 옆으로 눕혀 숨쉬기 편하게 해주고 숨쉬는 소리를 듣거나 손을 입에 대보아서 숨을 고르게 쉬는지 확인한다. 만약 숨이 고르지 않으면 머리를 약간 뒤로 제치고 양쪽 귀 바로 밑에 있는 턱뼈를 두 손으로 잡고 코 있는 쪽으로 끌어당긴다. 이때 우황청심환 같은 약은 숨길을 막을 위험이 있으므로 절대로 먹여서는 안 된다.

3. 토했을 때는 몸을 옆으로 눕혀 놓고 입 안에 손가락을 넣어 남아 있는 이물질을 빼낸다.

4. 환자가 숨을 가쁘게 쉴 경우 옷의 단추를 풀어 숨쉬기 편하게 한다. 또 베개를 등 밑으로 집어 넣어 가슴을 다리보다 높여 준다.

5. 어지러워서 쓰러진 환자는 바닥에 반듯이 눕히고 숨이 가쁘지 않으면 다리 밑에 베개를 서너 개 집어 넣는다. 환자가 물을 마실 수 있으면 갈증이 풀릴 때까지 마시게 한다.

6. 의식을 잃고 숨을 쉬지 않는 환자는 바닥에 반듯이 눕히고 턱을 약간 하늘로 치켜세운 채 손가락으로 입 안의 음식물이나 이물질을 빼낸다. 턱 밑에 있는 목 한쪽을 만져 맥박이 뛰고 있는지 확인하고 맥박이 뛰고 있으면 자기 입을 환자 입에 대고 숨을 불어 넣는다. 이때 숨을 불어 넣는 횟수는 자기가 숨쉬는 횟수와 같다. 따라서 자기가 숨을 쉴 때 깊이 들이쉬어 내뱉는 숨을 환자에게 준다. 만약 환자가 모르는 사람일 경우 숨쉬는 기구가 없으면 하지 않는 것이 좋다. 5분 정도 숨을 불어 넣어 주면 자기 숨이 가빠지므로 다른 사람과 교대하면서 해야 한다.

7. 의식을 잃고 숨을 쉬지 않는 사람의 맥박이 뛰는지 안 뛰는지 확실하지 않으면 가까운 병원으로 환자를 데려가는 것이 가장 안전하다. 이 방법은 지도를 받아가면서 여러 번 연습을 해야 할 수 있다.

환자를 바닥에 반듯이 눕히고 환자 입에 크게 숨을 두 번 불어 넣은 다음 가슴 한복판에서 가슴뼈를 찾는다. 양쪽 젖꼭지를 잇는 선 아래에서 배꼽쪽으로 가슴뼈가 끝나는 곳에서 한 뼘 되는 곳을 두 팔로 누른다. 자기 어깨부터 손목까지 팔을 직선으로 펴서 두 손을 겹쳐 잡고 팔이 굽혀지지 않도록 해서 환자 가슴을 절구질하는 것처럼 누른다. 누르는 깊이는 주먹 하나 정도이고 누르는 횟수는 1분에 60번 정도이다. 만약 한 사람이 옆에 더 있으면 그 사람이 환자 입에 숨을 불어 넣을 수 있다. 숨을 불어 넣는 횟수는 자기가 숨쉬는 횟수와 같고 가슴을 누르는 것과 상관 없다. 약 5분 정도 가슴을 누르면 힘이 빠지므로 다른 사람과 교대해야 한다. 심장이 약하게 뛰어 맥이 만져지지 않아도 치료는 같다.

8. 경련을 일으키는 환자는 몸을 옆으로 눕히고 혀를 깨물지 않도록 조치한다. 또 숨쉬기 편하게 머리를 약간 뒤로 제치고 양쪽 귀 바로 밑에 있는 턱뼈를 두 손으로 잡고 코 있는 쪽으로 끌어당긴다.

열이 날 때

열이 난다고 생각되면 체온을 재보도록 한다. 체온계의 종류에 따라 입 안, 겨드랑이, 귀 또는 이마에서 잰다.

입 안과 겨드랑이에서 체온을 잴 수 있는 수은 체온계는 한 번 체온을 재고 난 후에는 반드시 체온계를 힘있게 흔들어 수은주를 정상으로 내려놓아야 한다.

또한 깨졌을 경우 수은 중독 위험이 있으므로 주의해야 한다. 체온계가 깨지는 경우 곧바로 수은을 깨끗이 모아 집 밖에 있는 쓰레기통에 버려야 한다.

체온을 잴 때는 혀 밑에서 1분, 겨드랑이에서 2~3분이 걸린다. 입 안에서 잴 때 38.5도, 겨드랑이에서 잴 때 38.3도 이상이면 몸에 큰 문제가 생겨 열이 나는 것이다. 만약 38.3도가 아니라도 하루에 두세 번 이상 38도 이상으로 체온이 올라가면 재빨리 적절한 조치를 취해야 한다.

겨드랑이나 이마에서 체온을 잴 수 있는 전자 체온계는 수은 체온계보다는 덜 정확하지만 38도 이상이면 일단 이상이 있다고 생각해야 한다. 가장 정확한 것은 귀에서 재는 체온계이다.

암 치료, 특히 항암 치료를 받는 환자들은 매일 한 번씩 체온을 재고 기록하는 습관을 들이는 것이 좋다. 몸에 이상이 있고 열이 나는 것을 느끼면 그때마다 체온을 기록해둔다.

1) 항암제 치료 후 열이 날 때

세균이나 바이러스 등에 감염되어 열이 나지만 항암 치료를 받은 지 얼마 후에 열이 나는가에 따라 원인이 다르다. 대부분의 항암제는 치료 후 일정 기간이 지나면 백혈구의 수를 감소시킨다. 항암 치료 후 백혈구 수가 줄어들면 몸의 저항력이 약해져 세균이나 바이러스에 쉽게 감염될 수 있다. 특히 백혈구가 1000 이하로 떨어지면 심각한 감염이 생길 수 있다.

따라서 사용하고 있는 항암제가 백혈구의 수를 심하게 감소시키는지 치료를 담당하는 의사에게 먼저 문의하는 것이 좋다. 백혈병, 임파종, 다발성 골수종, 폐암, 위암, 간암, 유방암, 난소암, 고환암, 육종, 골수암 등을 치료하는 항암제 대부분은 백혈구의 수를 감소시킨다.

대부분 치료 후 7~10일쯤에 백혈구 수가 줄어들기 시작해 2주째가 되면 백혈구 수치가 가장 낮아진다. 이때 가장 쉽게 감염될 수 있으므로 열이 나면 2~4시간 안에 병원에서 진찰과 치료를 받아야 한다. 만약 여러 가지 이유로 치료를 곧바로 받지 못하는 경우에는 다음에 설명된 각 항목을 따라 조치를 취한다.

현재 백혈병, 임파종, 유방암, 난소암, 고환암, 육종, 골수암 등을 치료받고 있거나, 스테로이드 제재를 사용하고 있거나, 조혈 세포나 골수 이식을 했던 환자들은 반드시 의사의 진찰을 받아야 한다.

비장을 수술로 제거한 환자들이 항암 치료를 받을 때는 치명적인 감염에 걸릴 가능성이 높으므로 집 안에 비상용 항생제를 가지고 있어야 한다. 의사 처방을 받아 퀴놀론계 항생제나 설파계 항생제를 준비해 두도록 한다. 퀴놀론계 항생제로는 레보프록사신(또는 시프로프록사신) 500mg을 하루 한 번, 설파계 항생제로는 고단위 코트라이목사졸(박트림, 셉트라 혹은 코트림) 한 알씩을 하루 12시간 간격으로 두 번 복용할 수 있도록 한다. 이와 비슷한 항생제를 준비해도 상관은 없다. 만약 열이 나면 2~4시간 안에 병원에서 치료를 받아야 한다. 그렇지 못할 때는 반드시 레보프록사신(또는 시프로프록사신) 혹은 코트라이목사졸을 복용한다.

아스피린이나 해열제는 진찰과 치료 전까지는 복용을 삼간다. 이유는 몸에 이상이 있어 열이 나는데 열만 내리는 해열제는 심각한 문제를 덮어버릴 수 있기 때문이다.

다른 증상 없이 열만 나는 경우

● 약물 부작용이 의심될 때

전에 약물 부작용으로 열이 났던 경험이 있으면 새로 나는 열이 똑같은 약물 부작용인지 관찰해본다. 전에 나타났던 두드러기나 피부 발진이 다시 나타나거나 가슴이 답답하고 배가 아팠던 증상들이 또 나타날 수 있다.

이때 어떤 약을 복용하고 열이 나는지 확인한 후 의사 처방이 필요 없는 항히스타민제(디펜하이드라민 1회 25mg을 6시간 간격으로 하루 네 번)를 복용할 수 있다. 만약 열이 하루 이상 계속 나면 의사의 진찰을 받아야 한다.

항암제 중 아라 시, 이토포사이드 등은 피부 발진과 더불어 열이 나는 증상이 나타난다. 이런 약제로 치료받은 지 2~3일 안에 열이 나면 약물 부작용일 가능성이 크다. 이때 스테로이드 제재로 치료하며 의사 지시를 따르도록 한다.

◑ 주변에 아픈 사람이 있는 경우

자주 만나는 주위 사람이나 가족들이 열이 나거나 감기 등을 앓고 있는지 살펴본다. 만약 환자에게 열이 나는 증상이 나타나기 3~4일 전에 주변 사람들이 이런 증상을 보였다면 이들로부터 감염이 되어 열이 날 수 있다. 따라서 이들이 크게 아프지 않고 쉽게 회복했다면 하루나 이틀 정도는 의사에게 가지 않고 살펴보고 만약 이틀 이상 열이 계속되면 진찰을 받아 보자.

이때 일반 약국에서 살 수 있는 감기약이나 설사약을 복용해도 큰 문제는 없다. 다만 항생제는 절대로 진찰 없이 복용해서는 안 된다. 내성이 생기는 경우 나중에 큰 문제가 될 수 있다. 또한 바이러스로 생기는 감기나 설사는 스테로이드로 인해 악화되기 때문에 스테로이드 제재는 사용해서는 안 된다.

간염, 결핵으로 생기는 열은 대부분 매일 거의 같은 시간에 반복되는 특징을 보이고 며칠 걸려 서서히 높아진다. 심한 피로를 느낄 수도 있고 또 다른 전염병들은 이런 병을 가지고 있는 사람으로부터 옮기 때문에 주변에 아픈 사람과 접촉했는지 잘 살펴보아야 한다.

◎ 주변에 아픈 사람이 없는 경우

아픈 때가 계절에 따른 전염병이 잘 생길 수 있는 때인지 알아본다. 10~3월 초까지는 인플루엔자라는 독감에 걸릴 수 있으며, 3~5월 초까지는 어린 아이들이 잘 걸리는 독감에 걸릴 수 있다.

음식 때문에 생기는 열은 이질, 장티푸스 등이 잘 발생하는 여름철에 대부분 발생한다. 이때 외식을 했다면 일단 의심을 해보아야 한다. 집에서 끓이지 않은 물이나 하루, 이틀 지난 음식을 먹었던 경우도 문제가 생길 수 있다.

따라서 항암 치료를 받으면 반드시 9월 말 혹은 10월 중에 인플루엔자 예방주사를 맞아야 한다. 조혈 세포나 골수 이식을 받은 환자, 스테로이드를 복용하는 환자, 백혈병 및 임파종 항암 치료를 받는 환자, 60세 이상되는 나이 많은 환자는 면역이 잘 생기지 않으므로 예방주사를 맞고 4주 후에 같은 주사를 한 번 더 맞아야 한다. 이렇게 두 번 예방 주사를 맞을 경우 환자의 2/3 정도가 예방이 된다.

감기는 기침으로도 전염되지만 사실은 손에 묻어 있는 침으로 전염이 가장 잘된다. 따라서 환자가 항암 치료를 받고 있는 동안 환자와 접촉하는 가족을 포함한 모든 사람들은 집 안에 들어오자마자 손을 비누로 깨끗이 씻고 가능하면 일회용 종이 수건이나 개인용 수건을 사용하도록 한다.

3~5월까지는 항암 치료하는 환자들이 어린이들이 걸리는 감기에 잘 걸린다. 아이들이 있는 가정에서는 어쩔 수 없지만 가급적이면 이 기간 동안은 어린이들과 접촉을 피하도록 한다.

◑ 항암 치료를 위해 혈관에 전용 튜브를 넣은 환자의 경우

혈관 튜브가 감염되어 있으면 혈관 튜브를 소독하고 피가 굳지 않도록 하는 항응혈제(헤파린)를 주입할 때 몸이 심하게 떨리면서 열이 나는 경우가 대부분이다. 이 경우 위험한 상황이 생길 수 있으므로 곧바로 혈관 튜브를 막고 병원으로 가야 한다.

만약 병원에 도착하는 시간이 많이 걸리면(열이 난 지 4~6시간 이상) 에리트로마이신 1g과 레보프록사신(또는 시프로프록사신) 500mg을 복용하고 가도록 한다. 하지만 이런 약은 바로 처방받기가 어려울 수 있으므로 혈관 튜브를 가지고 있는 환자는 예비용으로 2~3일분을 미리 처방받아 놓으면 도움이 될 것이다.

◑ 방광 내 호스(폴리 카테터)나 기타 기구가 몸 안에 설치된 환자의 경우

열이 난 후 4~6시간 안에 병원에 가야 하며 가지 못하는 경우 퀴놀론계 항생제인 레보프록사신(또는 시프로프록사신) 500mg을 한 번 복용하고 가도록 한다.

❂ 입 안 혹은 입 가장자리가 헐거나 사타구니 등에 물집이 재발할 때

이전에 입 안 또는 입 가장자리가 헐거나 사타구니 등에 물집이 잡히는 피부 발진을 앓았던 사람들은 열이 나면서 병이 다시 재발할 가능성이 있다.

단순 포진이라 하는 이 병은 재발이 잘되기 때문에 쉽게 알아볼 수 있다. 만약 열이 나면서 전에 보았던 물집이 생기는 피부 발진이 나타나면 진찰 없이도 담당 의사에게 약을 처방받을 수 있다.

기본으로 사용하는 약은 아사이클로비르라고 하며 최소 필요한 용량은 매회 400mg으로 하루 세 번 복용해야 한다.

최소 일주일 이상 치료해야 하며 콩팥 기능이 나쁘거나 사타구니에 생기는 단순 포진일 경우 약량은 의사의 처방으로 조절하도록 한다.

의사의 지시 없이 무분별하게 항바이러스 제재를 복용하게 되는 경우 내성이 생겨 치료가 불가능해질 수 있다. 백혈병 치료, 임파종 치료, 조혈 세포나 골수 이식을 받은 환자는 위험한 합병증이 잘 생기므로 반드시 의사의 진찰을 받아 치료해야 한다.

❂ 비장을 수술로 제거한 환자들이 열이 날 때

단 한 번이라도 38도 이상 열이 나면 곧바로 병원에 가야 된다. 2~4시간 안에 병원에 가지 못하면 퀴놀론계 항생제인 레보프록사신(또는 시프로프록사신) 500mg, 또는 설파계 항생제인 고단위 코트라이목사졸(박트림, 셉트라 혹은 코트림) 한 알을 복용할 수 있지만 대부분 위급한 상황이 생기므로 병원에 가야 한다.

치명적인 감염을 줄이기 위해 비장 수술을 할 때 두 가지 예방 주사를 맞아야 한다.

하나는 폐염구균 예방주사(0.5cc 근육주사)이며 다른 하나는 헤모피루스 구균 예방주사(0.5cc 근육주사)이다. 두 가지 모두 피에 침범하여 문제를 일으키는 세균을 예방하는데, 5년마다 한 번씩 맞아야 한다.

비장 수술 후 한 번이라도 심각한 세균 감염을 앓은 적이 있고 현재 항암 치료를 받고 있다면 담당 의사에게 혈청 글로불린 수치 검사를 받도록 한다. 이 수치가 600mg 이하이면 한 달에 한 번씩 면역 글로불린 정맥 주사를 맞도록 한다.

용량은 체중 1kg당 500mg이다. 항암 치료가 끝난 후 약 3개월 정도 투여해야 한다. 면역 글로불린 정맥 주사를 맞지 않는 경우는 매일 설파계 항생제인 고단위 코트라이목사졸(박트림, 셉트라 혹은 코트림) 두 알이나 레보프록사신(또는 시프로프록사신) 500mg 한 알을 먹어야 한다.

열이 나면서 다음과 같은 특별한 증상을 동반할 때

◐ 열이 나면서 심하게 어지러울 때

단순히 몸에 물이 부족하여 어지러울 수 있다. 또 감염이 심해져 균이 피로 들어가 혈압을 떨어뜨려 어지러울 수 있다. 맥박이 고르지 못하거나 뇌에 균이 퍼지는 경우 역시 어지러울 수 있다. 모두 심각할 수 있으므로 병원에 입원하는 것이 가장 좋다.

물이 부족하여 어지러운 경우 앉거나 일어설 때 그 증상이 심해진다. 또한 매우 목이 말라 있을 것이다. 이때 보리차나 물처럼 아주 엷게 된 암죽에 소금으로 간을 해 물 대신 먹도록 한다. 2L 주전자에 작은 찻숟가락 절반 정도 양의 소금을 탄다. 감염이 심해 혈압이 떨어지는 경우도 어느 정도 도움이 되므로 병원에 입원하기 전까지 목마를 때마다 마신다.

또한 어지러우면서 맥박이 고르지 못한 것은 쉽게 볼 수 있는 증세이다. 왼쪽 두 번째, 세 번째 손가락으로 오른쪽 손바닥이 손목과 만나는 바깥쪽을 지긋히 눌러 1분 정도 맥박을 잰다. 정상인 경우 대부분 일정한 간격으로 맥이 뛰고 있을 것이다. 그러나 맥박이 고르지 못할 때는 집에서 조치할 수 없으므로 바로 병원에 가도록 한다.

◑ 열이 나면서 숨이 가쁠 때

폐렴에 걸리거나 폐에 물이나 피가 찰 때 숨이 가빠진다. 또 폐 한쪽이 암으로 막혀 숨이 찰 수 있고 늑막에 물이나 피가 찰 때도 숨이 가빠진다. 심장에 이상이 있을 때도 숨이 가빠지므로 바로 치료를 받도록 한다. 누워 있을 때보다 앉아 있을 때 숨쉬기가 편하면 병이 상당히 진행한 경우다.

단순한 폐렴이나 폐암으로 숨이 차면 기침할 때 보통 노란 가래가 많이 나온다. 폐암일 경우 가래에 피가 섞일 수가 있다. 이때 보이는 피는 코피처럼 보이는 경우가 많다.

열이 나면서 숨이 차고 노란 가래가 나오는 기침을 할 때 바로 병원에 가지 못하면 레보프록사신(또는 시프로프록사신) 500mg을 한 번 먹고 병원에 가도록 한다. 고단위 코트라이목사졸(박트림, 셉트라 혹은 코트림) 한 알을 먹고 갈 수도 있다. 이런 항생제는 처방이 필요하므로 백혈구 수가 떨어지는 항암 치료나 방사선 치료를 받는 환자는 미리 담당 의사에게 부탁하여 약을 처방받도록 한다.

늑막에 물이 차 숨이 가쁜 경우는 며칠에 걸쳐 서서히 심해진다. 또한 한쪽 늑막에만 물이 찬 경우 반대쪽으로 누울 때 숨쉬기가 조금 편할 수 있다. 세균으로 폐렴이 생기지 않으면 노란 가래가 나오지 않는다. 세균이 아닌 원인으로 생기는 폐렴은 집에서 쉽게 조치를 할 수 없으므로 가래가 나오지 않지만 열이 나면서 숨이 가쁠 때는 곧바로 병원에 가야 한다.

심장 이상이 있어 숨이 가쁜 경우 주로 저녁 9시부터 새벽 3~4시 사이에 증상이 심해진다. 또한 심장 이상으로 기침을 하는 경우 끈끈한 분홍색 물처럼 보이는 가래가 나올 수 있으며 누워 있는 것보다 앉아 있는 것이 숨쉬기 편하다. 심장 이상은 서서히 생길 수 있지만 예고 없이 갑자기 생길 수도 있다.

몸 안에 산소가 모자라는 것을 쉽게 알 수 있는 검사 기계(말초 산소 측정기)가 있어 피를 빼지 않고도 병원 외래에서 손가락에 있는 산소 양을 측정할 수 있다. 만약 산소 양이 92% 이하인 경우 곧바로 산소를 사용해야 한다. 그런데 바로 입원 치료가 어려운 경우에는 당분간은 산소 호흡이나 소변 양을 증가시키는 이뇨제를 사용할 수 있다.

이뇨제는 쉽게 생각하면 큰 문제가 아닌 약으로 여길 수 있으나 콩팥 기능과 혈압에 직접 영향을 미치는 약이므로 상당히 조심하여 사용해야 한다. 따라서 담당 의사의 지시 없이는 이뇨제를 사용해서는 안 된다. 만약 이전부터 이뇨제를 정기적으로 복용하고 있는데 갑자기 숨이 가빠지면 병원에 가기 전 매일 사용하는 이뇨제 양을 2~3배로 늘려 복용케 하는 응급 조치를 취할 수는 있다.

◐ 열이 나면서 배가 아플 때

설사를 하면서 가끔씩 배가 아픈 경우는 크게 염려할 필요가 없다. 단순한 염증으로 설사를 하는 경우 하루 이틀 후 저절로 좋아질 것이다. 만약 어지럽지 않고 심한 갈증을 느끼지 않으면 묽게 쓴 쌀죽이나 보리차 등을 마시면서 경과를 살펴본다.

설사를 조절하는 약으로 사용하는 로페린에는 소량의 마약 성분이 들어 있으므로 의사의 처방을 받아야 한다. 한 번에 1~2알을 4~8시간 간격으로 하루 8알까지 복용할 수 있다. 단, 마약 성분이 없는 설사약이 있으면 의사의 처방 없이 복용해도 된다. 위장 치료약인 겔포스도 대변을 어느 정도 단단히 해주므로 하루 3~4포를 복용할 수 있다. 설사약은 증상만을 조절하므로 만일 이틀 이상 설사가 멈추지 않고 열이 계속나면 진찰을 받아야 한다.

음식을 먹거나 물을 마실 때 배가 아픈 경우 위와 장에 심한 염증이 있을 수 있다. 또한 췌장, 쓸개에 염증이 있어도 음식물로 인해 통증이 심해진다. 따라서 음식물로 인해 통증이 심해지면 더 이상 먹거나 마시지 말고 진찰을 받아야 한다. 진통제는 진찰 전까지는 사용하지 말아야 한다. 만약 통증이 참을 수 없을 정도로 심해지면 우선 가까운 병원 응급실을 찾아 간다.

음식물에 상관 없이 통증이 있는 경우 위장과 관계 없는 간, 비

장, 난소, 콩팥, 방광, 복강(뱃속에 있는 위나 장이 아닌 빈 공간),
척추 등에 이상이 있을 수 있다. 이때 각각 이상이 있는 곳에 따라
통증이 생기므로 미루어 짐작해볼 수 있다. 집에서 스스로 치료할
수 있는 상황이 아니므로 병원에 가야 된다.

간, 쓸개, 위에 염증이 생겨 열이 나고 통증이 일어나면 주로 오
른쪽 배 윗부분이 아프다. 깊이 숨을 들이쉴 때 통증이 심해지는
경우 폐렴이나 늑막염 등이 있어 아플 수도 있다.

췌장, 위 혹은 장에 이상이 있으면 배 한가운데에 통증이 있다.
맹장염은 처음에는 체한 것처럼 불편해지다가 점차 배 한가운데
로 통증이 옮겨지면서 나중에 심해지면 오른쪽 아랫배 주위로 통
증이 번질 수 있다.

아랫배가 아플 때는 방광, 콩팥, 난소, 자궁, 항문 주위, 대장 아
랫쪽 등에 염증이 있을 수 있다. 항문이나 난소, 자궁 등에 이상이
있으면 아랫배 밑이 빠지는 느낌이 들 수 있다.

소변을 볼 때 아랫배가 아프면 방광, 난소, 자궁, 항문 부위에 염
증이 있을 수 있고 배 전체가 아프면서 뱃살이 단단해지면 복막염
이나 위장에 심한 염증이 있을 수 있다.

옆구리가 결리고 가만히 옆구리를 주먹으로 두드릴 때 통증이
심하면 콩팥에 염증이 있는 경우가 대부분이다.

◐ 열이 나면서 설사를 하는 경우

대부분 장에 염증이 생기면 설사를 한다. 간혹 심한 열이나 복막
에 염증이 생겨도 설사를 할 수도 있다. 항암 치료제 투여 후 다른
병이 없어도 설사를 할 수도 있다. 장 운동을 촉진시키는 메토클

로프라미드(멕소롱)라는 약도 설사를 일으킬 수 있다. 암포젤이나 미란타 같은 약을 많이 먹으면 설사를 일으킬 수 있다. 항생제를 며칠 사용하는 경우도 간혹 설사가 나타날 수 있다.

약의 부작용으로 인해 설사를 하는 것이 아니면 반드시 정확하게 진찰 받고 치료해야 한다. 약으로 인한 부작용일 경우 약 복용을 중단한 후 3～5일 지나면 대부분 설사가 없어진다.

항암 치료 후 입 안이 헐고 속이 쓰리고 설사를 하면 대부분 항암제로 인해 위장 점막이 헤어져 생기는 경우이다.

이런 부작용을 잘 일으키는 항암제는 아라 시, 메소트렉세이트, 도노루비신, 독소루비신, 플루로유라실, 이토포사이드, 멜팔란, 티오데파 등이다.

항암제 부작용으로 점막이 헤어지면 2차 합병증이 생길 때 설사를 하면서 열이 난다. 주로 입 안에 물집을 잡히게 하는 단순 포진 바이러스 감염이나 칸디다라는 곰팡이 감염으로 열이 난다. 일단 진단이 되면 이들은 쉽게 치료할 수 있다. 단순 포진 치료는 아시크로비어라는 약을 1회 400mg 하루 세 번씩 최소 10일 정도 복용하고 칸디다증 치료는 플루코나졸을 하루 한 번 최소 200mg 이상 1주일 이상 복용하면 치료된다.

항암 치료 후 이런 합병증이 생겼던 환자는 다시 항암 치료를 받을 때 플루코나졸 200mg과 아시크로비어 400mg을 하루 두 번씩 항암 치료 받는 날부터 최소 10일간 복용하면 예방이 된다.

항생제를 며칠 복용하고 있는 도중 열이 나면서 설사를 하면 항생제 사용으로 인한 2차 장염이 생겼을 가능성이 있다. 이 장염은 클로스트리듐 장염이라 하며 플라질이나 밴코마이신으로 치료할 수 있다. 대변 검사로 진단이 되고 처음 며칠은 입원 치료가 필요할 수 있다.

◐ 열이 나면서 소변을 볼 때 통증이 있는 경우

주로 방광과 요도에 염증이 있을 수 있다. 옆구리가 결리는 경우 콩팥까지 염증이 번져 있을 가능성이 높다.

백혈구 수가 떨어져 있는 환자는 온몸으로 감염이 퍼질 수 있으므로 빨리 치료해야 한다.

백혈구 수가 떨어져 있지 않을 때 성병이 아닌 단순한 방광염이나 요도염은 고단위 코트라이목사졸(박트림, 셉트라 혹은 코트림)이나 항생제 주사로 일반 사람과 마찬가지로 치료받을 수 있다.

그러나 곧바로 병원에 갈 수 없으면 평소 마시던 물의 양보다 2∼3배되는 양을 마시고 통증을 가라앉히기 위해 아이비프로펜을 1회 400mg씩 하루 네 번, 혹은 나프록센을 1회 200∼400mg씩 하루 두 번 복용할 수 있다.

자주 방광염이나 요도염이 재발하는 환자는 고단위 코트라이목사졸(박트림, 셉트라 혹은 코트림)을 하루 한 알씩 항암 치료 받을 때부터 약 10일간 복용하면 큰 어려움을 피할 수 있다.

◐ 열이 나면서 혈관 튜브 주위가 아픈 경우

항암 치료에 사용하는 전용 혈관 튜브를 삽입한 환자가 열이 나면서 삽입 부위가 아플 때는 그 부근에 염증이 생겼을 가능성이 있다.

감염을 일으키는 세균이 온몸으로 퍼질 수 있으므로 곧바로 병원

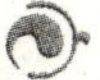

에서 치료 받아야 한다. 만약 빨리 치료 받기가 어렵다면 에리트로마이신 1g과 레보프록사신(또는 시프로프록사신) 500mg을 동시에 복용하고 병원에 가도록 한다.

◘ 열이 나면서 관절이 부어오르는 경우

심한 열 때문에 단순히 몸살기처럼 팔다리나 관절이 아플 때는 큰 문제가 아니다. 하지만 관절부위가 한두 군데만 부어오르는 경우 심한 세균 감염이 있을 수 있다.

이런 증상이 있을 경우 관절액을 뽑아 내어 진단을 한다. 만약 관절액을 뽑기 어려울 때는 혈액균 배양으로 대신한다. 심각한 경우가 대부분이므로 병원에서 치료해야 한다.

◘ 열이 나면서 정신이 혼미하거나 심한 두통이 있는 경우

뇌에 감염이 있을 가능성이 있다. 집에서 치료할 수 없고 병원에서 응급 치료를 받아야 한다.

정신이 혼미하면 혀가 숨길을 막아 숨쉬기가 어려울 수 있고 토할 수도 있다. 그러므로 무엇보다도 숨쉬는 데 지장이 없도록 하고 병원으로 옮긴다. 환자를 오른쪽이나 왼쪽 옆으로 눕게 한 후 머리를 약간 뒤로 젖히고 숨을 고르게 한다. 물론 베개 한두 개를 머리밑으로 넣는다. 토했을 때는 이물질이 입 안에 남아 있지 않도록 조심스럽게 씻어내고 다음에 토할 때 숨을 막지 않도록 머리를 아래로 약간 기울인 상태로 병원에 간다.

정신이 혼미한 환자에게는 절대로 약, 물, 음식 등을 주지 않는다. 이유는 호흡을 방해할 수 있기 때문이다.

◑ 열이 나면서 경련을 하는 경우

뇌에 감염이 있을 가능성이 있다. 집에서 치료할 수 없고 병원에서 응급 치료를 받아야 한다.

앞에서와 마찬가지로 숨쉬는 데 지장이 없도록 해주어야 한다. 경련을 일으킬 때 혀를 깨물 수도 있으므로 일단 경련을 멈추면 혀를 살펴 보아 피가 나는지 확인한다. 피가 나는 경우 반드시 머리를 아래로 약간 기울인 상태로 병원에 간다.

◑ 열이 나면서 피부에 종기가 생기는 경우

얼굴, 특히 눈밑이나 코주위로 생기는 종기는 절대로 손으로 만지지 않는다. 이 곳에 침범하는 세균이 아주 쉽게 뇌로 연결하는 혈관을 타고 번질 수 있기 때문이다.

대부분 종기는 억지로 짜서는 안 된다. 짜지 않아도 약 일주일 정도 지나면 염증이 사라지면서 저절로 터지거나 없어진다. 만약 일주일이 지나도 좋아지지 않고 점점 커지는 종기는 절대로 손 대지 말고 병원에서 치료하도록 한다. 고약을 붙일 수도 있지만 항암 치료하는 환자는 절대로 사용해서는 안 되고 먹는 항생제 혹은 바르는 항생제 연고를 사용해야 한다.

바르는 항생제로는 겐타마이신 연고 등이 있는데 하루 8시간씩 규칙적으로 바르도록 한다. 먹는 항생제로 시클러 250mg을 하루 12시간 간격으로 두 번, 시프로 500mg을 하루 한 번씩 최소 4일 이상 복용한다.

몸 한쪽 피부나 주변 근육에 예리한 통증이 생긴 후 2~3일쯤 뒤 피부에 물방울 크기의 물집들이 생기면 대상 포진이라는 바이러스를 의심해볼 수 있다. 생긴 지 2~3일 안에 치료하지 않으면 나중에 치료가 잘되더라도 감염된 피부 주위에 3~6개월 정도 심한 통증을 느낄 수 있다.

일단 피부에 물집이 잡히면 곧바로 치료해야 통증이 생기는 것을 예방할 수 있다. 아시크로비어 혹은 팜비어 등으로 치료를 할 수 있다. 아시크로비어 800mg을 4시간마다 하루 5번(잠자는 시간은 생략)씩 약 10일 정도, 팜비어 500mg을 매 8시간마다 하루 3번씩 10일 정도 복용하면 도움이 된다. 10일을 복용하여도 물집이 사라지지 않으면 물집이 사라질 때까지 복용해야 한다. 길어도 14일 정도 복용하면 좋아진다.

◑ 전신 피부가 벌겋게 되면서 열이 날 때

대부분의 경우 약물 부작용일 수 있지만 간혹 세균으로 염증이 생겨도 피부가 벌겋게 부어오를 수 있다. 약으로는 설파계나 페니실린계 약들이 이런 부작용을 일으킨다. 만약 이런 약을 복용한 후 피부가 변하면 지체없이 병원에 가서 치료해야 한다. 왜냐하면 간혹 피부 전체가 심하게 부어오르고 짓물러져 나중에 없어지지 않는 상처가 생기거나 균이 침범할 수 있기 때문이다.

이런 일이 생기면 체온이 급속도로 떨어질 수 있고 심한 탈수 현상이 나타날 수 있다. 그러므로 보리차 같은 물을 많이 마시게 하면서 병원에 가야 한다. 열이 너무 심하면 해열제인 아세트아미노펜 500mg을 복용하고 가도 된다. 특히 나이 많은 노인 환자나 허약한 환자들은 탈수를 조심해야 한다.

◐ 코주위 광대뼈나 눈주위가 아프면서 열이 날 때

균으로 인한 축농증이 생기면 코주위나 눈주위가 아프면서 코가 막히고 노란 콧물이 나오는 증상을 보인다. 이런 증상이 생기면 코가 충혈된 것을 치료하는 혈관 수축제를 1~2회 콧속에 뿌린다. 하루 한두 번 사용할 수 있고 3일 이상 사용해서는 안 된다. 자칫하면 코 점막 혈관이 손상될 수 있다.

그 밖에 액티피드 등의 항히스타민제를 사용해도 된다. 항히스타민제는 단순히 코가 막히는 증상을 덜 하게 한다.

균으로 염증이 생기면 레보프록사신(또는 시프로프록사신) 등과 같은 항생제를 복용해도 되지만 합병증이 생길 수 있으므로 의사의 지시에 따라 복용한다.

◐ 콧물, 재채기, 기침을 하는 감기로 열이 날 때

10~3월까지는 독감에 걸릴 수 있는데, 대부분 주위에 같은 증상을 가진 사람이 있어 쉽게 구별할 수 있다. 항암 치료를 받는 사람들은 일반 사람들과 달리 면역 기능이 떨어져 있으므로 치료를 받아야 된다. 또한 2차 세균 감염으로 기관지염이 생기거나 폐렴에 걸릴 수 있어 주의를 해야 한다.

충분히 휴식을 취하고 약물 치료로 아만티딘 1회 100mg씩 하루 2회, 7~10일간 복용할 수 있다. 효과가 좋으려면 감기 증상이 생긴 지 1~2일 내에 복용을 시작해야 한다. 만약 폐암이 있거나 심장 및 폐기능이 떨어져 있는 환자라면 환자 체중 1kg당 5mg으로 계산하여 하루 2회로 나누어 복용한다.

최근에 나온 약으로 레란자라는 들이 마시는 약을 동시에 사용할 수 있다. 하루 두 번씩 한 번에 두 알을 기구로 흡입하여 5일간 치료한다. 또 타미플루라는 약은 1회에 75mg씩 하루 두 번 먹는다. 감기가 아닌 병을 감기로 생각해 이런 약들을 사용하면 치료가 늦어 고생할 수 있고 약으로 인한 부작용이 있을 수 있으므로 진찰을 받아야 한다. 코를 소금물로 씻어내서 바이러스를 검사하는 방법으로 확인한다.

만약 전신 상태가 쇠약하고 심장과 폐기능이 좋지 못한 환자가 독감에 걸리면 병원에서 면역 글로불린 정맥주사를 맞아야 할 경우도 있다. 용량은 체중 1kg당 250mg으로 계산하여 하루 한 번씩 4일간 투여한다.

독감은 치료보다는 예방이 더 효과가 있다. 따라서 해마다 10월에 예방 주사를 맞도록 한다. 만약 쇠약하고 심장과 폐기능이 좋지 못한 환자가 예방 주사를 맞지 못했거나 주위에 독감에 걸린 사람들이 많으면 아만티딘을 한 번에 100mg씩, 하루 두 번씩 10월부터 3월까지 복용한다. 이 약은 어지러움증이나 손발이 떨리는 부작용을 가져올 수 있다.

담배를 피우고 있었다면 반드시 끊어야 한다.

어린 아이들에게서 3~5월까지 생기는 감기는 일반 독감과 다르다. 그렇지만 항암 치료를 받는 환자들에게는 독감 이상으로 심한 감기를 가져올 수 있다. 조혈 세포 이식, 골수 이식을 한 사람은 병원에 입원해 리바비린이라는 약을 하루 12시간 정도 흡인하는 치료를 약 5일간 한다. 약국에서 판매하는 먹는 약으로 된 리바비린은 큰 효과가 없다고 알려져 있다. 그러므로 가장 좋은 방법은 예방이다.

무엇보다도 손을 잘 씻고 어린 아이들을 이 기간 동안 접촉하지 않는 것이 가장 중요하다. 만약 감기로 폐렴에 걸리면 심각한 상황이 발생한다. 면역 기능이 떨어진 환자는 입원하여 면역 글로불린을 사용하여야 하며 용량은 하루 한 번 체중 1kg당 500mg으로 4~5일 투여한다.

2) 방사선 치료 후 열이 날 때

몸 안에 있는 암을 방사선으로 치료하는 도중 열이 날 수 있다. 방사선 치료 부작용으로 열이 나기도 하며, 많은 방사선을 쬐고 나면 백혈구 수가 떨어져 항암치료 후 발생하는 감염처럼 염증이 생겨 열이 날 수 있고 암 자체로 인해 발생하는 합병증으로 열이 날 수도 있다.

최근 방사선 치료는 예전과 달리 매우 안전하고 효과도 높다. 방사선 치료 독성을 줄이기 위해 적은 양의 방사선을 수십 차례에 걸쳐 나눠서 치료하고 컴퓨터로 치료하는 곳을 정확히 결정하므로 방사선 자체 독성으로 생기는 열은 드물다. 하지만 호지킨병의 임파종 환자처럼 몸의 많은 부위를 방사선으로 치료하는 경우 치료 후 1~2일 동안 38도를 넘지 않는 미열이 날 수 있다. 또 간혹 방사선 치료 부위의 피부색이 벌겋게 변하면서 열이 날 수도 있다.

이때는 데카드론이라는 스테로이드 10mg을 방사선 치료 전 한 번씩 약 2~3일간 복용하면 부작용이 사라진다. 스테로이드는 몸 저항력을 약화시키므로 가능한 사용을 줄여야 한다. 응급으로 치료할 문제가 아니므로 담당하는 치료 방사선 의사와 상의하여 결정한다.

넓은 부위를 치료하거나 항암제와 함께 방사선을 사용하면 백혈구가 심하게 감소할 수 있다. 특히 폐암, 유방암, 호지킨 임파종, 임파성 백혈병을 치료하는 과정에 백혈구 수가 잘 떨어지고 골반이나(엉치뼈 부근) 척추 부위를 광범위하게 치료할 때도 백혈구 수가 떨어진다. 따라서 매주 한 번씩 혈구 검사를 하여 얼마나 떨어지고 있는지 알면 치료에 도움이 된다. 대개 치료를 시작한 지 3주째부터 백혈구가 감소하고 일단 감소하면 약 2~3주 지속되므로 이 기간 동안 감염이 되지 않도록 환자와 환자를 만나는 사람들 모두 손을 잘 씻도록 한다. 독감이나 전염병이 도는 계절에는 외출을 삼가도록 한다.

백혈구가 떨어져 생기는 감염은 항암제 치료 후 생기는 감염과 비슷하여 치료 역시 비슷하다. 그러므로「항암제 치료 후 열이 나는 경우」편을 찾아보면 도움이 된다. 백혈구가 1000개 이하로 감소하는 경우 심한 감염이 생길 수 있다.

항암제와는 달리 방사선 치료는 암을 짧은 시간 안에 줄일 수 없다. 따라서 방사선 치료 전 암이 꽤 커서 몸의 중요한 부분을 누르고 있다면 염증이 생길 수 있다. 예를 들어 폐암이 커가면서 기관지를 막아 버리는 경우 막힌 기관지 아래로 가래가 나오지 못해 폐렴이 생길 수 있고 방사선 치료를 해도 쉽게 사라지지 않을 수 있다.

이런 경우 항생제를 복용하면서 동시에 방사선 치료를 받으면 방사선 치료만 받는 때보다는 감염을 쉽게 치료할 수 있다. 역시 응급한 상황이 아니므로 담당 의사와 상의한다.

반면 수 주간 계속하는 방사선 치료를 받는 경우 암이 작아지지만 암 주위에 있는 정상 조직이 손상을 받아 생기는 염증으로 열이 날 수 있다. 예를 들어 항문에 생기는 직장암을 오랫동안 치료하면 암이 사라지면서 암과 마주하고 있는 정상 조직이 어긋나 복강이나 항문 주위로 염증이 생길 수 있다. 따라서 전에 없었던 이상한 증상이 치료 도중 생기면 그때마다 바로 진찰을 받는다.

만약 이런 합병증이 생기면 상당히 치료하기 어려우므로 미리 알아내어 예방하는 것이 최선의 길이다.

폐암, 유방암, 임파종 때문에 폐 일부분을 방사선으로 치료하는 경우 치료 시작 후 2~4주 안에 38도 이하의 미열이 나면서 잦은 기침을 시작할 수 있다. 그대로 놔두면 점점 숨이 가빠져 심각한 문제가 생길 수 있다. 세균이 없어도 폐 조직을 통과하는 방사선이 폐렴을 일으키기 때문이다.

따라서 폐 일부가 방사선에 노출이 되면 평상시 숨쉬는 것과 잘 비교하고 매일 체온을 재보면 도움이 된다. 만약 이런 합병증이 생기면 데카드론 10mg을 12시간 간격으로 하루 두 번씩 복용한다. 치료 기간은 수 주에서 수 개월이 걸리며 경과가 좋아지면 약의 양을 점차 줄인다. 많이 생기는 부작용이 아니고 전문 지식이 있어야 치료할 수 있기 때문에 자세한 것은 담당 의사와 상의한다.

3) 수술 후 열이 날 때

암을 수술한 뒤 열이 나는 경우는 대부분 수술 합병증으로 인해 일어난다. 내성이 있는 병원 세균으로 감염이 되면 치료가 쉽지 않을 수 있다.

병원 내에서 발생하는 세균 감염은 큰 문제를 초래하므로 많은 환자가 입원해 있는 종합병원이나 대학병원 등은 전염병 예방 부서가 따로 있어 이런 문제를 사전에 예방한다.

수술 부위에 염증이 생길 수 있고 수술 후 폐 일부에 가래가 차 균이 없어도 열이 날 수 있으며 가래에 막힌 부위가 폐렴으로 진행될 수도 있다. 또 주사를 맞은 부위에 염증이 생길 수 있고 소변호스나 몸 안에 삽입한 기구를 통해 균이 전염될 수 있다.

드물지만 수혈이나 약물 부작용으로 열이 나는 경우도 있고 수혈을 통한 전염성 질환 등으로도 열이 날 수 있다.

수술 후 항암 치료나 방사선 치료를 계획하였다면 감염이 되는 경우 치료가 지연될 수 있다. 염증이 완전히 치료되지 않은 상태로 항암 치료나 방사선 치료를 받을 경우 큰 합병증이 생기므로 충분한 여유를 두고 치료를 해야 한다.

◐ 폐에 이상이 있어 열이 날 때

폐에 가래가 차면 대개는 수술한 지 1~2일 후부터 열이 나며 진찰이나 X-레이 사진 등으로 쉽게 진단할 수 있다. 이 증상은 폐나 배 수술을 한 환자가 수술 자리의 통증으로 기침을 제대로 하지 못해 생기는 것이다.

가능하면 수술 후 24시간 안에 걷기를 시작하고 간이 호흡기를 하루 최소한 네 번 이상, 한 번에 5~10분 정도 사용하면 예방이 된다. 플라스틱 간이 호흡기가 없으면 걷기 같은 운동을 해야 한다. 간이 호흡기를 통해 숨을 들이마시면서 숨을 쉴 때 떠지는 조그마한 플라스틱 부표를 지정한 위치에 오랫동안 떠 있게 할수록 폐가 잘 펴진다.

만약 가래가 잘 나오지 않거나 2차로 균에 감염되면 세균성 폐렴이 발병한다. 주로 수술 후 2~3일이 지나면 발생하고 숨을 쉴 때 가슴에 통증이 심해지면서 노란 가래가 나오기 시작한다. 간혹 입 안이나 가래에서 고약한 냄새가 나는 경우가 있는데 이때는 폐에 고름 주머니가 생기는 폐농양을 의심할 수 있다. 강력한 항생제를 사용하여 치료해야 하므로 담당 의사의 지시를 받도록 한다.

담배를 피웠던 환자나 폐기능이 떨어진 환자는 이런 합병증이 쉽게 나타나며 합병증세가 더욱 심할 수 있다. 따라서 가능하면 최소한 수술 2주 전부터라도 금연을 해야 한다. 담배는 마약처럼 중독을 일으키기 때문에 본인 의지만으로 쉽게 끊을 수 없다. 이런 경우 담당 의사의 처방을 받아 피부에 붙이는 니코틴을 사용한다. 하루 한 갑 이상 담배를 피우고 있다면 하루 21mg을 일주일 사용하고 그 후 하루 14mg으로 7일간 그리고 나머지 기간은 하루 7mg을 사용하면 된다.

만약 니코틴만으로 금연을 유지하기 어려우면 부프로피온(웰부트린 혹은 자이밴) 약을 한 번에 150mg씩 하루 두 번 복용할 수 있다. 피부 부착용 니코틴과 함께 사용해도 된다. 이전에 경련을 일으켰었던 환자는 사용하면 안 된다. 또 정상의 경우라도 하루

300mg 이상 복용하지는 않아야 한다. 자세한 사항은 「담배 끊는 방법」편을 찾아보면 도움이 된다.

● 주사맞은 부위에 염증이 생겨 열이 날 때

플라스틱 튜브로 된 주사 바늘은 감염 위험이 높아 3일 이상 사용할 경우 반드시 새 바늘로 바꿔 사용하도록 한다. 플라스틱이 아닌 쇠로 된 주사 바늘은 감염 위험이 낮지만 역시 3일마다 바꾸는 것이 안전하다.

주사 맞은 혈관 부위에 염증이 생기면 벌겋게 부어오르고 아프기 시작한다. 이때는 곧바로 주사 바늘을 빼고 새 바늘을 사용하여 다른 곳에 주사를 맞도록 한다. 대부분 자연적으로 나아지지만 염증이 계속될 때는 항생제 치료가 필요하다.

다리에 있는 혈관은 염증이나 피가 굳는 합병증이 잘 생기므로 가능하면 주사 맞는 것을 피하는 것이 바람직하다.

전용 혈관 튜브를 사용할 때 튜브가 감염되면 튜브를 제거하지 않고 항생제를 사용하여 대부분의 염증을 없앨 수 있다. 하지만 정확한 항생제를 3일 이상 사용해도 계속 세균이 피에서 발견되거나, 곰팡이로 염증이 생기거나, 핏덩어리가 혈관 튜브 끝에 붙어 있거나 혈관 튜브가 지나가는 피부 부위가 벌겋게 붓고 아프면 혈관 튜브를 빼야 한다. 빼고나서도 항생제를 최소한 7일 이상 사용해야 한다.

● 소변 호스나 몸 안에 삽입된 기구가 감염되어 열이 날 때

세균에 감염이 되지 않아도 소변 호스를 삽입한 첫째 날은 38도

이하의 미열이 날 수 있다. 하지만 고열이 나거나 세균 배양 검사 상 감염이 확인되면 호스를 뺀 후 항생제 치료를 해야 한다. 세균 이 사라지는 것을 확인한 후에도 최소한 3~4일은 항생제를 더 사 용한다.

소변 호스를 통해 흘러 나오는 소변이 밀폐된 비닐 주머니나 병 에 모아지면 감염될 가능성이 낮다. 그러나 뚜껑이 없는 병이나 밀폐되지 않는 비닐 주머니 등을 4일 정도 사용하면 모든 환자들 이 예외없이 세균에 감염될 수 있다. 밀폐된 비닐이나 병을 사용 하는 경우에도 일주일 정도 지나면 약 1/3 정도의 환자가 감염된 다. 따라서 가능하면 일주일 이내에 소변 호스를 제거해야 한다.

소변 호스나 기구 등이 감염되는 것을 방지하기 위해서는 환자 를 담당한 간호사와 의사는 기구를 취급하기 전에 반드시 소독 비 누로 깨끗이 손을 씻고 또한 호스나 기구를 밀폐하여 소변이 외부 와 접촉되지 않도록 해야 한다.

늑막 튜브, 쓸개관 튜브, 복강 튜브, 신장 튜브, 피를 빨아내는 흡인 튜브 등이 몸 안에 있는 경우 소변 호스와 마찬가지로 감염 이 될 수 있다. 감염이 되는 경우 큰 문제가 생기므로 모든 기구를 밀폐하여 감염을 방지하도록 해야 한다. 또 예방 목적으로 항생제 를 사용할 수도 있다.

이런 기구를 통해 감염이 되면 대부분 기구를 제거한 후 항생제 치료를 한다. 항생제는 7~10일 이상 사용한다.

◐ 수혈이나 약물 부작용으로 열이 날 때
수혈 부작용은 대부분 투여한 지 1~2시간 안에 생기므로 쉽게 알아볼 수 있다.

혈액 성분이 세균에 감염되어 있는 경우는 드물지만 심각한 상황을 초래한다. 따라서 수혈 후 열이 나면 곧바로 수혈을 중단하고 남아 있는 혈액을 검사한다. 또한 강력한 항생제로 치료한다.

세균에 감염되지 않고 열이 날 때는 두드러기나 호흡 곤란처럼 알레르기 증상이 많이 나타날 수 있다. 이때 항히스타민제 등과 같은 약으로 치료가 된다. 전문 치료를 받아야 하므로 담당 의사와 상의한다.

약물 부작용은 나타나는 시간이 일정하지 않지만 대부분 먹은 지 24시간 안에 발생한다. 알레르기 증상이 보일 수도 있지만 열만 나는 경우도 있다. 여러 약을 함께 사용하고 있을 경우 진단에 어려움이 있지만 쉽게 원인을 찾을 수 있다.

◑ 수술 부위가 감염될 때

수술한 후 피부를 꿰매어 놓은 자리에 감염이 되면 3~10일쯤 지나 이곳이 붓기 시작하고 통증이 생긴다. 이때 실밥을 트면 대부분 고름이나 감염되어 있는 체액이 흘러 나와 쉽게 진단된다. 이 경우 실밥을 모두 제거해서 상처를 벌려 놓고 항생제를 사용하며, 벌어진 수술 상처밑에서 새 살이 오르면 치료가 끝난다.

뼈나 관절 또는 폐를 수술할 때 수술 상처 부위가 감염되는 경우는 드물다. 이유는 수술 장소 주변에 세균이 많지 않기 때문이다. 대부분 피부에서 자라고 있는 세균에 의해 감염이 된다.

복부 수술, 산부인과 수술 혹은 입 안 수술을 하는 경우는 세균이 많이 있기 때문에 쉽게 감염될 수 있다. 따라서 이런 수술 전에 예방 목적으로 항생제를 투여할 수 있다.

각 수술 부위에 따라 감염 종류가 다르고 치료 방법이 다르기 때문에 수술 부위에 따라 생기는 감염에 대한 설명은 생략하였다. 그러므로 담당 의사의 설명과 지도를 따르도록 한다.

❍ 주변 사람으로부터 전염되어 열이 날 때

병원에 입원해 있는 동안 다른 환자로부터 전염될 수 있다. 결핵, 독감, 백일해, 홍역, 뇌막염 등은 환자가 쉬는 호흡으로 전염이 된다. 따라서 이런 환자는 격리 치료된다.

음식물로 전염될 수 있는 것은 간염, 이질, 장티푸스, 또는 바이러스성 장염 등이다. 음식물을 다루는 사람들에게 이런 병이 없으면 예방이 된다.

하지만 심각한 문제는 이런 음식물이나 공기로 전염되는 병이 아니라 의사나 간호사들이 다른 환자를 만지고 나서 손을 씻지 않아 병이 전염되기도 한다는 것이다. 그러므로 의사나 간호사들은 무엇보다도 환자를 보기 전에 반드시 손을 씻어 세균을 전염시키지 않도록 하는 것이 가장 중요하다. 만약 의사나 간호원들이 손을 씻지 않는 경우 손을 씻고 올 때까지 진찰이나 치료를 받지 말고 기다려야 할 것이다.

4) 골수나 조혈 세포 이식 후 열이 날 때

이식 치료 후 얼마나 지났는지를 기준으로 순서대로 기술하였다. 따라서 열이 나면 이식한 지 얼마가 지났는지 살펴본 후 해당

항목을 찾아 보자.

◐ 백혈구 수가 떨어지고 입 안이 붓는다

고단위 항암제나 방사선을 사용하여 치료하는 골수 이식이나 조혈 세포 이식은 몸에 있는 백혈구와 면역 기능을 떨어뜨려 간혹 생명에 위험한 감염을 일으킨다. 백혈구 수효는 이식한 지 약 2주에서 3주 사이에 회복된다. 백혈구 수가 떨어져 있는 동안 세균이나 곰팡이에 감염되면 위험한 상황이 생길 수 있다. 그러므로 이 기간 동안 열이 없고 감염이 되지 않았어도 감염을 피하기 위해 강력한 항생제, 항곰팡이 치료제(항진균제) 및 항바이러스제를 사용한다.

백혈구가 정상으로 회복해도 떨어진 면역 기능은 약 2년을 거쳐 서서히 회복된다. 따라서 이 기간 동안 열이 나면 일단 심각한 감염이 있는 것으로 생각하고 강력히 치료한다.

이식 치료에 사용되는 항암제와 방사선 치료는 치료 후 입 안과 위장관에 있는 점막을 붓게 하며 손상시킨다. 손상된 점막이 재생하는 기간은 약 2~3주 정도 걸린다. 손상된 점막을 통해 핏줄과 살 속으로 들어가는 세균, 입 안이나 식도에서 생기는 곰팡이, 입 안을 헐게 하는 단순 포진 바이러스, 또 핏줄과 살을 타고 들어가는 곰팡이에 감염이 잘 된다.

◐ 본인의 피에서 뺀 조혈 세포를 이식하는 경우

자기 몸에서 나온 조혈 세포를 이식한 환자는 이식 후 백혈구 수가 증가하면서부터 몸의 상태가 빠른 호전을 보인다. 그러나 백혈구가 정상으로 회복되어도 면역 기능은 3개월 정도 지나야 이식 치료 전의 약 1/3 정도로 회복되고, 6개월이 지난 후에 절반, 1년 후 2/3, 2년 후에 정상으로 회복된다.

면역 기능이 이식 치료 전의 절반 이하로 떨어지면 바이러스와 세균에 쉽게 감염된다. 따라서 이식 치료 후 6개월 내에 이런 감염이 잘 일어나므로 38도 이상의 열이 나면 병원에 입원하여 바로 치료를 해야 한다.

이식 치료 후 6개월부터 1년 사이는 피부에 발진을 일으키는 바이러스에 감염될 수 있다. 1년 후부터는 모든 감염 위험이 서서히 줄어든다.

◐ 다른 사람의 골수나 조혈 세포를 이식하는 경우

다른 사람의 골수나 조혈 세포를 이식하는 경우 이식받은 환자의 몸이 골수나 조혈 세포를 준 사람의 몸과 같지 않기 때문에 백혈구가 증가하면서 이식 편대 숙주병이라는 합병증이 생길 수 있다.

2~4시간 일광욕을 한 것처럼 피부가 벌겋게 변하거나, 황달이 생기거나 설사를 할 수 있다. 또 소화가 안 되고 자주 토할 수도 있다. 만약 반응이 심하면 위험한 일이 생길 수 있다. 따라서 이식 치료 후 발생하는 이식 편대 숙주병을 예방하기 위해 많은 약을 사용한다. 주요 치료제로는 스테로이드제, 사이클로스포린, 타크로리무스, 마이코페노레이트가 있다. 이 약들은 환자의 면역 기능을 떨어뜨려 감염을 일으킬 수 있다. 따라서 이런 약을 복용하는 동안에는 언제나 감염 위험이 있으므로 열이 나면 반드시 치료를 받아야 한다. 이식 편대 숙주병이 없어지면 그 때부터 약 3~6개

월 뒤 면역 기능이 서서히 정상 수준으로 회복되어 감염 위험이
줄어든다.

◐ 감염 예방 방법

독감, 설사병, 결핵, 간염처럼 전염될 수 있는 병들은 이식 환자
에게 큰 문제를 일으킬 수 있다. 따라서 계절성으로 전염되는 독
감이나 장염은 예방주사를 맞거나 외출, 외식 등을 자제해 예방하
는 것이 좋다. 또 계절에 상관 없이 전염될 수 있는 병은 환자와
접촉하면 퍼지므로 사람들이 많이 모인 자리는 피해야 한다. 또
집에서 키우는 개나 애완용 동물들로부터 전염되는 병도 있다.

이렇게 사람들을 피하더라도 공기, 흙 또는 물 속에 숨어 있는
균들을 피하기는 어렵다. 따라서 이식 치료 후 3~4개월 동안은
외출할 때 환자용 마스크를 사용하고 물은 끓여 먹어야 한다. 또
한 가급적이면 모든 음식은 끓인 후 식혀서 먹도록 하는 습관을
들이도록 한다. 집 안에 있는 화분들도 집 밖으로 옮겨놔야 한다.
화분 흙 속에는 사람 몸에 쉽게 침입하는 독한 균이 있기 때문이
다. 집안 청소는 가능하면 물걸레보다는 진공 청소기를 사용하고
에어컨을 쓰는 경우, 에어컨 필터를 사용기간의 절반만 사용하고
새 것으로 바꾸면 도움이 된다.

음식물의 경우 발효시킨 음식물은 몸에 해로운 곰팡이가 있으므
로 자제하도록 한다. 메주, 된장, 고추장은 익힌 후 먹어야 하며
메주를 사용하여 담근 간장 역시 일단 끓인 후 식혀서 먹도록 한
다. 마찬가지로 검정 후추도 먹지 않는다. 또한 어렵겠지만 이식
치료 후 1~3개월간은 과일이나 익히지 않은 채소는 먹지 않는다.

다만, 끓인 물에 데쳐서 먹을 수는 있다.

만약 음식 준비에 큰 어려움이 있으면 준비한 음식물을 전자레인지에 넣고 2~3분간 고온에서 가열하여 먹도록 한다.

● 이식 치료를 위한 항암 치료나 방사선 치료중 열이 나는 경우

몸 전체를 치료하는 방사선 치료 도중에 간혹 감염이 없어도 열이 나는 경우가 있다. 대부분 치료 첫날부터 피부가 벌겋게 되면서 열이 나고 속이 울렁거리기 시작한다. 이때 토하지 않게 하는 약과 데카드론이라는 스테로이드를 함께 사용하면 이러한 증상이 없어진다. 스테로이드를 사용하지 않으면 거의 모든 환자들이 이런 증상을 보인다. 따라서 방사선 치료를 받는 대부분의 환자들은 치료 전에 이런 스테로이드 계통 약을 투여받는다.

아라 시, 이토포사이드 같은 항암제는 균이 없어도 열을 일으킬 수 있으며 피부가 벌게지며 부어 오른다. 이때 역시 데카드론을 사용하면 증상이 없어진다. 방사선 치료와 마찬가지로 데카드론을 항암 치료 때마다 투여하여 이런 부작용을 예방한다.

다른 사람의 골수나 조혈 세포를 이식 받는 경우에 간혹 사용되는 항 흉선 면역 글로불린 역시 열이 나고 심한 오한과 호흡곤란이 올 수 있다. 이 경우 스테로이드제를 써서 치료와 예방을 한다.

백혈구가 감소되면 세균에 감염되어 열이 날 수 있지만 항암제나 방사선 치료를 받고 있는 도중 백혈구가 위험할 정도로 떨어지지는 않는다.

단, 환자 스스로가 이런 부작용을 챙겨서 예방할 수는 없으므로 담당의사와 상의한다.

● 이식 치료 후 첫 2주 동안에 열이 날 때

이식을 받은 지 일주일 안에 열이 나면 심각한 세균 감염인 경우가 대부분이다. 강력한 항생제로 쉽게 치료되고 또 미리 예방하기 위해 항생제를 사용하기 때문에 사실 큰 위험은 없다.

병원마다 치료 계획이 다르고 환자마다 상황이 다르기 때문에 사용하는 항생제는 차이가 있다. 주로 세팔로스포린제와 퀴놀론 계통 약을 사용한다.

이 기간 동안에는 입 안에 물집을 만드는 단순 포진이 잘 생길 수 있으므로 아시크로비어를 사용하여 예방한다. 만약 이 약을 사용하지 않거나 투여량이 적으면 이식 치료받는 환자들 가운데 50% 정도가 단순 포진에 걸릴 수 있다. 만약에 치료하지 않고 놔둘 경우 단순 포진이 온몸으로 퍼질 수 있어 반드시 치료해야 한다. 만약 단순 포진이 생기면 아시크로비어를 1회 400~1000mg씩 하루에 3번 정맥 주사하여 치료한다.

칸디다라는 곰팡이 때문에 염증이 생기면 입 안에 하얀 막이 생기면서 통증이 일어난다. 이때 플루코나졸을 하루 한 번 400~800mg씩 일주일 이상 치료한다. 또 위험한 곰팡이 병을 예방하기 위해 이트라코나졸이나 암포테리신 비를 사용할 수 있다.

플루코나졸과 이트라코나졸은 간에 부작용이 생길 수 있고 암포테리신 비는 콩팥에 부작용이 생길 수 있다.

환자 상태에 따라 치료법이 달라지므로 담당의사와 상의한다.

● 2주부터 4주 사이에 열이 날 때

주로 곰팡이나 세균이 원인인 폐렴에 걸리거나, 피가 세균에 감염될 때, 바이러스로 염증이 생겼을 때 열이 난다. 간혹 혈관 튜브가 감염되어 열이 날 수도 있다.

이식 치료 후 처음으로 백혈구가 나타날 때 감염이 안 되었어도 열이 날 수 있다. 이때 피부가 벌겋게 되는 발진이 나타나고 숨이 가빠질 수 있다. 주로 스테로이드제로 치료한다.

모두 상태가 심각하므로 담당의사와 경과를 자세히 상의한다.

곰팡이 감염　백혈구 수치가 낮을 때(주로 1000개 이하일 때) 혈관과 살을 침범하는 곰팡이 때문에 폐렴이나 축농증이 생기면 사망할 가능성이 높다. 암포테리신, 백혈구 수혈 및 백혈구 생산 촉진제를 사용하여 치료한다.

암포테리신 비는 부작용이 잘 일어나고 특히 콩팥에 부작용이 생길 수 있으나 곰팡이 치료제 중 가장 좋은 약이다. 매일 정맥 주사로 최소 한두 달 가량 투여한다. 주사를 맞는 도중 열이 나거나 몸에 오한이 생길 수 있다. 콩팥에 생기는 부작용을 줄이기 위해 암포테리신 비를 투여하기 전에 500cc~1L 정도되는 소금물을 정맥 투여한다. 또한 암포테리신 비를 오랫동안 사용하면 소변을 통해서 몸의 염분들이 빠져 나가므로 이를 보충하는 약들을 치료가 끝난 후에도 4~6주간 복용해야 할 경우도 생긴다.

암포테리신 비를 사용하다 콩팥에 부작용이 심하면 최근 새로 개발된 리포솜 암포테리신 비라는 약이나 이트라코나졸을 사용할 수 있다.

이트라코나졸은 암포테리신 비와 비슷한 효능이 있고 대부분 먹는 약으로 사용한다. 일부 곰팡이에 대해서는 암포테리신 비보다 효과가 떨어진다. 정맥 주사용 이트라코나졸을 사용할 수도 있다. 이트라코나졸을 복용할 때는 위액을 중화시키는 제산제나 위산 분비를 억제하는 약을 사용해서는 안 된다. 시럽으로 나와 있는 이트라코나졸이 정제로 된 약보다 몸에 흡수가 더 잘된다고 한다.

환자의 백혈구 수치가 1000개 이하로 떨어져 있을 때 백혈구 수혈을 하면 곰팡이 치료가 더 잘된다. 환자의 백혈구 수치가 스스로 최소한 2000개 이상 오를 때까지 매일 백혈구 수혈이 필요하다. 백혈구 수혈은 환자 체질과 비슷한 사람에게서 해야 하며 수혈 전 항히스타민제와 해열제를 사용해도 고열이나 오한 등의 부작용이 많이 생길 수 있다.

감염 같은 합병증이 없어도 이식 후 약 일주일째부터 백혈구 생산 촉진제를 매일 300~480μg 정도를 피하 주사한다. 이 약을 쓰면 약 일주일 정도 백혈구가 빨리 자란다. 만약 곰팡이 감염이 확인되면 약의 양을 두세 배로 늘려 백혈구 증가를 촉진시킨다.

하지만 이런 강력한 치료에도 불구하고 곰팡이 감염이 일어나면 감염 환자 가운데 약 60% 정도가 사망을 한다.

세균 감염　　예방을 목적으로 미리 항생제를 사용하고 있는데도 감염을 일으키는 세균들은 대부분 항생제에 내성이 있어서 치료에 어려움이 있다.

따라서 각 병원에서는 이런 상황에 대비해 열이 나면 이 때까지 사용하고 있었던 항생제 대신에 이보다 더 고단위인 항생제를 사용한다.

새로운 약으로 바꿔 치료할 때에는 2~3일 안에 열이 반드시 내려야 한다. 열이 계속해서 난다면 세균이 아닌 곰팡이나 심한 내성을 지닌 세균에 감염이 되었을 가능성이 있다.

주로 혈관 튜브를 통해 감염이 되거나 폐렴, 세균에 피가 감염되는 경우가 생기고 심한 염증으로 변할 수 있어 강력히 치료해야 한다.

바이러스 감염　　주로 다른 사람으로부터 골수나 조혈 세포를 받은 사람이 바이러스에 감염된다. 이때 감염을 일으키는 바이러스는 환자의 몸 안에서 수십 년 동안 숨어 지냈던 바이러스가 대부분이며, 큰 문제가 생길 수 있다. 가장 많이 문제를 일으키는 바이러스는 거대 세포 바이러스이다.

피곤하고 열이 나며 설사나 체한 증상을 나타낼 수 있다. 또 숨이 가빠지거나 시야가 흐려질 수 있다. 피곤하거나 열만 날 때 바로 치료하면 큰 문제 없이 회복되지만 바이러스가 폐를 침범하면 위험하고 4~8주 정도 치료해야 한다.

간혹 소변에 피가 섞여 나오거나 소변볼 때 방광 부위가 아플 수도 있다. 이런 증상이 나타났을 때 치료하지 않으면 콩팥이 붓거나 요도가 막힐 수 있다. 또 황달이 생기거나 숨쉬기 어려울 수도 있다.

이런 바이러스에 감염되면 이식 편대 숙주병이 심해질 수도 있고, 열이 나면서 백혈구 수와 혈소판 수가 감소할 수도 있다.

다행스럽게도 최근 이런 바이러스를 쉽게 진단하는 방법이 나와 병 초기에 진단을 할 수 있어 치료 성공률이 높아지고 있다. 이식 치료 후 약 3~6개월 동안은 매주 검사를 하고 겐시크로비어라는 약으로 치료한다.

바이러스 감염의 진단 및 치료는 이식 전문의만이 할 수 있다.

곰팡이로 병이 생기는 일은 드물고 주로 바이러스나 폐렴, 피에 침범하는 세균 감염이 잘 일어난다.

바이러스는 2~4주 때 생기는 바이러스와 거의 동일하며 치료방법도 같다.

하지만 세균이 폐렴을 일으키거나 피에 침범할 때 순식간에 퍼져 2~4시간 안에 목숨을 잃을 수 있다. 따라서 이 기간에 열이 나면 지체하지 말고 즉시 치료를 받아야 한다. 잠을 자던 도중이라도 열이 나면 반드시 체온을 재보고 38도 이상이면 곧바로 병원에 가야 한다. 다른 사람의 골수나 조혈 세포를 이식한 환자는 특히 주의해야 하며 병원에 바로 갈 수 없을 때는 상비하고 있는 고단위 코트라이목사졸(박트림, 셉트라 혹은 코트림) 한 알과 레보프록사신(또는 시프로프록사신) 500mg을 복용하면 서너 시간은 벌 수 있다.

시클러는 비슷한 효능의 약으로 대치할 수 있다.

무엇보다도 미리 이런 약을 처방받아 놓도록 한다.

이전에도 이런 세균 감염 합병증이 생긴 적이 있다면 혈청 면역 글로불린 수치 검사를 한다. 이 수치가 600mg 이하이면 한 달에 한 번씩 면역 글로불린 정맥 주사를 맞도록 한다. 매월 정기적으로 면역 글로불린을 체중 1kg당 500mg씩 정맥 주사로 맞아서 치료받을 수도 있다. 특히 겨울에 폐렴에 잘 걸리는 환자는 면역 글로불린을 맞거나 봄이 올 때까지 항생제를 매일 먹어야 한다.

● **3개월에서 6개월까지**

곰팡이 감염은 거의 일어나지 않고 세균 감염도 줄어들지만 바이러스 감염은 가끔 일어날 수 있다. 특히 대상 포진 바이러스 때문에 피부에 발진이 나타날 수 있다.

대상 포진은 피부에 통증이 생긴 지 1~2일 안에 치료를 해야 큰 고생을 피할 수 있다. 따라서 피부나 근육에 특별한 원인 없이 통증이 생기고 피부에 물집이 생기는 발진이 나타나면 그날 바로 치료해야 한다. 치료제로는 아시크로비어 또는 팜비어를 사용한다. 아시크로비어는 1회 800mg씩 하루 4시간 간격으로 잠 자는 시간을 제외하고 다섯 번 복용한다. 팜비어는 1회 500mg씩 하루 8시간 간격으로 세 번 복용한다. 치료 기간은 대개 7~10일이다.

만약 염증이 온몸으로 번지고 있다면 면역 글로불린을 맞아야 한다.

● 6개월 이후

대상 포진이 가끔 생기며 이식 편대 숙주병이 있는 환자를 제외하고는 감염으로 열이 나는 경우는 줄어든다. 이식 편대 숙주병이 있으면 세균, 바이러스에 감염될 가능성은 항상 있다. 응급 상황은 드물고 합병증이 생기는 경우도 드물어진다.

계절에 따라 독감이나 설사병에 걸릴 수 있다.

● 계절을 타는 감염

10월부터 다음 해 3월 초까지는 인플루엔자라는 독감에 걸릴 수 있다. 3~5월 초까지는 어린 아이들이 잘 걸리는 독감에 걸릴 수 있다. 따라서 반드시 9월 말 이나 10월 중에 인플루엔자 예방주사를 맞아야 한다. 골수 또는 조혈 세포 이식을 받은 환자는 면역이 잘 생기지 않기 때문에 첫 예방주사를 맞은 4주 후 똑같은 예방주사를 다시 맞아야 한다. 이렇게 두 번 예방주사를 맞을 경우 환자의 2/3 정도가 독감에 걸리지 않는다.

감기는 기침으로도 전염되지만 실제로는 손에 묻어 있는 침으로 전염이 가장 잘된다. 따라서 항암 치료를 받고 있는 동안에 환자의 가족을 포함한 모든 사람들은 손을 비누로 깨끗이 씻고 일회용 종이 수건이나 개인용 수건을 사용해 환자가 감기에 걸리지 않도록 유의해야 한다.

3~5월까지는 어린이들이 감기에 잘 걸린다. 따라서 어린이들이 있는 가정에서는 어쩔 수 없지만 이 기간 동안에는 가급적이면 어린이들과의 접촉을 피한다.

음식 때문에 나는 열은 이질, 장티푸스가 잘 발생하는 여름철에 대부분 발생한다. 외식을 하거나 집에서 끓이지 않는 물이나 상한 음식을 먹고 배탈이 나면 크게 고생할 수 있다. 하지만 예방을 한다면 큰 문제가 되지는 않는다.

● 이식 치료 전에 비장을 떼어 낸 환자들

비장은 피에 들어오는 세균을 걸러 내는 중요한 역할을 한다. 따라서 비장이 없는 환자들은 피에 세균이 들어올 경우 순식간에 염증이 퍼져 생명을 잃게 되는 경우가 생긴다.

단 한 번이라도 38도 이상의 열이 나면 이식 후의 시간 경과에 상관 없이 반드시 바로 병원에 가야 된다. 2~4시간 안에 병원에 가지 못하면 퀴놀론계 항생제인 레보프록사신(또는 시프로프록사신) 500mg 한 알과 설파계 항생제인 고단위 코트라이목사졸(박트림, 셉트라 혹은 코트림) 한 알을 복용하여 응급처리할 수 있지만 대부분은 위급 상황이므로 병원에 가야 된다.

치명적인 감염을 줄이기 위해 비장 수술을 할 때는 피에 침범하여 문제를 일으키는 세균을 예방하는 폐염구균 예방주사(0.5cc 근육주사)와 헤모피루스 구균 예방주사(0.5cc 근육주사)를 매 5년마다 반복해서 맞아야 한다.

만약 비장 수술 후 한 번이라도 심각한 세균 감염에 걸린 적이 있다면 한 달에 한 번씩 면역 글로불린 정맥 주사(체중 1kg당 500mg)를 맞아야 한다. 이식 후 약 1년은 주사를 맞아야 한다. 만약 이식 편대 숙주병으로 6개월 이상 고생하고 있으면 매달 주사를 맞아야 하고 특히 독감이 유행하는 겨울철에는 주사를 맞아야 한다.

5) 몸 안에 혈관 튜브가 들어 있을 때

항암 치료나 이식 치료를 받을 때 검사를 위해서 자주 피를 뽑아야 한다. 또 가는 혈관에 주사를 놓기 어려운 약물들이 많다. 이때 합성수지로 만들어진 인공 튜브를 사용한다. 이 인공 튜브는 간단한 수술로 목에 있는 큰 혈관에 집어 넣을 수 있고 또는 방사선과에서 투시하는 기계를 사용해 넣기도 한다.

인공 튜브의 종료에는 히끄만 카테터, 그로샹 카테터, 인푸사포트 같은 것이 있다. 히끄만 카테터는 굵은 튜브로 많이 사용되며, 그로샹 카테터는 가는 튜브로서 오래 쓸 수 있다. 인푸사포트는 백원짜리 동전만한 큰 주사뭉치에 가느다란 튜브가 붙어 있고 피부 속으로 모두 들어간다. 히끄만 카테터와 그로샹 카테터는 앞가슴 밖으로 튜브가 나와 있기 때문에 염증이 잘 생길 수 있다.

이런 혈관 튜브를 낀 사람들에게 열이 있으면 일단 혈관 튜브 때문에 감염이 있는 것으로 생각하고 세균배양 결과가 나올 때까지 기다리지 않고 필요한 항생제를 바로 사용한다. 주로 사용하는 항생제는 밴코마이신이며 이 약은 간혹 콩팥에 영향을 주기도 한다.

혈관 튜브를 지나는 피가 저절로 쉽게 응고할 수 있다. 피가 응고되면 튜브를 사용하기 어렵기 때문에 피가 굳지 않도록 예방하는 약을 정기적으로 주사한다. 주로 헤파린을 사용하고 인푸사포트는 한 달에 한 번씩, 히끄만 카테터나 그로샹 카테터는 일주일에 두세 번씩 넣는다. 이때 세균이 튜브 안으로 들어갈 수 있고 몸에는 퍼지지 않고 튜브에만 머물 수도 있다.

튜브 속을 씻어내기 위해 약물을 주사하면 튜브 속에 숨어 있는 세균이 갑자기 피로 퍼지면서 오한이 나며 열이 날 수 있다.

간혹 튜브가 나와 있는 피부 주위에 염증이 생겨 벌겋게 붓고 아프다. 또한 튜브가 피부로 나오는 자리에 고름이나 진물이 흘러나올 수도 있다.

세균 이외에 곰팡이가 튜브에 들어가 염증을 일으키기도 한다.

곰팡이로 생기는 감염이 아니거나 피부 밑으로 지나가는 튜브에 생기는 감염이 아니면 튜브를 빼지 않고도 항생제로 치료할 수 있다. 하지만 강력한 항생제로 치료해도 3~4일 동안 계속 열이 나거나 세균배양 검사에서 세균이 없어지지 않으면 튜브를 빼고 치료해야 한다. 또 튜브 끝에 매달린 핏덩어리가 떨어지지 않고 계속 붙어 있으면 튜브를 제거해야 한다.

튜브를 빼고 한 세균배양 검사가 음성으로 바뀐 뒤 최소 3~4일 동안 항생제를 사용하고 나서 새 튜브를 넣는다.

튜브에 생기는 감염이나 튜브에 붙어 있는 핏덩어리가 없어지지 않으면 심장에 염증을 일으킬 수 있고 폐에도 염증이 퍼져 곤란한 문제가 생길 수 있다. 또 튜브가 들어 있는 혈관이 응고되어 피가 통하지 않아 튜브쪽 팔이 심하게 부을 수 있다.

따라서 튜브를 낀 환자는 열이 나면 거의 대부분 병원에 가야 한다. 만약 바로 병원에 가지 못하면 고단위 코트라이목사졸(박트림, 셉트라 혹은 코트림) 한 알이나 레보프록사신(또는 시프로프록사신) 500mg 한 알을 먹고 병원에 가야 한다.

튜브 때문에 핏덩어리가 생기고 혈관이 굳어가면 항생제 치료와 함께 혈전 용해 치료를 해야 하는데 헤파린, 유로키나제, 스트렙토키나제와 활성 혈청 용해제를 주로 사용한다.

유로키나제, 스트렙토키나제, 활성 혈청 용해제 가운데 한 가지와 헤파린을 함께 사용한다. 치료 도중 핏덩어리가 떨어져 폐로 가는 혈관을 막으면 위험한 합병증이 생길 수 있다. 따라서 병원에서 치료해야 하고 치료를 잘해도 재발될 수 있으므로 2~3일 더 치료를 받아야 한다.

◑ 예방

튜브를 소독하고 주사액을 집어 넣을 때 먼저 소독 비누로 손을 깨끗이 씻고 튜브를 소독하는 가제나 소독약을 놓아두는 판을 알코올로 깨끗이 닦아야 한다. 씻지 않는 손으로 튜브를 열어서는 절대로 안 된다.

 소독약으로 반드시 있어야 할 것은 포타딘 또는 베타딘이다. 간호사로부터 소독 방법을 배워서 상반신까지 볼 수 있는 거울을 보고 스스로 소독하는 방법을 연습한다.

● 소독하는 순서

1. 소독에 필요한 것을 소독된 판에 늘어 놓는다.
2. 피부에 붙어 있는 헌 가제와 반창고를 조심스럽게 떼어 낸다.
3. 한 손으로 혈관 튜브를 잡아 살짝 들어올리고 다른 한 손으로 소독용 알코올이나 과산화수소액을 가제에 묻혀 튜브가 나오는 피부에서부터 바깥쪽으로 둥글게 원을 그리면서 닦아낸다. 둥근 원은 처음 시작할 때 가장 작고 점점 크게 돌려 가제가 덮어야 할 부분을 모두 닦도록 한다.
4. 다 닦아낸 뒤 피부에 물기가 어느 정도 마르면 마른 가제로 남아 있는 물기를 닦아낸다.
5. 튜브가 나오는 피부에서부터 둥글게 원을 그리면서 점점 크게 돌려 가제가 덮히는 가슴 부분을 모두 포타딘이나 베타딘으로 칠한다.
6. 소독약이 마르면 가운데가 반쯤 갈려진 가제를 먼저 튜브에 끼워서 피부를 덮고 그 위에 잘리지 않은 가제를 놓는다.
7. 가제를 모두 가릴 수 있는 크기의 반창고로 가제, 튜브를 모두 덮어 피부에 붙인다.
8. 피부에서 떨어진 튜브 한쪽 끝에 질긴 반창고를 돌려 붙이고 옷핀으로 입고 있는 옷에 고정시킨다.

만약 소독 후 가제를 붙이는 반창고가 너무 강해 피부가 상하면 반창고 대신 탄력성이 있는 그물처럼 된 천을 속옷같이 만들어 사용할 수 있다. 이렇게 하면 가슴 피부에 튜브를 고정할 수 있다. 만약 피부가 헤어지면 실버딘이라는 항생제를 매일 한 번씩 바른다.

6) 몸 안에 기타 기구가 들어 있을 때

커져 가는 암 때문에 몸 안에 흐르고 열려 있어야 할 곳들이 막히는 합병증이 생길 수 있다. 예를 들면, 콩팥이나 방광에 암이 생겨 소변이 나오지 못할 수 있다. 쓸개나 췌장에 암이 생겨 담즙(쓸개물)이 분비되지 못해 심한 황달을 보일 수도 있다. 위에 암이 생기면 음식이 내려가지 못하고 대장에 암이 생기면 변을 못 보게 된다. 뇌에 암이 생기면 뇌혈관(뇌에 있는 물길)을 막아 뇌 압력을 올릴 수 있다. 또 폐에 암이 생기면 숨길을 막아 호흡곤란이 올 수 있다.

이럴 때 수술을 하거나 인공 호스나 튜브를 집어 넣어 막힌 곳을 뚫어 고생을 덜 수 있다.

막힌 곳이 없어도 항암제나 방사선 치료를 하기 위해 기구를 넣을 때도 있다. 예를 들어 급성 임파성 백혈병을 앓게 되면 백혈병이 뇌로 전이될 수 있기 때문에 뇌에 항암제를 투여한다. 이때 뇌에 직접 약을 투여할 수 있는 기구를 머릿속에 넣기도 한다. 항암제가 한두 달에 걸쳐서 조금씩 흘러나오는 치료기구를 뇌에 집어 넣을 수도 있고 치료하기 힘든 부위의 암을 치료하기 위해 방사선이 나오는 바늘을 살 속에 집어 넣을 수도 있다.

이때 사용되는 기구들은 거의 모두 합성수지로 만들어져 있어 쉽게 감염을 일으킬 수 있다. 혈관 튜브 감염과 비슷한 문제가 생길 수 있으므로 감염이 생길 때 나타나는 증상들을 잘 알아두어서 치료가 늦어지지 않도록 해야 한다.

몸 안에 이런 기구들이 있을 때 가장 중요한 것은 모든 기구들에 연결되는 호스나 자루 끝을 소독된 마개로 막아 호스나 자루 안에 있는 것들이 바깥 공기나 더러운 물질과 섞이지 않도록 감염을 예방하는 것이다. 또 기구를 다루는 사람들은 손을 소독비누로 깨끗이 씻은 후 기구를 다루어야 한다.

◐ 뇌에 넣는 기구나 호스

백혈병이 있을 때 항암제를 뇌에 투여하기 위해 두피를 통해 오마야를 뇌 안으로 넣는다. 이 기구가 감염되면 높은 열이 나면서 정신이 흐릿해진다. 또 목이 뻣뻣해지고 토할 수 있다. 이런 증상이 생긴 뒤 즉시 치료를 받지 않으면 정신을 잃을 수 있어 위험하다. 38도 이상 열이 나면 이 기구가 감염 원인인지 집에서는 바로 알 수 없다. 만약 감염의 원인이라면 응급 조치가 필요하므로 열이 나면 바로 병원에 간다. 만약 2~4시간 안에 병원에 가지 못할 때는 레보프록사신(또는 시프로프록사신) 500mg을 먹는다.

뇌종양이 있는 환자는 수술 후 뇌에 피가 고이지 않게 호스를 집어 넣거나 뇌 압력이 오르지 않도록 기구를 넣을 수 있다. 이런 기구가 감염되면 열이 나고 정신을 잃을 수 있다. 또 경련을 일으킬 수도 있다. 환자는 수술 후 정신이 흐리기 때문에 대부분 병원에 입원하고 있는 동안 열이 난다. 이때는 담당의사와 상의한다.

　수술 후 남아 있는 뇌종양을 치료하기 위해 수술 자리에 나뭇잎 같이 얇은 플라스틱 주머니를 넣는다. 이 주머니는 항암제가 들어 있어 아주 천천히 약이 흘러 나와 남아 있는 암을 치료한다. 만약 이 주머니가 감염되면 정신을 잃고 경련을 일으킬 수 있다. 또 열이 나면서 심하게 토할 수 있다.

　◗ 얼굴과 코 주위에 있는 광대뼈 공기 주머니에 넣는 기구

　염증이나 암을 수술한 후 드물지만 광대뼈 안에 있는 공기주머니에 호스를 집어 넣는데, 이 호스로 세균이 들어갈 수 있다. 또 수술 뒤 남아 있는 피나 가제 등이 염증을 일으킬 수 있다. 주로 열이 나면서 광대뼈 주위가 아프기 시작하고 코나 입 뒤쪽으로 고름이나 냄새가 고약한 진물이 흘러 나올 수 있다. 만약 치료하지 않으면 뇌로 염증이 퍼질 수 있으므로 반드시 치료해야 한다. 급성 염증은 드물기 때문에 이런 증상이 생기면 담당의사와 상의한다.

　◗ 귀 뒷부분 뼈를 수술한 뒤 넣는 호스나 기구

　고막이나 귀 뒷부분 뼈를 수술한 뒤 피나 진물이 고이지 않도록 호스를 집어 넣을 수 있다. 세균 때문에 염증이 생기면 열이 나면서 수술했던 곳이 무척 아플 수 있다. 이때 흘러 나오는 피와 진물이 냄새가 날 수 있는데, 뇌로 감염될 수 있으므로 병원에서 즉시 치료해야 한다.

◑ 목에 있는 암을 수술한 뒤 넣는 기구

숨길에 생기는 암을 수술하면 숨쉬는 곳이 상할 수 있다. 그래서 목에 있는 숨길에 구멍을 뚫어 숨쉬는 것을 돕는다. 이 곳에 염증이 생기면 열이 나면서 참을 수 없는 기침이 계속 날 수 있다. 또 냄새 나는 가래나 노란 가래가 많이 나온다. 가끔 음식물이 숨길로 넘어와 염증을 일으킬 수 있고 이때 먹었던 음식물이 숨길로 튀어 나올 수 있다.

만약 이런 증상이 있으면서 숨이 가빠지면 바로 병원에 가야 한다. 폐렴에 걸리거나 숨길을 막는 합병증이 생겨 숨이 가빠질 수 있다.

◑ 폐나 늑막 수술 뒤 가슴속에 집어 넣는 호스

폐암이나 가슴속에 있는 암을 수술한 뒤 피나 공기가 잘 빠지게 하기 위해 가슴속에 호스를 집어 넣는다. 이 기구가 감염되면 호스가 들어 가는 자리가 아프고 벌겋게 붓는다. 물론 열도 난다. 또 호스를 타고 흘러나오는 물 색깔이 노란 색에서 붉은 노란 색을 띨 수 있다. 드물지만 심한 기침을 하면서 노란 가래를 뱉어 내는 일도 생긴다.

폐렴, 가슴속 염증 또는 가슴살에 염증이 생기면 열이 나면서 기침을 하고 가슴이 아프다. 또 숨이 가빠질 수도 있다. 모두 병원에서 치료받아야 한다. 만약 호스가 나오는 가슴살 주위가 헐고 숨을 쉴 때마다 바람 빠지는 소리가 들리거나 공기방울이 보이면 소독용 가제로 공기가 나오는 자리를 누른 후 즉시 병원에서 치료를 받아야 한다.

◐ 젖가슴을 수술한 뒤 집어 넣는 기구

유방암 진단 후 가장 먼저 해야 할 일이 수술이다. 암이 많이 퍼져 있으면 수술하는 부위도 커진다. 따라서 수술 부위가 크면 수술 뒤 팔이나 가슴살이 붓게 된다. 이렇게 붓는 것을 예방하기 위해 가끔 가슴살 밑에 호스를 넣어 몸에서 나오는 물을 빨아내기도 한다.

그런데 이 호스가 세균에 감염이 되면 수술한 부위가 매우 아프고 흘러 나오는 물 색깔도 뿌옇게 변한다. 또 열이 나면서 수술 부위가 벌겋게 부어 오른다. 이럴 때는 호스를 빼고 항생제를 사용하여 치료한다. 만약 잘 낫지 않으면 염증이 생긴 곳을 수술할 수도 있다

◐ 배 수술 뒤 뱃속으로 집어 넣은 호스나 피부로 연결되는 장, 소변 호스

쓸개와 췌장은 작은 창자로 이어질 때 같은 구멍으로 함께 나온다. 이 구멍이 막히면 쓸개즙과 췌장액이 분비되지 못해 심한 황달이나 췌장염이 생긴다. 따라서 쓸개나 췌장을 수술한 후에는 쓸개즙과 췌장액이 제대로 흐르도록 가느다란 호스를 집어 넣을 수 있다.

이 호스가 막히거나 감염이 되면 곧바로 열이 나면서 수술 부위가 아프고 황달이 나타난다. 염증이 심하거나 췌장염이 생기면 큰 문제를 일으킬 수 있으므로 증상이 생긴 지 2~4시간 안에 바로 치료를 받는다.

위나 장을 수술할 때 가끔 배의 피부를 통해 호스를 위로 집어

넣기도 한다. 그리고 이 호스를 통해 음식물을 흘려 넣기도 한다. 감염이 생기면 열이 나고 호스를 낀 주위가 붓고 아프다. 심한 합병증이나 응급 상황은 잘 생기지 않지만 만약 이런 증상이 생기면 호스를 더 이상 사용하지 말고 병원에 간다.

배 수술을 한 뒤 뱃속에 고이는 피나 물을 잘 흘러내리게 하기 위해 수술 자리에 고무 호스나 플라스틱 호스를 집어 넣을 수 있다. 이 호스를 타고 나오는 물의 양을 기준으로 해 호스를 빼는 시기를 결정한다. 만약 호스를 오랫동안 끼고 있으면 염증이 생기기 쉽다. 염증이 생기면 호스를 낀 주위가 붓고 벌겋게 변하면서 열이 난다. 또 흘러 나오는 물의 색깔이 뿌옇게 변하고 냄새가 나기도 한다. 이때는 호스를 빼고 강한 항생제를 사용하여 치료한다.

대장이나 항문에 암이 생기면 장을 길게 잘라 내고 항문을 어쩔 수 없이 막는 수술을 한다. 이때 대변을 나오게 하기 위해 왼쪽 아랫배에 구멍을 내 대장을 연결한다. 대부분 염증 없이 잘 낫고 합병증은 드물다. 하지만 감염이 되면 열이 나면서 구멍 주위가 부어 오르고 벌겋게 변한다.

병원에서 치료를 시작해서 차도가 있으면 집에서 항생제를 계속 사용해 치료할 수도 있다.

방광암이나 전립선암을 수술한 환자들은 콩팥과 방광을 연결하는 호스에 감염이 될 수 있다. 감염이 되면 콩팥 기능이 떨어지고 큰 문제가 생길 수 있어 아주 강하게 치료해야 한다. 열이 나면서 수술한 아랫배 부분과 양쪽 옆구리가 아플 수 있다. 열이 날 때 주먹으로 등이나 옆구리를 가만히 쳐 보아 만약 심하게 아프면 콩팥에 염증이 생긴 것이다.

방광을 떼낸 환자들에게는 소변을 받아 내기 위해 방광이 있던 자리에 호스를 집어 넣을 수 있다. 이 호스가 감염이 되면 소변 색깔이 흐리게 변한다. 또 방광으로 들어가는 자리가 아플 수 있다. 이런 수술을 하지 않더라도 소변 호스를 방광에 집어 넣을 때가 많다. 만약 이 호스가 감염되면 열이 나면서 소변 색깔이 흐린 색으로 변하고 방광이 있는 아랫배가 무지근하게 아프고 소변 호스를 낀 주위도 아플 수 있다.

콩팥에서 방광으로 흐르는 요도가 암으로 막힐 때 가끔 피부를 통해 인공 호스를 콩팥에 바로 끼워 넣을 수 있다. 이때 호스에 감염이 생기면 옆구리가 아프고 심한 열이 난다. 때로는 호스가 막힐 수 있다. 이때는 주로 강한 항생제를 써서 치료한다. 만약 3일 정도 항생제를 써도 증세가 낫지 않으면 호스를 새 것으로 바꿔야 한다. 또 호스가 막히면 감염이 쉽게 일어난다. 따라서 호스를 통해 흘러나오던 소변이 갑자기 나오지 않고 호스가 들어 있는 콩팥 쪽이 아프면 바로 진찰을 받아야 한다.

산부인과 수술을 할 때 생기는 합병증은 방광 수술을 할 때의 합병증과 비슷하다.

◉ 인공 관절이나 쇠막대를 집어 넣는 뼈 수술을 하고 난 뒤

세균으로 염증이 생기면 뼈가 붙지 않을 수 있어 뼈 수술 뒤에는 열이 없어도 항상 강력한 항생제를 사용한다. 또 항생제를 사용하다 열이 나면 새로운 항생제로 바꿔 치료한다. 따라서 뼈에 고름이 생기는 감염은 드물다.

세균 감염이 되면 열이 나고 수술한 곳이 붓고 아프다. 또 수술

한 자리에 고름이나 핏물처럼 보이는 액체가 흐를 수도 있다.

감염이 생기면 집어 넣었던 쇠막대나 인공 관절을 뺄 때도 있다. 뼈가 세균에 감염되면 최소한 6~10주 동안 항생제를 사용한다. 위험한 상황이 생길 수 있으므로 전문의의 판단에 따라야 한다.

◑ 근육 수술 뒤 집어 넣은 호스로 피나 물을 빨아들이는 기구

살을 수술하면 으레껏 피나 물이 고인다. 피나 물이 고이면 수술한 자리가 빨리 낫지 않으므로 거의 모든 환자들은 피나 물을 빨아들이는 기구를 수술한 뒤 2~3일 동안 쓰게 된다. 만약 사용중에 이 기구가 감염이 되더라도 주로 빨아들이는 일을 하므로 심한 염증으로 악화되지는 않는다. 물론 수술한 부위가 붓고 열이 나며 빨아들이는 피나 물 색깔이 뿌옇게 변한다. 가끔 고약한 냄새가 날 수도 있다. 이럴 때는 항생제를 사용하면서 감염된 기구를 빼내 치료한다. 그런데도 항생제 치료로 빨리 좋아지지 않으면 수술을 다시 하게 될 수도 있다.

◑ 위내시경으로 쓸개, 췌장에 기구를 집어 넣을 때

쓸개나 췌장에서 작은 창자로 이어지는 관이 막힐 때 위내시경으로 코를 통해 가느다란 호스를 쓸개나 췌장에 집어 넣을 수 있다. 만약 이 관이 막히면 쓸개나 췌장에 염증이 생길 수 있다. 또 열이 나고 오른쪽 윗배가 아플 수 있으며 황달이 다시 생기거나 심해질 수 있다. 위험한 감염이 일어날 수 있으므로 바로 병원에서 치료해야 한다.

위내시경에는 반드시 1시간 이상 소독한 뒤 말린 내시경을 사용

해야 한다. 만약 소독하지 않은 내시경을 사용하면 간염, 단순 포
진 같은 피로 전염되는 바이러스나 위염을 일으키는 세균에 전염
될 수 있다.

병원에 입원해 있는 도중 감염이 될 때

병원은 바깥 세상과 크게 차이나는 곳이다. 집에서 치료할 수 없
는 병 때문에 환자들이 병원에 입원한다. 따라서 고약하고 잘 낫
지 않는 균을 갖고 있을 때가 많다. 또 항생제를 많이 사용하는 환
자들이 병원에 오랫동안 있으면 항생제에 면역성을 가진 균이 생
길 수도 있다. 만약 이런 고약하고 잘 낫지 않는 균들이 이 환자에
서 저 환자로 퍼지면 전혀 문제가 없었던 환자도 심한 염증이 생
길 수 있고 잘 낫지 않을 수 있다.

이렇게 병원 내 다른 사람으로부터 옮는 감염을 병원 내 감염이
라고 한다.

몸이 건강한 환자는 이런 고약한 균에 염증이 생기더라도 나을
수는 있다. 하지만 항암치료나 큰 수술을 한 환자가 회복되기도
전에 이런 균으로 병이 생기면 생명을 잃을 수 있다.

따라서 많은 환자들이 함께 입원해 있는 종합병원은 반드시 병
원 안에 어떤 균이 있고 그 균들이 항생제로 잘 듣는지 자주 검사
해야 한다. 또 항생제를 원칙 없이 사용하면 약이 듣지 않는 균이
나타날 수 있기 때문에 병원마다 항생제 사용 원칙이 있어야 한
다. 쉽게 생각할지 모르지만 이런 일은 많은 돈이 들므로 정부의

지원 없이는 실천할 수 없다. 사실 우리 나라의 거의 모든 종합병원에는 이런 시설이나 규칙이 없다. 이유는 몰라서 못 하는 것이 아니라 우리 나라 의료보험제도상 불가능하기 때문이다.

내가 우리 나라에서 근무했던 1980년대는 대학 병원조차 이런 원칙을 지킬 수 없었다. 또 국민들은 병을 일으키는 원인도 모르면서 약국에서 아무 항생제나 사서 먹어 왔다. 만약 이런 일들이 계속 시행된다면 현대 의학으로 치료할 수 있는 많은 암들을 제대로 치료하기 어렵다. 왜냐하면 강력한 항암치료일수록 세균 감염이 많아 정확한 항생제 치료가 필요하기 때문이다. 정확하지 않은 치료는 효과도 없지만 생명을 잃을 수 있다.

병원 내 감염을 막기 위해서는 의사, 간호사, 검사실 직원들이 환자 한사람 한사람을 볼 때마다 손을 소독 비누로 씻고 일회용 종이 수건을 사용해야 한다. 전염성이 강하거나 항생제로 잘 낫지 않는 균이 생기면 환자를 격리해야 한다. 또 전염성 간염, 설사병, 독감, 결핵 같은 병을 앓고 있는 환자도 격리해야 한다. 환자를 방문하는 사람들도 전염병을 퍼뜨릴 수 있기 때문에 인원수가 제한되어야 한다. 특히 독감이나 설사병이 흔한 계절에는 13세 미만 어린 아이를 데리고 병문안 오는 사람들을 만나서는 안 된다. 어린 아이들이 갖고 있는 바이러스가 퍼질 수 있다.

만약 독감이 유행하는 10월에서 이듬해 3월 사이에 병원에 입원하면 가능한 빨리 퇴원하여 집에서 나머지 치료를 받도록 한다. 전염병 환자를 격리하지 않는 병원에의 입원은 될 수 있으면 피한다. 또 환자를 찾아 오는 사람들을 제한하지 않는 병원도 역시 될 수 있으면 피한다. 병문안 때 가져 오는 꽃이나 화분은 받아서는 안 된다. 고약한 세균이 퍼질 수 있다.

항암 치료 뒤 백혈구가 수치가 떨어져 있으면 집에서 지내는 것이 병원에서 있는 것보다 훨씬 안전한다. 어쩔 수 없이 병원에 입원할 때는 환자용 마스크를 항상 쓰도록 한다. 또 여러 환자가 함께 입원해 있는 병실보다는 혼자서 쓰는 병실이 세균 감염이 덜 된다.

만약 여러 환자가 함께 쓰는 병실이라면 몸과 손을 씻고 닦는 것만은 따로 해야 한다. 또한 함께 입원한 환자가 열이 나면서 토하거나, 설사하거나, 기침하거나 피부에 물집 등이 생기면 담당의사와 상의하여 병실을 옮긴다.

여름철에 이질이나 장티프스 같은 전염병이 생기면 될 수 있으면 집에서 치료한다. 만약 어렵다면 입원해 있는 동안 음식을 반드시 끓여 따로 먹어야 한다.

어쩔 수 없이 입원해 있는 도중 열이 나고 감염 증상이 나타나면 입원해 있는 병원에서 잘 쓰는 강한 항생제로 일단 치료를 시작해야 한다. 병원 내 감염으로 폐렴, 수술자리, 주사자리, 방광이나 콩팥에 염증이 잘 생긴다.

◐ 폐렴

주로 수술했던 환자, 담배를 많이 피워 폐가 굳어 가는 환자, 옛날부터 잦은 기침을 하고 기관지염이 있는 환자, 천식으로 오랫동안 고생했던 환자, 홍역이나 백일해를 앓은 뒤 오랫동안 기침을 하는(기관지 확장증) 환자, 결핵을 앓았었던 환자, 축농증으로 자주 기침을 하는 환자, 폐암 환자, 폐 수술을 했던 환자, 60세를 넘은 노령의 환자들이 폐렴에 잘 걸린다.

입원해 있다가 폐렴에 걸리면 폐렴을 일으키는 균이 항생제에 내성을 갖게 되어 잘 치료되지 않는다. 폐가 건강할수록, 몸의 저항력이 좋을수록 병이 빨리 낫는다.

따라서 몸 저항력과 폐를 건강하게 하기 위해 항암 치료를 받는 환자는 치료받기 전에 폐렴 예방주사를 맞아야 하며 담배는 반드시 끊어야 한다. 또 폐에 이상이 있는 사람은 오랫동안 입원할 경우 간이 호흡기를 사용하여 폐 안에 가래가 끼거나 폐가 쭈그러들지 않도록 한다.

강한 항암 치료를 받거나 앞에서 이야기한 몸이 약한 환자들은 폐렴이 생기지 않도록 독감 예방 주사, 폐렴 예방 주사를 맞아야 한다. 또 항암 치료 뒤 백혈구 수가 줄어들어 있을 때 항생제를 먹는다. 독감 예방 주사는 같은 약을 4주 간격으로 두 번 맞아야 한다. 또 독감을 일으키는 바이러스가 자꾸 바뀌므로 해마다 주사를 맞아야 한다. 폐렴 예방 주사는 폐렴균 예방주사와 헤모피루스 예방주사 두 가지가 있고 한 번 맞으면 5년 동안 예방된다. 폐렴을 예방하는 항생제는 고단위 코트라이목사졸(박트림, 셉트라 혹은 코트림)을 한 번에 한 알씩 하루 두 번, 7~10일 동안 복용한다. 또 독감이 많이 생기는 가을이나 겨울 동안 독감 예방 약을 쓰기도 한다. 아만타딘이나 라만타딘이 있고 한 번에 100mg씩 하루 두 번, 입원해 있는 동안 쓴다.

◑ 수술자리 염증

수술한 자리가 세균에 의해 염증이 생기면 매우 고생한다. 응급 수술을 한 환자나 배를 수술한 환자들이 잘 걸린다. 자세한 설명은 「수술 후 나는 열」 편을 참조하자.

◑ 주사자리 염증

주사를 같은 자리의 혈관에 3일 이상 맞으면 감염이 생길 수 있다. 염증이 생기면 주사를 맞은 자리가 붓고 아프다. 또 주사자리가 벌겋게 변해 염증이 생겼는지 안 생겼는지를 쉽게 알 수 있다. 따라서 주사자리가 아프고 부어 오르면 다른 혈관을 찾아야 한다. 나이가 많은 환자와 살이 찐 환자는 다리에 있는 혈관에 주사를 맞아서는 안 된다. 혈압이 높거나 피에 지방이 많이 있는 환자도 다리 혈관 주사는 피한다. 그 이유는 피가 잘 흐르지 못해 염증과 핏덩어리가 쉽게 생길 수 있기 때문이다.

특히 항암 치료로 백혈구 수가 떨어진 환자는 주사자리에 염증이 생기지 않도록 주의해야 한다. 아주 쉽게 심한 감염이 피에 생길 수 있기 때문이다. 백혈구 수가 떨어진 환자는 포타딘이나 베타딘으로 피부를 소독한 뒤 주사를 맞아야 한다. 또 매일 소독비누로 10분 정도의 샤워를 하면 감염이 줄어들 수 있다. 물론 주사놓는 간호사도 소독비누로 손을 잘 씻어야 한다. 그래야 주사를 놓는 간호원에 의한 감염이 감소될 수 있다.

만약 합성수지로 만들어진 인공 혈관 튜브를 사용하면 합병증이 생길 수도 있다. 자세한 내용은 「혈관 튜브를 사용할 때 생기는 열」 편을 참조한다.

◐ 콩팥이나 방광에 염증이 생길 때

주로 소변 호스를 사용하거나 수술했던 환자들에게서 염증이 생긴다.「몸 안에 기타 기구들이 있을 때」편을 참조한다.

◐ 병원 안에서 생기는 감염을 알아보는 방법

병원에서 일어나는 세균 감염을 달마다 조사해보면 감염이 늘고 있는지 줄고 있는지를 알 수 있다. 이때 주로 조사하는 것은 항생제로 생기는 장염, 항생제에 잘 듣지 않는 포도상구균, 방광염, 폐렴, 혈관 튜브 감염이다. 처음 입원할 때 이런 문제로 걱정이 생기면 담당의사에게 이런 감염을 조사하고 있는지 물어본다. 만약 병원 안에 이런 감염을 조사하는 곳이 없으면 조심하여야 한다.

병원 안에서 일어나는 감염을 가장 효과적으로 예방할 수 있는 방법은 손씻기이다. 따라서 치료하는 의사나 간호사, 피를 빼는 검사실 직원들은 소독비누로 손을 씻고 환자와 접촉하도록 부탁한다.

숨이 가쁠 때

우리 몸은 세상에 있는 어떤 기계보다도 더 정확하게 움직인다. 따라서 몸에 병이 생기면 말 못 하는 어린 아이라도 이상을 느낀다. 특히 숨이 가빠지면 누구나 큰 병이 있다는 것을 금방 알 수 있다.

숨이 가쁠 때 원인은 크게 두 가지가 있다. 첫째는 가만히 앉아 있거나 누워 있을 때는 숨이 고르지만 조금이라도 움직이면 가빠지는 것이고, 둘째는 움직이지 않아도 저절로 숨이 가쁜 것이다.

심장에 문제가 생기면 움직일 때 주로 숨이 가빠진다. 또 누워 있을 때 숨이 가쁘다가 일어나 앉을 때 덜 가빠지면 역시 심장에 문제가 있다. 만약 심장이 심하게 상했다면 움직이지 않아도 숨이 가쁘고 움직이면 더 심해진다.

심장에는 문제가 없지만 폐에 이상이 있을 때는 움직이지 않아도 숨이 가쁘다가 움직이면 더 가빠진다. 물론 이런 이상이 생기는 처음 얼마 동안은 움직일 때만 숨이 가쁠 수 있다. 눕거나 앉을 때 숨이 가쁜 것이 큰 차이가 없고 기침을 하거나 숨쉴 때 쉰 소리를 들을 수 있다.

또 심장이나 폐에 문제가 없어도 숨이 가쁠 때가 있다. 몸 안에 피가 부족하거나 콩팥·간이 나빠 몸 안에 물이 찰 때도 숨이 가쁘다. 피가 부족할 때는 주로 움직일 때 숨이 가쁘고 피가 아주 부족하면 움직이지 않아도 숨이 가쁘다. 피가 부족하면 얼굴이 전보다 하얗게 보여 증세를 쉽게 알 수 있다.

콩팥이나 간이 나쁘면 몸 안에 물이 차고 폐에도 물이 찬다. 이렇게 물이 차면 몸이 붓는다. 심장이 나빠도 물이 차 몸이 붓는다. 따라서 몸이 부으면서 숨이 가쁘면 심장이나 콩팥·간에 이상이 있는 것으로 주로 움직일 때 숨이 가쁘다.

◐ 심장에 이상이 있어 숨이 가쁠 때

항암 치료나 방사선 치료를 받는 환자는 심장이 약해질 수 있다. 항암제 중 어떤 약들은 심장을 붓게 하거나 맥박을 불규칙하게 만든다. 골수 이식을 하는 약은 가끔 심각한 부작용을 일으켜 심장이 붓는다. 사이톡산, 티오테파, 독소루비신, 아이다루비신, 도노루비신, 헤르셉틴 등이 이런 부작용을 일으킨다. 이런 항암 치료를 받고 있을 때 숨이 가쁘면 담당의사에게 상의해봐야 한다.

암 진단을 받기 전부터 심장이 나쁜 환자는 항암 치료나 방사선 치료로 심장이 더 나빠질 수 있다. 고혈압으로 오랫동안 고생하거나 심장에 있는 핏줄이 기름기로 막히거나 심장을 싸고 있는 물주머니에 염증이 생기면 항암 치료나 방사선 치료 때 고생한다.

우리 몸에는 심장을 싸고 있는 물주머니가 있어 걷거나 달릴 때 심장이 가슴 안에서 크게 움직이지 않게 한다. 만약 이 물주머니에 암이 퍼지거나 염증이 생기면 피나 물이 많이 생길 수 있다. 그런데 이 물주머니는 잘 늘어나지 않아 물주머니 안에 고인 피나 물이 바로 심장을 누를 수 있다. 따라서 이런 일이 생기면 물주머니에 조그만 호스를 집어 넣어 물을 빼야 한다. 물을 다 빼면 다시 물이 생기지 않도록 약을 넣는다.

심장은 몸 안에 피가 잘 돌게 하는 기능을 한다. 따라서 심장이 아프면 피가 잘 돌지 못하고, 돌지 못한 피는 폐로 몰리고 폐에 피가 차면 숨이 가쁘다.

또 팔다리에 있는 피가 잘 돌지 못해 팔다리가 붓는다.

폐에 피가 고일 때 가끔 핏빛을 보이는 가래를 뱉을 수 있다. 이것은 진짜 피와 다르고 아주 끈끈한 물에 피가 섞어 있는 것처럼 보인다. 이런 가래가 나오기 시작하면 매우 위험하므로 즉시 병원에서 치료를 해야 한다. 한밤중에 이런 증세가 잘 일어나는데 만약 바로 병원에 가지 못한다면 이뇨제를 한 번 복용하고 병원에

간다. 따라서 의사로부터 심장이 나쁘다는 이야기를 들은 환자는
이런 일이 생길 때를 대비해서 이뇨제를 가지고 있도록 한다.

 이뇨제를 대수롭지 않은 약으로 여길 수 있으나 사실은 콩팥 기
능과 혈압에 직접적인 영향을 미치는 약이므로 조심해서 사용해
야 한다. 심장병을 치료하는 도중 이뇨제를 정해진 양보다 더 먹
으면 생각치 않았던 부작용이 생길 수 있다. 따라서 의사의 지시
없이 이뇨제 양을 함부로 바꾸면 안 된다. 만약 전부터 이뇨제를
계속 사용해 오던중 갑자기 숨이 가빠지면 병원에 가기 전에 이뇨
제 양을 평소 먹는 양보다 2~3배로 늘려 먹을 수 있다.

 심장이 나쁜 사람이 숨이 가빠지면서 가슴이 아프면 반드시 병
원에 가야 한다. 가슴이 아픈 증세가 바로 좋아지지 않으면 위험
하다.

 다른 원인으로도 가슴이 아플 수 있다. 음식이 내려 가는 식도에
염증이 생길 때 심장에 문제가 생겨서 가슴이 아픈 것처럼 느껴질
수도 있다. 또 식도에 이상이 있을 때는 위에서 신물이 넘어 오거
나 음식을 먹으면 가슴 아픈 것이 좋아지거나 더 아플 수 있다. 심
장에 문제가 있으면 음식과 상관 없이 가슴이 아프다. 또한 식도
에 생긴 병으로 가슴이 아픈 환자는 숨이 가쁘질 않는다.

 심장약을 항상 먹고 있는 사람이 가슴이 아프면 응급 처치로 가
지고 있는 심장약을 병원에 가기 전에 한 번 더 먹을 수 있다. 그
러나 심장약은 잘못 먹으면 부작용이 심할 수 있으므로 이런 문제
를 미리 의사와 상의해서 어떤 약을 먹을 수 있는지 알아보아야
한다.

 또 맥이 고르지 못해 가슴이 두근거릴 수 있다. 숨이 가쁘면서

가슴이 심하게 두근거리면 집에서 응급처치 방법이 없으므로 곧바로 병원에 간다.

심장이 나쁜 사람은 소금이 많이 들어 있는 절인 음식, 젓갈, 간을 해 말린 생선, 간장, 된장 등을 피해야 한다. 또 음식을 만들 때 따로 소금간을 해서는 안 된다. 소금이 많이 들어 있는 음식을 먹으면 먹은 지 3~4시간 안에 목이 마르고 물이 먹고 싶어진다. 음식을 먹은 뒤 물이 자주 마시고 싶어지면 소금이 많이 들어 있는 음식이므로 다음 식사를 준비할 때는 신경을 써 소금을 줄이는 것이 좋다.

몸에 문제가 생기지 않는 한 아무리 심장이 나빠도 몸무게는 대개 일정하다. 하지만 몸무게가 갑자기 전보다 늘면 심장에 무리가 올 수 있다. 전보다 물을 많이 마시면 몸이 무거워진다. 따라서 갑자기 많은 물을 마시지 않아야 한다. 만약 물 마시는 양이 일정하지 않다면 집에 체중계를 두고 매일 체중을 재 보면서 물 마시는 양을 조절한다. 체중이 0.5~1kg 정도 변하는 것은 괜찮다.

심장약을 먹고 몸을 잘 조절하면 큰 무리를 하지 않는 이상 심장이 갑자기 나빠지지 않는다. 또 심장이 나빠도 오랫동안 꾸준히 일정한 일이나 매일 운동을 하면 심장이 튼튼해진다. 하지만 갑자기 힘든 일을 하거나 일하는 시간을 늘리면 심장에 무리가 생긴다. 심장이 나쁜 환자는 매일 꾸준히 운동을 하고 운동량을 서서히 늘리도록 한다.

심장이 나쁜 사람에게 좋은 운동은 걷기이다. 걷고난 뒤 등이 약간 땀이 젖을 정도가 알맞은 운동량이다. 또 하루에 20~30분 정도 걸으면 심장이 견디는 힘이 늘어난다.

걷기 전에 맥박 수를 재보고 10분간 걷고 나서 다시 맥박 수를 재본다. 맥박이 걷기 전보다 20개 정도 빨리 뛰면서 숨이 가쁘지 않고 가슴이 아프지 않으면 계속 걸어도 된다. 만약 맥박이 전보다 40개 이상 빨리 뛰고 숨이 가쁘면 숨이 고르게 될 때까지 쉬어야 한다. 걸을 때 가슴이 아프면 언제라도 가슴이 아프지 않을 때까지 쉬어야 한다.

담배를 피우고 있는 환자는 반드시 담배를 끊어야 한다. 담배는 마약과 같아 담배 끊는 치료도 마약 중독 치료처럼 해야 한다. 따라서 자기 뜻만으로 끊기는 매우 힘들고 치료약을 사용하면서 끊어야 한다.

비만이 되지 않도록 몸무게를 줄이면 건강을 잘 유지할 수 있다. 그렇지만 암으로 고생하는 사람은 몸무게를 쉽게 줄일 수 없다. 몸무게를 줄이기 위해 음식을 적게 먹으면 힘이 빠지고 항암 치료나 수술 같은 치료를 잘 견딜 수 없게 된다. 몸무게가 크게 변하지 않도록 노력한다.

◉ 폐에 이상이 있어 숨이 가쁠 때

폐에 이상이 있어 숨이 가쁘면 거의 모두 위험한 일이 생긴다. 따라서 집에서 치료할 수 없고 바로 병원에 가야 한다.

폐는 공기에 있는 산소를 끌어와 몸 안에 있는 피와 섞이게 한다. 만약 산소가 폐로 잘 들어오지 못하거나 피가 폐로 잘 가지 못하면 숨이 가빠진다. 폐 안에 있는 숨길이 좁아지거나 폐 안에 고름이나 물이 차면 산소가 폐로 잘 가지 못한다. 또 염증으로 폐가 부으면 산소가 잘 들어가지 못한다. 마찬가지로 늑막에 물이나 피가 차면 폐가 쭈그러들어 산소가 들어갈 수 있는 곳이 줄어든다.

전부터 폐가 나빴던 사람은 암 치료 도중에 쉽게 숨이 가쁠 수 있다.

폐를 수술했던 환자, 담배를 많이 피워 폐가 굳어 가는 환자, 옛날부터 잦은 기침을 하는 기관지염이 있는 환자, 천식으로 오랫동안 고생하는 환자, 홍역이나 백일해를 앓은 뒤 오랫동안 기침을 하는 환자, 전에 결핵을 앓았던 환자, 오랫동안 코에 염증이 있어 자주 기침을 하는 환자, 나이가 60세를 넘은 환자들이 자주 고생한다.

항암 치료나 방사선 치료를 받는 모든 환자는 반드시 담배를 끊어야 하고 또 해마다 10월 초에 독감 예방 주사를 맞아야 한다. 항암 치료를 받는 사람은 한 달에 한 번씩 두 번 독감 예방 주사를 맞아야 한다. 폐렴 예방 주사도 5년에 한 번씩 맞아야 한다. 폐렴 예방 주사에는 폐염구균 예방주사와 헤모피루스 구균 예방주사가 있는데, 모두 함께 맞아야 한다.

백혈병, 임파선암, 다발성 골수종을 치료하고 있는 환자가 오래 전부터 자주 기관지염이나 폐렴을 앓았다면 면역 글로불린 주사를 맞아야 할 경우도 있다. 피 안에 혈청 면역 글로불린이 600mg 이하이면 한 달에 한 번씩 주사를 맞아야 한다. 또 감기에 걸리지 않도록 예방하고 주의해야 한다.

폐렴이 생기면 기침을 하고 열이 나며 숨이 가빠진다. 백혈구 수가 낮은 환자는 바로 치료를 받아야 한다. 따라서 항암 치료나 방사선 치료 뒤 백혈구가 떨어지기 시작하면 열이 날 때 어떻게 할 것인지 미리 준비해야 한다.

10월부터 다음 해 4월 사이에 독감에 걸리면 콧물과 기침, 열이 먼저 난다. 항암 치료를 한 환자나 골수 이식을 한 환자가 독감에 걸리면 바이러스가 폐로 퍼져 위험한 일이 생길 수 있다. 이때 코 안을 소금물로 씻어 내 바이러스를 검사해서 진단한다. 2시간 정도이면 검사 결과가 나오기 때문에 바로 어떤 병인지 알 수 있다.

다른 사람의 조혈 세포나 골수를 이식한 환자가 거대 세포 바이러스에 걸리면 열이 나고 숨이 가쁠 수 있다. 이때는 콧물, 기침, 재채기를 하지 않고 가슴사진이 허옇게 보이면서 숨이 아주 가빠진다. 숨길을 들여다보는 내시경으로 검사해서 진단하거나 피 검사로 진단한다. 위험한 병이므로 바로 치료해야 한다.

이식 편대 숙주 반응이 심하거나 스테로이드를 많이 쓰는 사람은 이 병에 잘 걸릴 수 있다. 병이 생기면 위험하기 때문에 이식하는 모든 사람은 이식 전에 미리 바이러스가 있는지 없는지를 검사해서 예방해야 한다. 예방은 겐시크로비어라는 약을 사용한다. 또 바이러스가 나타나는지 일주일에 최소한 한 번씩은 피 검사를 해서 병이 생기기 전에 치료할 수도 있다.

폐나 늑막, 가슴속 한복판에 생기는 암으로 숨이 가쁠 수 있다. 폐암이나 폐로 번진 암이 커지면서 숨길을 누르거나 폐를 쭈그릴 수 있다. 이런 일이 생길 때 참을 수 없는 기침이 많이 나오고 숨 쉴 때마다 가슴이 아플 수 있다. 또 숨쉬는 소리가 피리부는 소리처럼 들리기도 한다. 만약 치료를 하지 않고 그냥 두면 나중에 열이 나고 폐렴이 생길 수 있다. 급한 일은 생기지 않으나 항암 치료나 방사선 치료를 받아야만 숨쉬기가 편해진다. 만약 이런 치료가 효과가 없으면 숨길 안으로 기관지 내시경을 넣어 막힌 곳을 뚫을 수 있다. 폐암을 제대로 치료할 수 없어도 기침을 덜 하게 하고 숨 쉬기를 편하게 하기 위해 항암제 치료를 할 수도 있다. 어떤 치료가 좋을지 의사와 상의한다.

늑막에 암이 생기면 가슴 안에 물이나 피가 차 숨이 가쁘다. 늑막에 있는 물을 빼서 피의 색깔을 보이면 거의 모두 암이 원인이다. 이때 주사로 고인 물을 빼내면 어느 정도 좋아질 수 있으나 필요한 항암 치료를 받지 않는 이상 바로 다시 차올라 숨이 가빠진다. 또 수술로 가슴 안에 호스를 넣어 물을 완전히 빼고 항암제나 다른 약을 집어 넣어 다시 물이 차는 것을 방지할 수 있다. 이때 자주 사용하는 약은 테트라사이클린이라는 항생제이다. 한 번 넣은 약으로 물이 말라 붙지 않으면 두세 번 반복할 수 있다.

임파선에 생기는 암이나 호지킨 병같은 암은 가슴 한복판에 자주 생긴다. 만약 이런 암이 커지면 폐로 들어 가는 숨길을 막을 수 있고 심장으로 들어 가는 큰 핏줄을 누를 수도 있다. 이때는 눕기 어렵고 얼굴과 목이 심하게 붓고 기침을 많이 한다. 또 목에 있는 핏줄이 튀어 나오고 얼굴이 검붉은 색으로 변하기도 한다. 이런 일이 생기면 위험하므로 바로 치료해야 한다. 치료하지 않으면 며칠 안에 사망할 수 있다. 응급 치료는 방사선으로 하고 항암 치료도 함께 시작한다.

방사선 치료나 항암제는 폐를 망가뜨리거나 폐를 굳게 만들어 숨이 가빠질 수 있다. 조혈 세포 이식이나 골수 이식 치료도 폐를 약하게 한다. 멜팔란, 카머스틴, 블레오마이신 같은 약들이 이런 부작용을 일으킨다. 이런 약을 사용하는 항암 치료를 받고 있을 때나 방사선 치료를 받고 있을 때 숨이 가쁘면 바로 담당의사와 상의한다. 치료는 주로 스테로이드제를 사용한다. 치료를 빨리 할수록 좋아진다. 만약 치료를 하지 않거나 늦어지면 고생할 수 있다.

조혈 세포나 골수 이식 뒤 숨이 가쁘면 크게 문제가 생길 수 있으므로 자세히 검사하고 치료해야 한다. 치료는 역시 스테로이드제로 하고 3~6 개월 동안 치료한다. 또 다른 사람 골수를 받아 이식하면 골수 세포가 환자의 폐에 염증을 일으켜 숨이 점점 가빠질 수 있다. 이런 일이 생기면 몇 년에 걸쳐 고생할 수 있으므로 꾸준하게 치료를 해야 한다. 간혹 치료를 해도 좋아지지 않을 수도 있다.

암과 상관 없이 천식같은 병으로 숨이 가쁜 사람은 암을 치료하기 전부터 있는 증상으로 쉽게 알 수 있다. 천식이 있을 때 병을 심하게 하는 일은 피해야 한다. 갑자기 찬 공기를 마시거나 먼지가 많은 곳에 오래 있거나 담배를 피우면 당연히 나빠진다. 천식 치료를 하고 있었다면 꾸준히 빠지지 말고 해야 한다. 호흡기로 숨을 들이 쉬는 천식 치료 약은 숨이 가쁠 때만 들이 마시는 것이 아니고 하루 정해진 양을 사용한다. 정해진 양을 사용해도 숨이 심하게 가쁘면 같은 약을 두세 번 더 들이 마시고 병원에 가도록 한다.

◑ 콩팥이 나빠 숨이 가쁠 때

콩팥이 나빠 몸 안에 물이 고이기 시작하면 심장이나 폐에도 물이 찰 수 있다. 또 물이 많이 차지 않아도 콩팥에 크게 이상이 있으면 저절로 숨이 가쁠 수 있다.

암이나 항암 치료와 상관 없이 콩팥에 병이 생기거나 항암제 때문에 콩팥이 고장 날 수도 있다. 이런 합병증을 일으키는 항암제는 시스플라틴, 아이포스파마이드 같은 약들이 있다. 또 방광암, 전립선암, 난소암, 자궁암, 대장암같은 병이 콩팥에서 방광으로 가는 길을 막아 콩팥이 나빠질 수 있다.

콩팥 때문에 숨이 가쁘면 숨 가쁘기 전부터 몸이 많이 붓는다. 이때 치료하는 약은 라식스라는 이뇨제이다. 이전부터 이뇨제를 계속 사용하여 몸이 더 붓고 숨이 차면 병원에 가기 전 이뇨제 양을 평소 먹는 양보다 2~3배로 늘려 먹을 수 있다.

심장이 함께 이상이 있는 환자는 이뇨제를 함부로 먹으면 안 된다.

콩팥이 크게 나빠지면 숨이 가쁘기 때문에 병원에서 진단을 받아야 한다. 또 콩팥이 나쁜 사람이 몸이 붓지 않아도 숨이 점점 가빠지면 다른 원인을 생각할 수 있다. 병이 심각해지면 피를 걸러내는 혈액 투석 치료를 하면 좋아질 수 있다.

콩팥에 부작용을 일으키는 항암제를 사용할 때는 콩팥을 보호하는 약을 반드시 사용한다. 시스플라틴으로 생기는 부작용은 농도가 진한 소금물을 주사하면 예방할 수 있고 아이포스파마이드나 멜팔란 같은 약들은 나이 많은 사람이나 몸이 약한 사람에게 사용할 때는 조심해야 한다. 물론 다른 항암제와 함께 사용할 때는 더욱 주의해야 한다.

항암제가 아니라도 보통 치료에 많이 쓰는 항생제, 이뇨제같은 약으로 콩팥이 나빠질 수 있다. 병원에 오랫동안 입원해 있으면 이런 약을 사용할 가능성이 높다. 따라서 입원하는 동안 콩팥이 이상이 없는지 자주 검사를 해보아야 한다.

콩팥에서 방광으로 가는 길을 막고 있는 암을 수술로 떼어 내기 전 응급 치료로 피부를 통해 콩팥으로 인공 호스를 끼워 넣어 호스를 통해 소변을 나오게 할 수 있다. 이 치료는 수술 없이 쉽게 방사선과에서 할 수 있으며, 일단 상태가 좋아지면 수술 치료 뒤 항암제나 방사선 치료를 하면 상태가 호전된다. 그러나 배 안에 암이 많이 퍼져 있으면 완전한 치료가 어렵다.

요로나 방광에 세균으로 인한 염증이 자주 생길 때도 콩팥이 나빠질 수 있다. 방광이나 요로에 암이 있어 염증이 생기면 오랫동안 항생제를 먹어야 한다. 이때 양 옆구리나 등이 결리고 이 곳을 두드리면 통증이 심해진다.

◐ 간이 나빠 숨이 가쁠 때

간이 굳거나 간으로 암이 많이 퍼지면 배 안이나 폐에 물이 차서 숨이 가빠질 수 있다. 얼굴이 노랗게 되는 황달 증세가 보이고 손발을 떨 수도 있으며, 배 안에 차는 물로 배가 심하게 부어 오르고 코피가 자주 날 수 있다. 이것은 병 말기에 나오는 증상으로 치료를 해도 회복하기가 어렵다. 따라서 이런 증상이 생기면 환자가 고생을 덜 하도록 하는 것이 고생스런 치료를 하는 것보다 나을 수 있다. 낫지 않을 때 무리해서 치료하는 것보다 조용히 고생하지 않고 남은 시간을 지내도록 하는 것도 중요하다.

◐ 피가 부족해 숨이 가쁠 때

피를 갑자기 쏟으면 보통 어지러운 증상은 심하고 숨이 가빠지는 경우는 드물다.

몇 달이나 몇 주에 걸쳐 오랫동안 피를 잃으면 피 수치가 8~10g 으로 내려갈 때까지 숨 가쁜 증상이 나오지 않는다. 이렇게 서서히 피를 잃을 때는 피를 잃고 있는지 잘 모르고 한참 지나서야 몸에 이상이 있는 것을 알 수 있다.

위나 장에서 피를 잃으면 대변 색깔이 팥색이나 진한 커피색으로 변해 있는 것을 볼 수 있다. 또 월경량이 많거나 자궁 출혈이 있는 경우도 있다. 대변 색이 이상한 환자는 위나 장 내시경을 해보면 진단이 된다. 위나 장이 헐어 있어 피를 잃는 것이다. 그러나 암이 아닌 다른 병이 원인인 경우가 흔하므로 장 출혈이 있다고 해서 곧바로 암으로 진단하면 안 된다. 자궁벽에 혹이 있으면 월경이 아닌 때 피를 쏟거나 월경량이 많아진다. 이런 자궁 혹은 대부분 암이 아니다.

환자 몸에서 피를 만들어 내지 못해 숨이 가쁠 수도 있다. 따라서 대변 색이 변하지 않고 자궁 출혈이 없는 환자가 피가 부족하면 피를 만들어 내는 뼈에 이상이 있는지 살펴 봐야 한다. 피 검사와 엉덩이 뼈에 주사바늘을 넣어 뼈 속을 검사해 보면(골수 조직 검사) 원인을 알 수 있다.

과일이나 야채에서 나오는 비타민이 부족한 사람이나 위에 심한 염증이 있어 창자에서 비타민을 피로 빨아 들이지 못하는 사람들도 주로 피가 부족하다. 따라서 피 검사에 이런 비타민이 부족한지를 알아보고 이상이 없으면 더 자세한 검사를 한다.

항암 치료를 받거나 엉덩이 뼈와 허리 뼈 주위에 방사선 치료를 받는 환자는 다른 이유 없이 피가 부족할 수 있다. 항암제는 피를 만들어 내는 뼈를 약하게 하고 방사선 치료는 뼈 안에 있는 피를 만들어 내는 세포를 죽이기 때문이다. 하지만 치료가 끝나면 2~3주에 걸쳐 거의 모두 회복한다.

또 백혈병이나 뼈 속에 생기는 암은 피를 부족하게 한다. 콩팥이 나빠도 피가 부족할 수 있고 결핵같은 심한 염증으로도 피가 부족할 수 있다.

이와 같이 피가 부족할 때는 원인이 다양하므로 자세히 알아보고 치료하도록 한다. 대부분이 위급한 상황이 아니므로 담당의사와 상의해서 치료를 받는다.

◑ 약 부작용이나 수혈 부작용

치료에 쓰는 약은 거의 모두 화학 물질이다. 또 다른 사람으로부터 나온 피는 우리 몸과 맞지 않을 수 있다. 약으로 인한 부작용으로 숨 가쁠 수 있고 수혈 부작용으로도 숨이 가쁠 수 있다. 가끔 아주 심한 부작용을 잃으켜 생명이 위험할 수도 있지만 대부분 치료가 가능하고 오랫동안 고생은 하지 않는다.

약으로 인한 부작용은 약을 처음 먹을 때 잘 생긴다. 부작용으로 숨이 가쁘면 혈압도 함께 떨어지고 어지러울 수 있으므로 응급 치료를 해야 할 때가 많다. 또 주사를 맞을 때 잘 생긴다. 먹는 약보다 주사가 훨씬 위험한 일을 일으키므로 병원 외래에서 가끔 쓰는 주사약을 먹는 약으로 바꿀 수 있으면 먹는 약으로 사용하도록 한다. 주사를 맞았다면 바로 집에 가지 말고 30분 정도 기다려 이상이 생기는지 알아본다. 만약 전에 약으로 인한 부작용이 있었다면 담당의사에게 어떤 약으로 부작용이 생겼는지 물어본다.

약으로 인해 숨이 가쁠 때는 처음에는 가슴이 답답한 기분이 들고 시간이 지나면 씩씩하는 거친 숨소리가 들릴 수 있다. 또 가래 없는 기침이 나오고 가끔 가슴이 아프다. 이런 증상이 생기면 바로 병원에서 치료해야 한다. 집에서 시간을 보내면 더 위험한 일이 생길 수 있고 쉽게 낫지 않을 수 있다. 치료는 항히스타민 약과 스테로이드, 숨길을 넓히는 약을 쓴다. 이런 약으로 쉽게 좋아지지 않으면 입원 치료를 하는 것이 좋다.

간혹 심한 부작용으로 혈압이 떨어지고 숨이 차는 쇼크를 잃으킬 수 있다. 이때 빨리 치료하지 않으면 위험하다. 응급 치료를 해도 심장이나 폐, 콩팥, 간이 상할 수 있다. 따라서 혈압이 다시 좋아지고 숨가쁜 것이 없어져도 병원에서 치료를 해야 한다. 반드시 약 이름을 알아두어 다음 치료 때 같은 약을 쓰지 않도록 한다. 이런 일은 주사약으로 인해 잘 생기고 먹는 약은 큰 문제를 일으키지 않는다.

수혈 부작용으로도 숨이 가쁠 수 있다. 또 몸이 가렵거나 붓고 혈압도 떨어질 수 있다. 간혹 심하게 혈압이 떨어져 위험할 때가 있다. 거의 모두 병원에서 수혈을 받기 때문에 이런 부작용이 생기면 바로 치료는 가능하다. 치료는 항히스타민 약과 스테로이드, 숨길을 넓히는 약을 쓴다. 혈압이 떨어지면 혈압을 올리는 약도 쓴다.

수혈 부작용은 자주 일어난다. 그러므로 수혈하기 전에는 언제나 항히스타민 약을 써서 이런 부작용이 생기는 것을 막는다. 어떤 경우이든 약으로 인한 부작용이 생긴 경우에는 담당의사에게 꼭 말하도록 한다.

❀ 숨을 가쁘게 하는 암의 종류

암 종류마다 숨이 가쁜 이유가 다르다. 폐암이 있을 때 암이 폐 안에 있는 공기 구멍이나 숨길을 막고 늑막으로 퍼진 암은 늑막에 피나 물을 고이게 해서 숨을 가쁘게 한다. 여기서는 암 환자가 숨이 가쁘면 어떻게 해야 할 지 암 종류에 따라 설명하였다. 다만 집에서 치료가 불가능하고 병원에서 치료받아야 한다.

1) 폐암

폐암 치료를 받고 있는 환자가 병이 나빠지면 숨이 가쁘다. 폐암은 커지면서 숨길과 폐 안에 있는 공기 구멍을 막는다. 커진 폐암으로 폐가 쭈그러질 수도 있다. 또 늑막으로 폐암이 번지면 늑막 안에 피나 물을 고이게 한다. 가끔 심장을 싸고 있는 물주머니 안에 암이 번져 피를 차게 해서 숨이 가쁠 수도 있다.

◑ 폐암의 종류

폐암은 크게 두 가지가 있다. 하나는 수술과 방사선으로 치료하는 암이고(비소세포 폐암) 또 하나는 항암제로 치료하는 암(소세포 폐암)이다. 수술과 방사선으로 치료하는 암이라도 항암제를 함께 써서 치료 할 수 있다.

처음 방사선으로 치료한 암이 다시 커지고 숨이 가빠지면 또 방사선을 사용하기가 어렵다. 이때 항암제를 써서 어느 정도 숨을 덜 가쁘게 할 수 있다. 항암제는 시스플라틴과 비노랠빈이며 보통

두 가지 약을 함께 쓴다. 만약 환자 몸이 너무 약하면 한 가지만 쓰는데 주로 비노랠빈을 쓴다. 항암제로 좋아지면 약 1년 정도 더 살 수 있다.

수술로 처음 치료한 뒤 방사선과 항암 치료를 함께 받은 환자가 암이 심해지면 다른 항암제로 치료할 수 있지만 좋아지는 경우가 극히 드물다. 또 항암제 부작용으로 고생할 수 있으므로 치료가 꼭 필요한 지 담당의사에게 자세히 물어 본다.

항암제를 쓰기 어렵고 방사선 치료도 할 수 없으면 숨길 안을 들여다 보는 기관지 내시경을 넣어 길을 막고 있는 암을 뚫어서 치료할 수 있다. 레이저 광선을 쓰는 내시경 치료는 생각보다 쉽게 할 수 있고 금방 좋아질 수 있는 치료법이다. 가끔 치료 때문에 피가 날 수 있고 폐에 공기가 새어나갈 수 있다. 또 잘 뚫렸어도 다시 막히면 치료를 자주해야 할 때도 있으며 내시경으로 조그만 호스를 막힌 곳에 넣어 숨길을 열 수도 있다.

항암제로 치료했던 암이(소세포 폐암) 다시 나빠지면 심장으로 들어 가는 핏줄과 숨길을 막아 숨이 가쁠 수 있다. 이때 방사선 치료를 할 수 있으며 내시경으로 숨길 막힌 곳을 뚫을 수도 있다. 하지만 치료로 좋아지지 않고 많은 환자가 2~3개월 후 사망한다. 항암제는 처음 치료를 할 때는 큰 도움을 주지만 병이 다시 재발하면 효과가 거의 없다. 따라서 병이 다시 나빠지면 항암 치료를 계속하는 것보다 고생을 덜 하게 하는 것이 오히려 좋을 때도 있다. 쓸 수 있는 항암제는 이토포사이드, 빈크리스틴, 독소루비신, 사이클로포스파마이드, 아이포스파마이드, 카보플라틴, 시스플라틴 등이다.

전에 항암제로 치료하지 않은 사람이 숨이 가빠진 뒤 소세포 폐암으로 진단될 때가 있다. 이때 심장으로 들어 가는 핏줄과 숨길이 막혀 숨이 가쁘면 항암제로 치료하면 숨이 차지 않는 환자와 비교해서 큰 차이 없이 바로 좋아진다. 임파선암이 있어도 이런 일이 생길 수 있다. 일주일에 걸쳐 숨이 서서히 차 오르고 기침을 하며 얼굴이 벌겋게 부어 오르고 목에 있는 핏줄이 튀어 나온다. 그래서 이런 현상이 생기면 더 나빠지기 전에 바로 치료에 들어가야 한다.

◐ 늑막에 물이 차면

폐암으로 늑막에 피나 물이 차 숨이 가빠지면 가슴속으로 호스를 넣어 물을 깨끗이 빠지게 한다. 재발하기 때문에 하루 20cc 이하로 나오는 양이 줄어들면 호스를 통해 늑막 안에 약을 넣어 물이 다시 생기지 않도록 한다. 쓰는 약은 항생제인 테트라사이클린, 항암제인 블레오마이신이다. 약을 한 번 넣어 다 좋아지지 않으면 나오지 않을 때까지 치료한다. 약을 넣으면 통증이 생기므로 진통제를 늑막 안에 함께 넣고 먹는 진통제도 사용한다.

만약 늑막이 안에서 구겨지고 달라 붙어 물이 잘 빠지지 않으면 수술을 해서 늑막을 떼어 낸다. 또 수술 이외도 내시경으로 들여다 보면서 늑막을 떼내는 방법도 있다. 이렇게 해서 물이 없어져도 나중에 다시 재발할 수 있다. 여러 번 늑막 치료를 받은 환자가 재발하면 더 심한 고생을 한다. 숨이 너무 가쁠 때는 산소를 들이마시면 어느 정도 좋아진다. 자꾸 다시 생기는 물이나 피로 인해 숨이 가쁘면 산소를 쓸 수 있다.

◑ 심장 물주머니가 물이 차면

심장을 싼 물주머니에 물이나 피가 고이면 맨 처음 몸이 붓고 숨이 가빠진다. 만약 물이 천천히 고이면 몸도 서서히 붓는다. 또 몸무게가 늘면서 배에 물이 차고 다리가 심하게 부을 수 있다. 물이 빨리 차오르면 몸이 붓기도 전에 숨이 가쁘고 혈압이 떨어져 큰 고생을 할 수 있다. 갑자기 생길 때는 심장 초음파 검사로 진단할 수 있지만 몇 개월에 걸쳐 시나브로 생기면 심장 안에 호스를 넣어 심장 안의 압력을 재서 진단한다. 이때 심장으로 가는 호스는 팔다리쪽 핏줄을 통해 들어 간다.

치료로 가는 호스를 물주머니 안으로 넣어 물을 빼낸다. 호스는 몸 안을 들여다 보는 방사선 투시 기계나 초음파 기계를 써서 물주머니 안으로 넣는다. 물이 다 빠지면 늑막 치료처럼 약을 넣어 치료한다. 물이 자꾸 다시 차오면 수술로 주머니에 조그만 구멍을 내어 늑막이나 바깥으로 흐르게 할 수 있다. 덧붙여 항암제나 방사선 치료도 같이 할 수 있다.

전에 가슴이나 심장있는 곳에 방사선 치료를 했다면 암이 아니라도 방사선 치료 합병증으로 물이 찰 수 있고 물주머니가 굳어서 심장이 쭈그러질 때도 있다. 이때 물주머니에서 물을 빼 검사하면 암과 구별이 가능하다. 만약 방사선 합병증으로 오랫동안 물이 차 있으면 가슴 수술을 해서 심장 물주머니를 도려 내야 한다. 굳어진 물주머니를 가진 사람은 숨이 가쁘고 배가 불러 오며 간이 붓는다. 이때 심장 초음파 검사나 심장 안에 호스를 넣어 진단한다. 다른 병으로 물주머니가 굳어진 것과 달리 방사선으로 굳어진 물주머니는 수술이 어려울 때도 있다.

2) 다른 곳에 있는 암이 폐로 전이될 때

몸 안에 생긴 어떤 암도 폐로 전이될 수 있다. 핏줄을 타고 전이되 거나 핏줄따라 있는 물줄기를 타고 전이될 수도 있다. 가끔 가슴살 을 타고 퍼질 수도 있다. 따라서 암 환자가 숨이 가쁘면 암이 전이되 었는지 알아봐야 한다. 또 암이 전이되지 않아도 항암 치료 도중 부 작용이 생기거나 방사선 치료 부작용으로 숨이 가쁠 수도 있다.

또 폐렴에 걸려 숨이 가쁠 수도 있다. 따라서 치료를 하고 있는 환자가 숨이 가쁘면 '항암 치료나 방사선 치료'를 참조하도록 한 다.

폐로 전이되는 암들은 대부분 핏줄을 타고 퍼지므로 숨길을 처 음부터 바로 막지는 않는다. 따라서 암이 아주 많이 퍼졌을 때 숨 이 찬다. 폐암과 마찬가지로 숨길이 막히거나 늑막에 피나 물이 찰 수 있다. 또 물줄기로 타고 퍼지는 암이 물길을 막으면 아주 빨 리 숨이 가빠질 수 있다.

진단은 가슴 사진을 찍고 조직 검사를 해서 확인한다. 조직 검사 는 수술로 하고 가끔 숨길을 들여다 보는 기관지 내시경이나 주사 바늘로 검사할 수도 있다. 숨이 너무 가쁘면 조직 검사를 못할 때 가 있다. 이때 전에 실시한 검사 결과로 치료를 바로 할 수는 있으 나 가능하면 재검사를 해서 확인해야 한다.

치료로 쉽게 좋아지는 암으로 유방암(젖가슴에 생긴 암), 임파종 (임파선에서 생긴 암), 골육종(뼈에서 생긴 암), 고환암(남자 고환에서 생긴 암), 융모막암(여자 자궁 안쪽에서 생긴 암), 갑상선암(갑상선에서 생긴 암), 백혈병이 있다. 위암, 식도암, 대장암, 간암, 췌장암, 콩팥에서 생긴 암(신장암), 살에서 생긴 암(육종), 머리나 목에서 생긴 암(두부암, 후두암)은 치료로 좋아지기 힘들다. 치료로 잘 낫는 암은 거의 모두 항암 치료를 하며 치료로 잘 낫지 못하는 암은 수술을 한다. 퍼진 암이 하나만 있을 때는 수술로 깨끗이 도려내 병이 다시 생기지 않도록 할 수도 있다. 물론 늑막에 물이 차면 앞에서 설명한 것처럼 물을 빼고 약을 넣어 치료한다. 전에 항암 치료를 받은 뒤 폐로 암이 전이되었다면 다시 항암 치료를 해도 잘 낫질 않는다.

◐ 유방암

유방암이 재발한 환자는 전에 썼던 항암제가 아닌 약으로 치료한다. 병이 다시 생길 때 쓰는 항암제로 택솔, 독소루비신, 이토포사이드, 시스플라틴, 티오테파가 있다. 자세히 알고 써야 하는 약이므로 담당의사와 상의한다. 만약 새 항암제로 병이 좋아지면 1~2년은 더 살 수 있다. 그러나 해마다 새로 개발된 약들이 많이 나오지만 정말 좋아지는지 알고 치료해야 한다. 새로 나온 약들 대부분은 치료하는 10명의 환자 중 1~2명만 좋아질 수 있기 때문이다.

유방암은 항암제 말고도 호르몬제에 반응을 잘한다. 전에 호르몬제를 쓰지 않았던 환자가 숨이 차면 항암제로 치료한 뒤 호르몬제를 날마다 먹어 병이 다시 생기지 않도록 할 수 있다. 잘 쓰는 호르몬제로 타목시펜, 아리미덱스, 메게이스라는 약이 있다. 전에 타목시펜을 썼던 환자는 아리미덱스나 메게이스를 쓸 수 있다. 하지만 호르몬제 사용으로도 좋아지지 않는 유방암이 있으니 담당 의사와 상의한다. 호르몬제 사용으로 병이 호전되면 1~2년 정도 더 살 수 있다. 호르몬제가 좋은 까닭은 항암제 치료로 생기는 부작용이 없기 때문이다.

또 새로 나온 약으로 항암제나 호르몬제가 아닌 헤르셉틴도 쓸 수 있으나 헤르셉틴에 좋아지지 않은 암이 있으므로 이것 역시 검사 후 사용한다. 암 조직을 다시 검사해서 헤르셉틴이 잘 듣는지 알아볼 수 있다. 검사 이름은 허투뉴(Her-2-neu)라고 하며 이 검사를 하지 않고 치료하면 안 된다.

치료해도 효과가 없는 검사 결과가 나오면 헤르셉틴을 사용할 필요가 없다. 헤르셉틴은 유전자 기술로 만들어진 약으로 항암제나 호르몬제에 실패한 환자가 쓸 수 있다. 물론 택솔 같은 항암제와 함께 쓸 수도 있다. 이 약을 써서 병세가 나아지면 약 16개월에서 3년 정도 더 살 수 있다.

이전에 사용한 독소루비신, 택솔, 사이클로포스파마이드, 헤르셉틴 같은 약의 부작용으로 심장이 나빠져서 숨이 찰 수 있다. 암으로 숨이 차지는 않지만 고생을 많이 할 수 있으므로 바로 치료해야 한다. 독소루비신은 어느 정도 이상 약을 쓰면 심장이 나빠진다. 따라서 독소루비신을 쓰고 있을 때는 담당의사에게 미리 부작용 여부를 물어 본다. 택솔은 많이 써도 심장을 많이 나빠지게 하지는 않지만 가끔 문제가 생길 수 있다. 사이클로포스파마이드는 유방암을 치료하는데 사용하며 심장을 나빠지게 하지는 않지만 심장이 약한 환자는 조심해야 한다. 특히 헤르셉틴의 사용으로 심장이 나빠지면 고치기 힘들다. 따라서 치료 받고 있는 동안 숨이 차면 바로 알아봐야 한다.

만약 이런 약으로 인해 심장병이 생기면 치료를 중단하고 심장을 먼저 치료해야 한다. 너무 늦지 않은 상태에서 치료를 시작하면 2~3개월 안에 서서히 좋아진다.

● 임파선암

심장으로 가는 핏줄과 숨길을 막아 숨을 가쁘게 한다. 또 폐 안으로 퍼져 공기주머니를 막거나 늑막에 물을 차게 만들어 숨이 찰 수 있다. 아주 심하게 숨이 차도 치료하면 상태가 호전될 수 있으므로 반드시 치료하도록 한다.

문제는 임파선암이 있는 줄 모르고 있다가 숨이 차고 나서야 병원을 가는 때이다. 항암제로 좋아지는 폐암이거나 임파선암일 때 심장으로 가는 핏줄과 숨길을 막아 숨이 찰 때가 많다. 따라서 먼저 조직 검사를 할 수 있으면 검사를 끝내고 3~4일 방사선 치료로 숨이 찬 것을 좋게 한 뒤 검사 결과를 보고 항암 치료를 시작한다. 만약 조직 검사를 할 수 없을 정도로 숨이 가쁘면 방사선 치료를 먼저 해서 상태가 호전되기를 기다려 검사한다. 숨이 너무 가빠 조직 검사를 하기가 어렵고 진단하기 어려울 때는 사이클로포스파마이드, 독소루비신, 빈크리스틴, 스테로이드를 써서 치료를 시작한다. 이 치료는 임파선암과 폐암시 함께 할 수 있다. 증상이 좋아지면 나중에 자세한 검사를 한다.

가슴속에 있는 임파선암의 크기가 10cm가 넘을 때는 항암 치료로 숨이 가쁜 증세가 좋아져도 나중에 방사선 치료로 마무리를 하도록 한다. 이유는 이런 암은 나중에 쉽게 재발할 수 있기 때문이다. 따라서 처음 치료로 암이 사라져도 재발하지 않도록 하는 치료를 더 해야 할 때가 있다. 또 조혈 세포나 골수 이식 치료를 할 수도 있다.

임파선암이 재발해 숨이 차면 방사선 치료보다는 항암 치료를 먼저 한다. 치료로 증세가 호전되면 바로 이식 치료를 하고 그 후 암이 있었던 자리에 방사선 치료를 한다. 방사선 치료를 항암 치료보다 먼저 하면 이식 치료 도중 심한 합병증이 생겨 고생할 수 있다. 또 암이 항암 치료에 반응을 하는지 안 하는지를 알 수 없어 이식 치료가 필요한 지 여부도 알 수 없다. 왜냐하면 항암 치료로 암이 줄어드는 환자만 이식 치료로 완치할 수 있기 때문이다.

암이 공기주머니를 막아 숨이 차면 방사선 치료보다 항암 치료를 한다. 그 후 앞에서 이야기한 것처럼 증상이 좋아지면 이식 치료를 한다. 늑막 안에 물이 생겨 숨이 차면 호스를 넣지 않고 주사 바늘로 물을 먼저 뺀 후 항암 치료를 한다. 이유는 호스를 넣지 않아도 항암 치료로 바로 좋아질 수 있기 때문이다.

물이 다시 생기거나 없어지지 않으면 호스를 넣을 때도 있다. 물론 좋아지면 이식 치료를 한다.

이식 치료는 자신의 피로도 할 수 있고 집안 식구 또는 다른 사람의 피를 써서 할 수도 있다. 어떤 치료가 좋은지는 담당의사에게 물어 보고 하도록 한다.

◐ 골육종(뼈에 생기는 암)

뼈에 생기는 암이 폐로 전이되면 가슴사진으로 쉽게 진단이 가능하다. 다른 암과 달리 뼈로부터 전이된 암은 수술로 하나씩 도

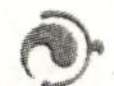

려내 치료할 수 있다. 문제는 하나씩 도려내는 기술이 아주 뛰어나야 한다는 점이다. 따라서 이런 수술을 많이 하는 외과의사에게 치료 받아야 한다.

아주 작게 퍼진 암을 도려내려면 가끔 레이저 광선을 쓰기도 한다. 수술로 암이 보이는 곳을 다 도려낸 뒤 항암 치료를 하며 방사선 치료는 하지 않는다. 이렇게 치료한 후 좋아지면 2~3년간 병이 재발하지 않는다. 또한 드물지만 5~7년 동안 병 없이 지낼 수도 있다.

수술을 할 수 없거나 모두 도려내지 못하면 항암 치료로 좋아져도 1년 안에 병이 다시 생긴다. 늑막에 물이나 피가 차는 일은 아주 드물다. 또 심장으로 가는 핏줄이나 숨길을 막지는 않는다.

◑ 고환암

남자 고환이나 고환과 비슷한 가슴 속살에서 생긴 암이 폐로 전이되면 거의 모든 부위에 심하게 전이된다고 볼 수 있다. 수술이나 방사선 치료는 하지 않고 바로 항암제로 치료한다. 만약 폐 한 군데만 암이 퍼져 있으면 수술도 생각해볼 수 있다.

항암제로 10명의 환자 중 7~8명은 완치할 수 있다. 이때 치료제로는 시스플라틴, 빈블라스틴, 블레오마이신, 이토포사이드가 있다. 암이 다시 생기면 아이포스파마이드, 이토포사이드, 시스플라틴, 카보플라틴 같은 약을 쓴다.

재발한 암이 항암 치료로 좋아지면 골수나 조혈 세포를 써서 이식 치료를 할 수 있다. 이식 치료를 하면 환자의 절반 정도가 2년을 더 살 수 있다. 그러나 이식으로 완치가 가능한 지는 아직 확실하지 않다.

◐ 자궁 안쪽에 생긴 융모막암

이 암은 자궁 안쪽에서 생기지만 폐로 많이 전이된다. 다른 암과 달리 피 검사로 쉽게 진단이 되는 물질을 만들어 낸다. 따라서 피 검사로 병이 어떻게 변한지 쉽게 알아 볼 수 있다. 이 피 검사는 hCG(에이치시지)라 불린다.

폐로 전이되면 수술이나 방사선 치료는 하지 않고 바로 항암 치료를 한다. 많이 사용하는 항암제로는 메소트렉세이트, 악티노마이신, 클로람부실이 있다. 또 시스플라틴, 빈크리스틴, 이토포사이드도 사용한다.

치료하면 10명 중 8명은 완치할 수 있다. 치료에 좋아지는지 일주일에 한 번씩 hCG 피 검사를 한다.

◐ 갑상선암

갑상선암은 수술로 치료한다. 하지만 수술한 뒤 방사선 치료를 해야 할 때가 있다. 환자의 나이가 45세 이상이거나, 암이 갑상선 주위로 퍼져 있거나, 갑상선 안에 있는 암 크기가 2.5cm 이상이거나, 암이 다른 곳으로 퍼졌을 때는 방사선 약을 먹어서 치료한다. 항암제로 치료하지는 않는다.

폐로 암이 전이되어도 치료하면 5~15년 정도 더 살 수 있다.

◐ 백혈병

치료 도중 숨이 가쁘면 대부분 폐렴 같은 염증 때문이다. 가끔 항암제로 생기는 부작용으로 숨이 가쁠 수 있다. 없어졌던 백혈병이 다시 생길 때 많은 백혈병 세포가 핏줄을 막아 숨이 찰 수도 있다.

폐에 염증이 생기면 위험하다. 따라서 치료 도중 숨이 차면 바로 병원에서 치료를 받도록 한다.

백혈병 세포가 많이 생기면서 핏줄을 막으면 피가 폐로 잘 들어갈 수 없어 숨이 찬다. 바로 치료하지 않으면 사망할 수 있다. 숨이 찰 뿐만 아니라 뇌에 있는 핏줄을 막아 정신을 잃을 수도 있고 핏줄이 터져 뇌 안에 출혈이 있을 수도 있다. 치료는 백혈병 세포를 기계로 빼낸 후 항암 치료를 한다. 백혈병 세포를 기계로 빼는 치료는 헌혈하는 것처럼 생각보다 쉽다. 하지만 항암 치료를 받아야만 핏줄이 다시 뚫린다. 이렇게 치료해도 재발한 병은 증세가 호전되기 힘들어 골수 이식 같은 치료를 해야 한다.

항암 치료 때 숨이 가빠지면

항암 치료 때 숨이 찰 수 있다. 심장이나 폐가 약해서 숨이 차거나 암이 폐로 퍼져 숨이 찰 수 있다. 또 몸에 물이 많이 고여 숨이 찰 수도 있지만 항암 치료 때 숨이 차면 폐렴을 먼저 생각해야 한다. 폐렴이나 숨길에 염증이 생기면 기침과 열이 나므로 다른 원인으로 부작용이 생긴 것과 구별할 수 있다. 드물지만 항암제 부작용으로 기침을 하고 열이 날 수도 있다. 급한 일이 생기면 다음에 설명한 약을 병원에 가기 전에 먹을 수 있지만 모두 위험한 일이 생길 수 있으므로 집에서 치료하지 말고 바로 병원에 가서 치료한다.

1) 폐렴

항암 치료를 하면 몸 안에 있는 백혈구가 줄어든다. 만약 백혈구 수가 1000개 아래로 줄어 들면 균이 쉽게 폐나 피 안으로 전이된다. 이때 치료가 늦으면 사망할 수 있다. 그러므로 항암 치료 뒤 백혈구 수가 떨어져 있을 때 열이 나면 2~4시간 안에 치료를 받아야 한다. 만약 바로 병원을 갈 수 없다면 고단위 코트라이목사졸(박트림, 셉트라 혹은 코트림) 한 알을 먹고 병원으로 간다. 코트라이목사졸(박트림, 셉트라 혹은 코티림) 대신 레보프록사신(또는 시프로프록사신) 500mg을 먹을 수도 있다.

또 강한 항암 치료를 받은 환자는 백혈구 수가 1000개 아래로 떨어지지 않도록 백혈구가 많이 나오게 하는 주사를 날마다 쓸 수 있다. 이 주사를 백혈구 증식 촉진제라고 하며 치료한 지 7~10일 뒤부터 하루 한 번씩 3~7일 동안 사용한다. 만약 몸이 약하고 이전에 항암제 치료 뒤 백혈구 수가 많이 떨어졌다면 항암 치료를 할 때마다 이 주사를 맞으면 고생을 덜할 수 있다. 하지만 꼭 도와주는 약은 아니고 약을 쓰더라도 염증이 생기는 것을 예방하지는 못한다.

전신 마취로 수술했던 환자, 담배를 많이 피워 폐가 굳어 가는 환자, 옛날부터 잦은 기침을 하고 기관지염이 있는 환자, 천식으로 오랫동안 고생했던 환자, 홍역이나 백일해를 앓은 뒤 오랫동안 기침(기관지 확장증)을 하는 환자, 이전에 결핵을 앓았던 환자, 오랫동안 코나 코 옆 광대뼈 있는 곳에 염증(축농증)으로 자주 기침을 하는 환자, 폐암이 있는 환자, 폐 수술을 했던 환자, 나이가 60

세를 넘은 환자, 독감에 걸린 환자들이 폐렴에 잘 걸린다.

입원해 있다가 폐렴에 걸리면 폐렴을 일으키는 균이 항생제에 내성이 생겨 상당히 고생할 수 있다. 병이 생겨도 폐가 건강할수록, 몸의 저항력이 좋을수록 빨리 낫는다.

따라서 몸의 저항력과 폐를 건강하게 하기 위해서 항암 치료를 받는 환자는 치료를 받기 전에 폐렴 예방 주사를 맞아야 하며 담배는 무슨 일이 있어도 끊어야 한다. 또 폐가 안 좋은 환자가 오랫동안 입원해 있을 때 간이 호흡기를 사용하여 폐 안에 가래가 끼거나 폐가 쭈그러들지 않도록 해야 한다.

강한 항암 치료를 받거나 앞에서 이야기한 몸이 약한 환자들은 폐렴에 걸리지 않도록 독감 예방 주사, 폐렴 예방 주사를 맞는다. 또 항암 치료 뒤 백혈구 수가 줄어 들어 있을 때 항생제를 먹는다. 독감 예방 주사는 같은 약을 4주 간격으로 두 번 맞아야 한다. 또 독감을 일으키는 바이러스가 해마다 바뀌므로 주사를 맞아야 한다. 폐렴 예방 주사는 한 번 맞으면 5년 동안 예방이 가능하다. 폐렴을 예방하는 항생제는 고단위 코트라이목사졸(박트림, 셉트라 혹은 코트림)로 하루 두 번 한 번에 한 알씩 7~10일을 복용한다. 또 독감이 많이 생기는 가을이나 겨울 동안에는 독감을 예방하는 약을 쓰기도 한다.

백혈구 수가 1000개 아래로 떨어지면 가끔 곰팡이로 인해 염증이 생기고 위험한 폐렴을 일으키기도 한다. 따라서 10일 이상 백혈구가 1000개 아래로 떨어지면 치료를 시작하기 전에 미리 곰팡이를 예방하는 약을 쓴다. 이런 약은 항암 치료시 함께 쓰거나 항암 치료 7~10일 전부터 쓴다. 만약 곰팡이로 인해 폐렴에 걸리면 아주 강하게 4~6주 동안 주사로 치료해야 한다. 또 백혈구 수가 낮으면 백혈구 증식 촉진제와 백혈구 수혈을 하는 경우도 있다.

2) 몸 안에 물이 찰 때

물이 고여 숨이 차면 몸무게가 며칠 사이에 늘어나고 손가락과 발목, 눈이 붓는 증세가 나타나므로 쉽게 알 수 있다. 또 누워 있으면 앉아 있을 때보다 숨이 더 차고 걸어 다니거나 움직이면 숨이 더 찬다. 이때 병원에 가기가 어려우면 라식스(이뇨제) 80mg을 한 번 먹을 수 있다. 이뇨제는 잘못 쓰면 심장과 콩팥을 망가뜨린다. 따라서 급한 때가 아니면 의사 처방 없이 먹지 않도록 한다.

콩팥이나 심장을 상하게 하는 항암제를 쓸 때 부작용이 생기면 몸 안에 물이 찰 수 있다. 또 심장이나 콩팥이 상하지 않게 하기 위해 많은 양의 물을 주사해야 할 때가 있다.

독소루비신, 아이다루비신, 마이토산트론, 티오테파, 다우노루비신, 사이클로포스파마이드, 아이포스파마이드, 시스플라틴 같은 약이 심장이나 콩팥을 상하게 할 수 있다. 사이클로포스파마이드, 아이포스파마이드, 시스플라틴을 사용할 때는 많은 소금물을 함께 주사해서 콩팥이나 방광이 상하지 않도록 한다.

따라서 이런 약을 쓸 때 심장이 좋지 않은 사람은 쉽게 물이 차 숨이 가쁠 수 있다. 이런 부작용이 생길 때 이뇨제를 주사하면 쉽게 좋아진다. 하지만 이뇨제를 항암 치료할 때마다 쓰기 어려울 때가 있고 좋아지더라도 나중에 심한 문제가 생길 수 있으므로 조심해야 한다. 심장이 나빠지면 이뇨제와 함께 에날라프릴, 알닥톤

같은 약을 써서 오랫동안 치료한다. 갑자기 나빠진 심장은 디곡신을 함께 써서 치료할 수 있다.

이런 약을 쓸 때는 합병증을 막기 위해 심장 기능 검사를 한다. 심장이 얼마나 피를 잘 뿜어 내고 있는지를 알아보기 위해 초음파 검사를 할 수도 있지만 방사선 약을 주사해서 검사하는 방법(방사선 동위원소 심장 기능 검사)이 초음파 검사보다 낫다. 심장은 오른쪽과 왼쪽으로 나뉘어진다. 만약 왼쪽 심장 기능이 45% 아래로 떨어져 있으면 쉽게 숨이 찬다. 심장이 항암제로 한 번 나빠지면 3~6개월 안에는 좋아지지 않으므로 암 치료를 잘해도 오랫동안 고생할 수 있다. 그러나 항암 치료 때 누가 심장이 나빠질 수 있는지 미리 심장 기능 검사를 해도 쉽게 알아내기 힘들다. 따라서 치료 도중 숨이 차기 시작하면 심장 기능 검사를 다시 해서 원인이 심장에 있는지를 알아본다. 45% 아래로 떨어져 있으면 더 이상 같은 약을 쓰기 어려우므로 다른 약으로 바꿔야 한다.

콩팥도 심장처럼 항암 치료로 쉽게 나빠질 수 있다. 콩팥 검사는 심장 검사보다 훨씬 쉬워 피 검사와 소변 검사로 알아볼 수 있다. 피 검사에 보통 잘 사용되는 검사방법은 크레아티닌 검사인데, 만약 이 검사가 1.5~2 이상이면 콩팥을 망가뜨리는 약을 쓸 수 없거나 상당히 주의해야 한다. 항암 치료로 나빠진 콩팥은 나중에 좋아지더라도 쉽게 다시 나빠질 수 있다.

항암 치료 합병증으로 생기는 균이나 곰팡이 염증을 치료하는 약 때문에 콩팥이 나빠질 수 있다. 하지만 치료약을 끊으면 거의 모두 좋아지고 다시 쉽게 나빠지지 않는다. 항암제나 항생제 일부는 콩팥이 나빠지면서 귀도 어두워져 소리를 잘 듣지 못하는 부작용이 있을 수 있는데, 이 경우 나중에 콩팥이 좋아져도 귀가 어두운 것은 좋아지지 않을 수 있다. 따라서 항암 치료나 염증 치료 도중에 몸이 붓고 소리가 잘 들리지 않으면 바로 담당의사에게 이야기한다.

3) 항암제 부작용

항암제 부작용으로 숨이 차면 집에서 응급 처치가 불가능하므로 즉시 병원에 가야 한다.

블레오마이신, 카머스틴, 부설판, 멜팔란, 메소트렉세이트, 사이클로포스파미아드, 미토마이신 같은 약의 부작용으로 폐에 염증이 생기면 숨이 찬다. 특히 블레오마이신과 카머스틴이 가장 많은 부작용을 일으킨다. 치료가 끝난 지 며칠 또는 몇 주가 지난 뒤에 숨이 차기 시작한다. 숨이 가쁠 뿐만 아니라 열도 나고 가래도 나올 수 있어 균으로 생기는 폐렴과 구별해 내기 어려울 때가 있다. 또 곧바로 치료를 하지 않으면 아주 심하게 고생할 수 있으므로 이런 약을 쓰고 나서 숨이 차면 반드시 담당의사에게 바로 이야기해야 한다.

염증과 비슷하기 때문에 치료하기 전에 정확하게 진단해야 한다. 가슴사진을 찍고 가래 검사를 해서 알 수는 있지만 가끔 숨길에 내시경을 넣어 검사하는 기관지 내시경 검사가 필요할 때도 있다. 그래도 진단이 어려울 때도 있다.

그러나 대부분 바로 치료를 하면 큰 문제 없이 좋아진다. 항암제를 끊고 스테로이드를 써서 치료한다. 만약 진단이 확실하지 않으면 폐렴 치료를 하면서 스테로이드를 함께 쓸 수 있다. 부작용이 있을 때 바로 치료하지 않으면 폐가 굳어져 아주 오랫동안 고생할 수 있다. 치료할 때 폐가 얼마나 좋아지고 나빠지고 있는지를 알기 위해 숨 쉬는 검사(폐 기능 검사)를 한다. 공기가 피 안에 얼마나 잘 들어가는지를 알아보는 검사를 공기 확산 능력이라 하고 50~60% 이하일 때 숨이 가빠지기 시작한다. 따라서 폐를 약하게 하는 항암 치료를 할 때는 공기 확산 능력을 검사해서 60% 이하일 때는 다른 약으로 바꿔 치료하기도 한다. 또 담배를 피우고 있었다면 꼭 끊어야 한다. 끊지 않고서는 폐가 아주 심하게 망가지고 사망할 수도 있다.

항암 치료를 끝낸 뒤 가슴에 방사선 치료를 할 계획이 있다면 처음 폐를 약하게 하는 약을 쓸 때 아주 조심해야 한다. 항암 치료를 끝낸 뒤 공기 확산 능력이 60% 이상일 때 방사선 치료를 해도 큰 문제가 생기지 않는다. 따라서 항암 치료 전부터 공기 확산 능력이 60% 이하일 때는 치료 계획을 바꿔 방사선 치료를 하지 말아야 할 때도 있다.

방사선 치료 때 숨이 가쁘면

폐암, 젖가슴에 생기는 유방암, 가슴 한복판에 생기는 임파선암, 폐로 퍼진 암을 치료하려면 많은 방사선을 사용한다. 이때 암과 관계 없이 폐가 방사선을 맞아 염증이 생기고 굳을 수 있다. 그러면 큰 문제를 자주 일으키지는 않지만 드물게 숨이 찰 수 있고 폐가 굳어 아주 오랫동안 고생할 수도 있다. 가끔 열이 날 때도 있지만 거의 모두 열은 없고 가래가 나오지 않는 잔기침을 한다. 방사선 치료 1~3개월 후 숨이 차기 시작한다.

위급한 상황은 생기지 않으므로 방사선 치료 뒤 숨이 차면 담당 의사에게 물어본다. 집에서 스스로 치료할 수 있는 것은 없다.

방사선 양이 많거나, 치료해야 하는 곳이 아주 넓어 폐가 방사선을 많이 맞거나, 방사선 치료 기계가 낡아 질이 떨어지거나, 방사선 치료 방법이 너무 강하면 폐가 상한다.

환자마다 차이가 있지만 방사선 양이 20을 넘기 시작하면(정확하게 말하면 20gray : 그레이라고 말함) 폐가 나빠질 수 있고 60을 넘으면 숨이 차기 시작한다. 유방암이 젖가슴 한쪽에 많이 퍼져 어쩔 수 없이 가슴 한쪽 모두를 방사선 치료해야 할 때가 생긴다. 또 임파선암 중 호지킨 임파선암이라는 병을 치료하기 위해 가슴 한복판 넓은 곳에 아주 많은 양의 방사선을 사용할 수 있다. 또 폐에 암이 많이 번져 한꺼번에 여러 군데를 치료해야 할 때도 숨이 가빠진다.

방사선 치료 기계는 한 번 만들어지면 수십 년을 쓸 수 있다. 방사선을 내는 우라늄과 비슷한 코발트 같은 것은 한 번 쓰기 시작하면 20~30년을 쓸 수 있기 때문에 20년 전에 만들어진 낡은 기계라도 치료에 쓸 수 있다. 이런 낡은 기계를 쓰면 방사선이 정확하게 원하는 곳으로만 가기 어렵다. 따라서 치료하기 전에 병원 시설을 알아보는 것이 바람직하다. 만약 폐가 약한 환자라면 옛날 기계를 쓰는 병원은 피해야 할 것이다.

똑같은 양의 방사선 치료를 받아도 하루 30분 치료받는 환자보다 15분 치료받는 환자가 숨이 더 찰 수 있다. 30분 동안 치료해야 할 방사선을 15분 안에 모두 써야 하므로 시간은 짧게 걸리지만 나오는 방사선 양은 더 많기 때문이다. 이때 폐가 훨씬 더 많이 나빠진다.

많은 환자들이 치료 1~3개월 뒤부터 숨이 천천히 가빠지기 시작한다. 만약 치료하지 않으면 6~9개월에 걸쳐 폐가 점점 굳어지고 치료 상태가 호전되지 않는다. 또 폐가 아주 굳어 버리면 치료할 수 없다. 따라서 방사선 치료 뒤 숨이 차면 병원에서 꼭 진찰을 받아서 방사선 치료의 부작용인지 알아봐야 한다. 하지만 가슴 사진이나 숨쉬는 검사(폐기능 검사)를 해도 잘 알 수 없을 때가 있다. 이럴 때는 스테로이드로 치료를 해보고 좋아지는지를 알아볼 수 있다.

프레드니손이란 약을 2~6개월 사용한다. 잘 치료되고 있는지를 알아보는 방법으로 치료 도중 폐기능 검사를 해보면 된다. 폐기능 검사로 폐가 줄고 있는지 펴지고 있는지를 알아볼 수 있는데 상태가 좋아지면 줄었던 폐가 펴진다.

프레드니손은 많은 부작용을 일으키므로 치료 도중 몸에 이상이 생기면 바로 담당의사에게 물어보도록 한다. 프레드니손이 많이 일으키는 부작용으로 혈압이 오르고, 당뇨가 생길 수 있으며, 뼈가 약해져 잘 부러지거나 엉치뼈 관절이 상할 수도 있다. 또 피부가 약해져 피가 잘 날 수 있고 얼굴이 둥그렇게 변하고 팔다리가 가늘어진다. 몸에 물이 차면 팔다리가 부어오른다. 또 눈에 백내장이 생겨 잘 보이지 않을 수도 있다. 세균이나 바이러스, 곰팡이로 염증이 생기면 잘 낫지 않고 위험하다. 그래서 반드시 진찰을 받아서 치료해야 한다.

3개월 정도 프레드니손으로 치료해도 호전되지 않으면 치료가 어렵다. 숨이 아주 가빠서 걸어 다니기가 어렵다면 산소를 쓰면 숨이 찬 것이 좋아질 수 있다. 산소 치료는 병을 치료해주는 것이 아니라 숨이 차는 것만 덜 하게 한다. 산소로 치료할 정도라면 병이 심하고 낫질 않는다.

따라서 치료보다는 병이 생기지 않도록 해야 하고 병이 생기면 바로 치료해야 한다. 병이 생기지 않도록 하려면 방사선 치료 시설이 좋은지, 치료 계획이 잘 세워졌는지 알아봐야 하며 숨이 조금이라도 가빠지면 바로 진찰을 해서 치료를 한다. 부작용이 생기고 있는지 알기 힘들면 프레드니손으로 먼저 치료를 해서 경과를 살펴본다.

🌱 수술한 뒤 숨이 가빠지면

수술한 뒤 가래가 차 폐가 쭈그러들었거나 폐렴이 생겼을 때 숨이 가빠질 수 있다. 또 다리에 있는 핏줄에서 핏덩어리가 떨어져 나와 폐로 가는 핏줄을 막을 때도 숨이 가쁘다.

응급 처치로 될 상황이 아니므로 곧바로 병원으로 가서 치료를 한다.

폐에 가래가 차면 수술한 지 하루 이틀 뒤부터 열이 나고 숨이 가빠진다. 만약 가래가 오랫동안 차 있으면 균이 들어와 폐렴을 일으킬 수 있다. 그런데 수술한 뒤 폐렴이 생기면 고생을 많이 한다. 항생제를 오랫동안 써야 하고 또다른 합병증을 일으킬 수 있으므로 가래가 차지 않도록 해야 한다.

가래가 차는 것을 방지하려면 수술한 지 하루 안에 걷기를 시작하고 숨쉬는 운동을 해야 한다. 걷기를 빨리 시작할수록 좋다. 힘이 들더라도 한 번에 5~10분을 걷고 하루 서너 번은 걸어야 한다. 만약 걷기가 힘들면 잘 때를 제외하고는 침대에 누워 있는 것보다 앉아 있으면 도움이 된다. 너무 피곤해지면 잠시 누워도 되지만 될 수 있으면 앉도록 한다. 또 깊은 숨을 쉬고 나서 기침하는 운동을 해보자. 숨을 가장 많이 들이 쉴 수 있을 때까지 들이마시고 나서 10~15초에 걸쳐 아주 천천히 내쉰다. 이렇게 약 1분간 숨을 깊이 쉬고 나서 할 수 있는 한 기침을 서너 번 한다. 이런 운동을 한 번에 5~10분씩, 하루 6~8차례 반복하면 가래가 차오르는 것을 방지할 수 있다.

만약 이렇게 할 수 없으면 간이 호흡기를 쓸 수도 있다. 간이 호흡기는 플라스틱으로 만들어진 간단한 기구이지만 폐가 쭈그러지는 것을 막아주는 아주 좋은 기구이다. 간이 호흡기를 통해 숨을 들이 마시면서 숨바람에 떠지는 조그마한 플라스틱 부표를 지정한 위치에 오랫동안 떠있게 할수록 폐가 잘 펴진다. 한 번에 5~10분간, 하루 네 번 이상 쓰도록 한다.

가래가 잘 나오지 않으면서 균이 들어가면 폐렴이 생긴다. 수술 2~3일 뒤 숨 쉴 때 가슴이 아프고 노란 가래가 나오기 시작한다. 가끔 입 안이나 가래에서 고약한 냄새가 날 수 있는데 이때 폐에 고름 주머니가 생길 수 있다. 만약 폐렴이 생기면 아주 강한 항생제로 치료해야 한다. 항생제로 치료해도 기침을 하지 못하고 폐가 전부터 나빴던 환자는 낫지 않을 수 있다. 따라서 수술을 한 뒤 곧 바로 일어나 걷고 기침을 해서 이런 일이 생기지 않도록 한다.

　우리들은 외국 사람과 체질이 달라 수술 뒤 다리 핏줄에 핏덩어리가 잘 생기지 않는다. 하지만 몸무게가 많이 나가는 사람, 당뇨병이 있는 환자, 혈압이 높은 환자, 피 안에 기름기가 많은 환자, 여성 호르몬 약을 먹고 있는 환자, 다리 뼈를 수술한 환자는 핏덩어리가 잘 생길 수 있다. 수술한 뒤 침대에 오래 누워 있을수록 다리에 피가 고여 핏덩어리가 잘 생긴다. 그런데 이렇게 생긴 핏덩어리가 떨어져 나와 폐로 가는 핏줄을 막으면 아주 위험하고 또 사망에 이르기도 한다.

　따라서 수술한 뒤 큰 문제 없이 좋아지고 있는 환자가 갑자기 숨이 차면 핏덩어리가 핏줄을 막고 있는지 알아본다. 이때 진단은 X-레이 사진을 찍어서 한다. 콩팥이 정상인 환자는 CT 검사를 해서 진단할 수 있고 콩팥이 나쁜 환자는 방사선이 나오는 약(방사선 동위원소)을 주사해서 할 수 있다. 만약 진단이 확실하거나 숨이 찬 다른 원인이 없을 때는 핏덩어리를 녹이는 치료를 한다. 그러나 쉽게 할 수 있는 치료가 아니며 치료해도 낫지 않을 수도 있다. 치료약으로 헤파린, 스트렙토키나제, 유로키나제, 조직 혈전 용해 활성제가 있다. 진단을 빨리 할수록 치료도 쉽게 할 수 있다.

　이런 합병증은 예방할 수 있기 때문에 수술할 때는 다리를 감싸 피가 고이지 않게 하는 비닐 옷을 입혀 수술한다. 비닐 옷 안에 압력펌프로 공기를 넣어 다리 핏줄을 쥐어 짜게 해서 피가 고이지 않도록 한다. 또 핏덩어리가 잘 생길 수 있는 환자들은 피를 묽게 하는 약을 써서 예방할 수 있다. 헤파린이라는 피를 묽게 하는 약이 있는데 출혈 부작용이 적은 저분자 헤파린을 많이 쓴다.

골수 이식 후 숨이 가쁠 때

골수나 조혈 세포 이식은 많은 양의 항암제나 몸 전체를 치료하는 방사선을 쓰기 때문에 쉽게 부작용이 생긴다. 이식 때 폐가 항암제나 방사선으로 인해 상하거나 이식 후 백혈구 때문에 폐에 물이 차거나 염증이 생기며, 또 균이 들어와 염증이 생길 수도 있다. 이식 치료한 뒤 숨이 차면 위험한 일이 생길 수 있으므로 바로 치료해야 한다.

폐에 염증이 생기면 열이 난다. 이때 숨이 차기 시작하면 위험한 상황이므로 바로 병원에 가야 한다. 만약 2~4시간 안에 가지 못하면 고단위 코트라이목사졸(박트림, 셉트라 혹은 코트림) 한 알과 레보프록사신(또는 시프로프록사신) 500mg 한 알을 먹고 병원에 가도록 한다. 이런 약들은 응급시를 대비해 처방을 받아 상비하고 있는 것이 좋다.

열이 나면 「골수나 조혈 세포 이식 후 열이 날 때」 부분을 참조한다. 단, 열이 없어도 숨이 차오르기 시작하면 병원에 가야 한다.

숨이 가쁠 때 많이 하는 검사가 숨길을 들여다보는 내시경 검사이다. 이식 치료를 한 환자는 균에 대해 저항력이 거의 없기 때문에 반드시 소독한 내시경을 써야 한다. 원칙에 따라 소독한 내시경을 하루에 환자 한 명당 하나 정도 써야 한다. 그래서 이식 치료를 할 수 있는 큰 병원이라면 내시경이 10개 이상은 있어야 제대로 소독을 한 내시경을 쓸 수 있는 것이다. 만약 소독하지 않은 내시경을 쓰면 위험한 병에 걸릴 수 있으므로 내시경을 실시하는 의사에게 반드시 확인하고 검사한다.

자기 피를 써서 조혈 세포 이식을 한 때와 다른 사람의 골수나 조혈 세포를 써서 이식하는 경우 숨이 가쁜 원인이 다르다. 방사선을 써서 이식을 한 때와 방사선 없이 이식한 때, 또 이식한 지 얼마나 지났는지로 숨이 가쁜 원인이 다르다. 여기에서는 이것을 바탕으로 설명하였다.

1) 자기 피에서 나온 조혈 세포 이식을 할 때 숨이 가빠지면

◑ 항암제로 치료 도중 숨이 가빠지면(입원해서 첫 10일 안에 일어남)

이토포사이드, 아이포스파마이드, 시스플라틴, 카보플라틴 같은 약을 주사할 때 많은 물을 함께 주사하기 때문에 몸에 물이 차 숨이 가빠질 수 있다. 이런 약을 쓰고 있을 때 숨이 가빠지면 큰 문제는 아니다. 몸무게가 1~2kg 정도 늘어나 있으면 이뇨제를 써서 소변이 많이 나오게 한 후 치료한다.

사이클로포스파마이드, 티오테파, 사이타라빈 같은 약은 몸에 물이 차게도 하지만 심장을 약하게 해서 숨을 가쁘게 한다. 따라서 이런 약을 쓸 때 숨이 차면 위험할 수 있다. 사이클로포스파마이드는 하루 이상 쓸 때 심장이 붓고 폐에 물이 차는 부작용이 생긴다. 모든 환자에게 다 생기는 것은 아니지만 환자 20명을 치료하면 한 명 정도 이런 일이 발생한다. 진단을 빨리 하면 큰 고생을 하지는 않는다. 심전도로 진단을 쉽게 할 수 있으며 사이클로포스파마이드를 시작한 지 이틀 뒤부터 약 3~4일간 날마다 검사해서 심전도 크기가 줄어드는가를 알아본다. 비타민 C를 주사하여 치료하며, 만약 진단이 늦거나 심장이 심하게 상하면 치료해도 좋아지지 않고 사망한다.

티오테파도 심장을 나빠지게 하지만 바로 심한 문제가 생기지는 않는다. 치료가 끝난 지 1~3주 뒤에 몸에 물이 쉽게 차기 시작하고 이뇨제를 써도 좋아지지 않을 수 있다. 이런 경우 약을 썼을 때 다른 원인 없이 몸무게가 늘고 숨이 차면 심장 치료를 해야 한다. 치료 약으로 이뇨제와 심장약인 에날라프릴, 프라조신, 알닥톤을 쓴다. 치료하면 거의 모두 좋아진다.

사이타라빈은 크게 숨을 차게 하지는 않지만 심장을 약하게 하는 다른 약과 함께 사용하면 심장을 붓게 하고 폐에 물이 차게 한다. 이런 일이 생기면 사이타라빈을 중단해야 한다. 스테로이드로 치료하고 일찍 알아내면 큰 고생 없이 좋아진다.

카머스틴이라는 약을 쓰면 폐가 부어 올라 숨이 찰 수 있다. 스테로이드로 치료하면 큰 문제 없이 좋아진다. 스테로이드는 3~6개월 정도 써야 한다. 문제는 카머스틴을 쓰고 난 뒤 폐가 상하고 있는지 모르고 그대로 놔두면 1~2개월 뒤 치료를 해도 좋아지지 않고 심하면 사망하기도 한다.

◑ 골수나 조혈 세포를 주사하고 있는 도중 숨이 가빠지면

골수나 조혈 세포는 액체 질소 안에 냉동 보관한다. 이때 세포가 얼어 죽을 수 있으므로 죽지 않도록 얼릴 때 약을 넣는다. 이식할 때는 물론 얼린 골수나 조혈 세포를 녹여 주사한다. 얼어 있는 세

포가 녹을 때 덩어리가 생길 수 있다. 따라서 주사를 할 때 이 덩어리들이 폐 안에 있는 핏줄을 막을 수 있다. 또 심장과 폐가 넣어 놓았던 약 때문에 나빠질 수 있다. 오래가지는 않지만 폐에 피나 물이 찰 수 있고 숨길이 좁아질 수도 있다.

골수나 조혈 세포를 주사하면 많은 환자들이 숨이 가빠지고 가슴이 답답해져 가끔 산소를 마셔야 할 때도 있다. 이런 일을 줄이기 위해 주사하기 전 스테로이드와 항히스타민제 약을 쓴다. 또 피 안에 있는 산소 양을 재보기도 한다. 치료로 모두 좋아지며 큰 문제는 일어나지 않는다.

◐ 이식한 지 2~4주째

2주 정도 지나면 피 안에 백혈구가 점점 늘어난다. 이때 몸에 아무 이상 없이도 물이 차기 시작하며 폐에 염증이 생기고 숨이 찰 수 있다. 또 피부가 벌겋게 변하고 열도 난다. 치료하지 않고 그냥 두면 크게 고생하지만 스테로이드로 쉽게 치료할 수 있으며, 가끔 이뇨제도 사용한다.

열이 나고 가슴 사진에 이상이 보일 수 있기 때문에 많은 환자들이 폐렴 치료를 받는다. 균 때문에 숨이 가쁜지를 알기 위해 숨길을 들여다보는 내시경 검사를 할 수 있다.

폐 안에 피가 차 있으면 아주 위험하다. 스테로이드로 바로 치료하지 않으면 거의 모두 사망한다. 또 스테로이드를 써도 치료 효과가 없을 수 있으므로 요즘은 이식한 지 10일쯤부터 아무 변화가 없어도 스테로이드를 조금씩 사용하여 미리 예방한다.

피가 없어도 항암제 때문에 폐가 나빠져 2~4주째에 숨이 가빠질 수 있다. 내시경으로 염증을 일으키는 균이 보이지 않으면 스테로이드로 치료한다. 만약 균이나 바이러스, 곰팡이가 보이면 물론 항생제 같은 약으로 치료를 해야 한다.

폐에 염증이 생겨 숨 가빠질 때는 거의 모두 열이 난다. 열이 나고 숨이 가쁘면 「골수나 조혈 세포 이식 후 열이 날 때」 부분을 참조한다.

이식하고 난 뒤 간에 이상이 생겨 오른쪽 윗배가 아프고 얼굴이 노랗게 변하는 황달이 생길 수 있다. 이렇게 간이 붓는 까닭은 간 안에 있는 핏줄이 막혀 피가 지나가지 못하기 때문이다. 간이 부을 때 콩팥이 함께 나빠지면서 몸에 물이 차기 시작하고 숨이 찰 수 있다. 그대로 놔두면 심하게 고생할 수 있다. 이때 배를 만져보아 간이 부어 있고 통증이 있으면 몸에 큰 문제가 없어도 치료를 시작한다. 치료에는 막힌 핏줄을 뚫는 조직 혈전 용해 활성제와 저분자 헤파린을 쓴다. 일찍 치료하기 시작하면 거의 모두 호전된다. 또 이런 일이 자주 생기는 이식 치료를 하고 있으면 저분자 헤파린을 예방을 위해 매일 쓸 수 있다. 피임약을 이식 전 오랫동안 먹고 있는 여자 환자에게서 이런 일이 잘 생긴다. 따라서 이식하기 한두 달 전에 피임약을 끊어야 한다.

입원해 있는 동안 많은 주사를 맞기 때문에 별 다른 원인 없이 몸에 물이 고여 숨이 가쁠 수 있다. 이때는 이뇨제로 쉽게 치료가 가능하다.

⊙ 이식한 지 1~3달째

퇴원한 뒤에 숨이 가빠질 수도 있다. 거의 모두 항암제 부작용으로 폐가 나빠져서 열 없이도 숨이 가빠질 수 있다. 진단은 가슴 사진과 숨쉬는 검사(폐기능 검사)로 하며, 치료는 3~6개월 동안 스테로이드로 한다.

폐에 염증이 생겨 숨이 차면 열이 난다. 열이 나고 숨이 가쁘면 「골수나 조혈 세포 이식 후 열이 날 때」 부분을 참조한다.

가끔 심장 때문에 숨이 차고 몸이 부을 수 있다. 오랫동안 치료해야 하고 잘 낫지 않을 수도 있다. 이식 치료 전 심장이 있는 곳에 방사선 치료를 했던 환자, 이식 전부터 심장이 좋지 않은 환자, 사이클로포스파마이드를 써서 이식하는 환자들은 잘 낫지 않는다. 치료는 알닥톤, 에날라프릴, 라식스 같은 약을 쓴다. 디곡신은 효과가 없어 잘 쓰지 않는다. 이식 전에 방사선 치료를 했던 환자는 스테로이드를 함께 쓸 수 있다.

◑ 이식한 지 3~6개월째

항암제로 폐가 상해 숨이 차는 것을 빼 놓고는 큰 문제가 없다. 치료는 앞에서 이야기한 대로 스테로이드를 써서 한다.

물론 폐에 염증이 생겨 열이 나면서 숨이 찰 수 있다. 열이 나면 체온을 재보고 38도 이상이면 바로 병원으로 가야 한다. 병원으로 바로 갈 수 없을 때 고단위 코트라이목사졸(박트림, 셉트라 혹은 코트림) 한 알과 레보프록사신(또는 시프로프록사신) 500mg을 복용한다. 이런 약은 약효가 비슷한 약으로 대치가 가능하며 미리 처방받아 놓도록 한다.

◑ 이식한 지 6개월 이상 지났을 때

드물게는 항암제로 상한 폐 때문에 숨이 가빠질 수 있다. 모두 전에 숨이 차서 치료를 받은 환자들이다. 따라서 다른 치료는 필요 없고 스테로이드를 계속 써야 한다. 폐기능 검사(숨쉬는 검사)를 해서 병이 좋아지고 있는지 알아본다.

또 폐렴에 걸리면 열이 난다. 앞에서 이야기한 대로 바로 병원에 가야 하며 바로 가지 못할 때는 항생제를 먹어야 한다.

6개월 이상 지나면 숨이 가빠지는 일이 거의 없어진다.

◑ 겨울, 이른 봄에 발생하는 독감

추운 겨울이나 환절기인 이른 봄에 발생하는 독감으로 숨이 찰 수도 있다.

2) 다른 사람의 골수나 조혈 세포를 이식했을 때

자신의 조혈 세포를 이식할 때 생길 수 있는 이상 증세 말고도 다음과 같은 문제가 또 있다.

다른 사람의 조혈 세포나 골수를 이식할 때 무엇보다도 환자 몸이 이 세포를 받아들이도록 해야 한다. 그렇지 못하면 골수가 생기지 않고 피 세포가 없어져 사망에 이른다. 다른 사람의 세포를 거부하지 않도록 하는 방법으로 몸 전체를 방사선으로 치료하거나 약을 쓸 수 있다. 여기에 쓰는 약으로는 사이클로스포린, 타크로리무스, 스테로이드, 항 흉선 면역 글로불린 등이 있다.

방사선은 폐를 직접 상하게 해서 숨을 가쁘게 한다. 따라서 몸

전체를 치료하는 방사선을 쓸 때 몸의 다른 곳보다 폐 부분에 방
사선이 덜 가도록 하고 여러 번으로 나눠서 치료한다. 이렇게 해
도 이식 치료 뒤 폐가 나빠져 심한 병이 자주 생긴다. 사이클로스
포린은 이식 치료에 꼭 필요한 약이다. 이 약은 처음 쓸 때 몸 안
에 물이 많이 차게 하고 혈압을 올린다. 나중에는 콩팥을 나쁘게
해서 몸에 물이 찰 수 있다.

사이클로스포린과 약효가 비슷한 약은 거의 모두 이런 부작용이
있다. 항 흉선 면역 글로불린은 피 안에 있는 임파선 세포라는 세
포를 없앤다. 이때 부작용으로 몸에 물이 많이 찰 수 있고 폐가 부
을 수도 있다.

다른 사람 몸에서 나오는 피 세포가 환자 몸에서 자라나기 시작
하면 환자 몸과 다른 사람의 피 세포가 달라서 서로 없애려고 한
다. 환자 몸은 방사선, 항암제와 거부 반응을 억제하는 약을 썼기
때문에 다른 사람의 피 세포를 없애지 못한다. 이것과는 다르게
건강한 다른 사람의 피 세포는 환자 몸을 나쁘게 할 수 있다. 이때
생기는 병을 이식 편대 숙주병이라고 한다.

다른 사람(공여자)의 피 세포가 환자 몸에서 처음 몇 달 동안 자
라날 때 환자 폐로 피가 많이 몰리고 폐를 붓게 만든다. 이런 일이
일어나면 나중에 폐에 이식 편대 숙주병이 생긴다. 이식 편대 숙
주병이 3~4개월 이상 지속되면 폐가 붓거나 염증이 생기고 나중
에는 굳어 간다. 9개월 정도 지나면 천식이 있는 환자처럼 고생하
고 치료해도 잘 낫지 않는다. 만약 좋아지지 않으면 이 병으로 사
망할 수 있다.

다른 사람의 피 세포가 처음에 환자 몸에서 자라날 때는 환자가

병에 걸려도 피 세포가 환자를 도와줄 수 없다. 또 사이클로스포린이나 스테로이드는 바이러스 염증을 잘 생기게 한다. 따라서 다른 사람 세포를 이식하면 바이러스 염증이 많이 생긴다. 여러 종류의 바이러스가 폐를 붓게 만들고 염증을 일으킨다.

이처럼 자기 골수나 조혈 세포를 써서 이식을 하는 환자보다 숨이 가빠지는 원인이 더 많고 복잡하다. 따라서 다른 사람의 세포를 써서 이식을 한 뒤 숨이 가빠지면 반드시 이식 전문 의사의 도움을 받아야 한다.

◑ 방사선을 써서 이식 치료를 받은 뒤 숨이 가빠지면

이식 치료 뒤 잘 회복하고 있다가 갑자기 숨이 가빠져 산소를 써야 할 때가 있다. 가슴 사진을 찍어 보면 폐 전체로 뭉게 구름 같은 것이 퍼져 균이나 바이러스로 생기는 폐렴과 비슷하게 보인다. 하지만 숨길을 들여다보는 내시경으로 검사를 하면 염증을 일으키는 바이러스나 균은 보이지 않고 가끔 피가 보일 때가 있다. 그래서 이것을 까닭없이 가빠지는 숨(특발성 폐렴 증후군)이라고 한다.

까닭없이 차는 숨은 몸에 물이 차서 가쁜 숨, 바이러스나 균으로 생기는 폐렴, 폐에 생기는 이식 편대 숙주병 같은 것과 구별해야 하며 이때 좋은 방법은 내시경으로 숨길을 씻어내어 검사하는 것이다. 이렇게 해서 염증을 일으키는 균이나 바이러스 같은 것이 보이지 않으면 까닭없이 가빠지는 숨이라고 진단한다.

이 병은 아주 위험하고 스테로이드로 치료하지 않으면 모든 환자가 사망할 수 있다. 따라서 조금이라도 의심되면 병이 확실하지 않아도 내시경 검사 뒤에 바로 스테로이드를 써서 치료한다.

병원에 있다가 숨이 가빠지면 진단과 치료를 빨리 할 수 있다. 문제는 이런 병이 생겼을 때 처음에는 별로 심하지 않은 기침만 며칠 나올 수 있어 환자가 병원을 늦게 찾게 되는데 있다. 이런 일이 생긴 지 일주일 정도 지나서 가게 가면 나중에 아무리 열심히 치료해도 거의 사망한다.

따라서 다른 사람 세포를 이식받은 환자가 기침을 하거나 숨이 조금이라도 가빠지면 병원에 가서 반드시 진찰을 받아야 한다. 또 많은 의사들이 이런 병을 모르기 때문에 이식 전문 의사에게 진찰을 받도록 한다.

◎ 이식한 지 첫 4주까지

사이클로스포린 때문에 몸에 물이 차 숨이 가쁠 수 있고 항생제를 많이 쓰고 있다면 항생제 부작용으로 몸에 물이 찰 수도 있다. 또 사이클로포스파마이드를 썼다면 심장이 나빠져 몸에 물이 찬다. 이때 몸무게가 갑자기 늘고 숨이 가빠지면 쉽게 알아볼 수 있다. 치료는 이뇨제를 사용하여야 하며 사이클로스포린 때문에 콩팥이 나빠지면 약을 줄이거나 잠시 끊는다. 심장이 사이클로포스파마이드로 인해 나빠졌다면 비타민 C를 쓴다.

백혈구가 늘어날 때 숨이 갑자기 가쁘고 열이 나며 피부가 벌겋게 변하면 이뇨제를 쓰고 스테로이드를 쓴다. 가슴 사진에 이상이 보이면 숨길을 보는 내시경 검사를 한다. 하지만 많은 환자들이 균이나 바이러스로 생기는 폐렴이 생기지 않고 까닭없이 숨이 가빠지거나 폐에 피가 나서 숨이 가빠진다. 이런 병은 모두 스테로이드로 치료한다. 그래서 내시경을 하자마자 많은 양의 스테로이드를 써서 치료한다. 일찍 치료할수록 잘 낫는다.

폐에 균으로 염증이 생기면 내시경으로 쉽게 진단을 한다. 많은 환자들이 입원한 상태에서 발병하며 치료를 곧바로 할 수 있어 큰 문제가 생기지는 않는다. 항생제에 잘 듣지 않는 균으로 폐렴이 생기면 고생할 수 있다. 그래서 처음부터 강력한 항생제를 써야 한다.

입에 물집을 잡히게 하는 단순 포진이라는 바이러스가 폐로 퍼지면 아주 위험하다. 하지만 모든 이식을 치료하는 병원에서 단순 포진을 예방하는 아사이클로비르라는 약을 쓰기 때문에 이 병은 찾아보기 힘들다. 그러나 이 약을 이식하고 있을 때 사용하지 않으면 문제가 생길 수 있으니 반드시 알아본다.

백혈구가 다시 나타나는 3~4주째부터 거대 세포 바이러스로 인해 폐에 염증이 생길 수 있다. 만약 이 바이러스에 폐렴이 생기면 환자 가운데 절반 정도가 사망한다. 따라서 백혈구가 2000개 이상 오르면 겐사이클로비어라는 약을 써서 미리 병을 예방해야 한다. 또 피 검사를 통해 바이러스를 쉽게 검사할 수 있다. 입원한 병원이 이런 검사를 하지 못한다면 반드시 미리 겐사이클로비어를 써야 한다.

백혈구가 아직 나타나지 않을 때 곰팡이로 인한 폐렴이 생기면 아주 위험하다. 곰팡이는 내시경 검사로 진단을 하기 어렵고 CT로 짐작하여 치료한다. 폐에서 곰팡이가 보이면 뇌로 번져 목숨을 잃기 쉽다. 치료에는 암포테리신이라는 약을 쓰고 백혈구 수가 500개 아래이면 백혈구 수혈도 필요하다. 또 백혈구가 골수에서 자라는 것을 도와주는 백혈구 생성 촉진제를 써야 한다. 암포테리신은

4~8주 동안 써야 하는데 암포테리신은 콩팥을 나빠지게 해 몸 안에 있는 염분이나 다른 전해질이 함께 빠져 나가므로 치료할 때 주의해야 한다.

균이나 바이러스, 곰팡이로 인해 폐에 염증이 생기면 열이 난다. 열이 나고 숨이 가쁘면 「골수나 조혈 세포 이식 후 열이 날 때」 부분을 참조한다.

◐ 이식한 지 1~3달 뒤

바이러스로 생기는 폐렴이 아니면 거의 모두 까닭없이 숨이 가빠진다. 따라서 숨이 가빠지기 시작하면 곧바로 병원에 가서 내시경으로 폐를 검사하고 스테로이드를 써야 한다. 하지만 이식 전부터 거대 세포 바이러스가 있었던 환자가 겐사이클로비어를 미리 쓰지 않았다면 거대 바이러스 폐렴일 수도 있다. 이때 스테로이드를 먼저 쓰면 바이러스가 치료되지 않으므로 내시경 검사를 반드시 해야 한다.

항암제로 심장이 나빠졌다면 몸무게가 물 때문에 늘고 누울 때 숨이 더 가쁘다. 입원 당시부터 심장이 나쁜지를 알기 때문에 큰 문제 없이 치료가 가능하다. 이식 편대 숙주병을 치료하기 위해 사이클로스포린과 스테로이드를 많이 쓰고 있으면 몸에 물이 많이 차고 혈압이 오른다. 이런 일이 생기면 약을 줄여야 한다.

열이 나고 숨이 가쁘면 폐렴에 걸려 있을 수 있다. 열이 나고 숨이 가쁘면 「골수나 조혈 세포 이식 후 열이 날 때」 부분을 참조한다.

까닭없이 숨이 가쁠 수 있지만 시간이 갈수록 점점 약해진다. 거대 세포 바이러스나 다른 균으로 인해 열이 나고 숨이 가쁘면 폐렴에 걸릴 수 있다.

이때부터 새로 생기는 문제로 다른 사람으로부터 나온 피 세포가 폐로 몰리면서 폐에 이식 편대 숙주병이 생길 수 있다. 그런데 이 병이 까닭없이 가빠지는 숨과 증세가 비슷하기 때문에 진단이 어렵고 또 까닭없이 숨이 가빠지다 이식 편대 숙주병으로 변하기도 하여 치료가 어려울 때가 많다. 그래서 내시경으로 바이러스 폐렴이 아니라는 것을 확인했다면 스테로이드를 아주 오랫동안 쓰면서 경과를 지켜보고 까닭없이 차는 숨과 구별한다.

피 세포가 폐로 몰리거나 이식 편대 숙주병이 한 번 생기면 없어지지 않는다. 또 병이 점점 심해지기 때문에 똑같은 양의 스테로이드를 써도 숨이 더 가빠지고 사이클로스포린 같은 다른 약을 써야 한다. 까닭없이 가쁜 숨이 스테로이드를 써서 낫기 시작하면 6~9개월 뒤 약을 끊을 수 있을 정도로 호전된다.

까닭없이 숨이 가빠졌다면 스테로이드를 6~12개월 정도 써서 치료하되 치료 도중 숨쉬는 검사를 해서 폐가 얼마나 좋아지고 있는지 알아본다. 숨쉬는 검사에서 공기가 폐에서 피로 들어가는 것을 보는 공기 확산능력 검사가 60% 이상으로 오르면 스테로이드를 조금씩 줄일 수 있다.

이식 편대 숙주병이 생기거나 피 세포가 폐에 몰려 숨이 가쁘면 스테로이드를 3~4개월 써도 좋아지지 않는다. 이때는 스테로이드 외에도 여러 가지 약을 함께 써서 치료해야 한다. 치료해도 많

은 환자가 좋아지지 않거나 아주 오랜 기간에 걸쳐 약을 먹어야
한다. 이렇게 치료해도 좋아지지 않으면 위험한 상황인데 폐 이식
을 할 수 있는 곳도 국내외를 통틀어 몇 군데 밖에 없는 안타까운
현실이다.

◐ 이식한 지 1년 이상 지났을 때
까닭없이 숨이 가빠지는 일은 없어진다. 이 시기에 숨이 가빠지
면 폐렴이거나 이식 편대 숙주병에 걸린 것이다.

◐ 겨울, 이른봄에 생기는 독감
앞의 독감 편을 참고하도록 한다.

🌱 피가 섞인 가래가 나올 때

기침할 때 가래에 피가 섞여 나오면 입, 코, 목, 숨길, 폐에서 살
이 헐고 패어 있다. 별 문제 없이 치료할 수 있는 것도 있고 심한
병으로 생기는 것도 있다. 여기에서는 원인별로 구분하여 설명하
므로 설명하는 순서에 따라서 자기 몸에 이상이 있는지 알아보자.
숨이 가쁘면서 피가 나면 「숨이 가쁠 때」 부분을 참조한다.

◐ 입 안에 이상이 있을 때
먼저 입을 크게 벌려서 집안 식구나 다른 사람에게 살펴봐 달라
고 부탁한다. 혼자서 거울을 보고 이상이 있는지를 알기는 어렵

다. 입 안이 헐어 있거나 패어 있으면 가래에 피가 섞여 나온다. 또 잇몸에서 피가 나도 가래에 피가 섞인 것처럼 보인다. 만약 입 안이나 혀에 혹이 있다면 혹이 헐어 있는지 살펴보자.

입 안이 헐어 있으면 거의 모두 단순 포진이라는 바이러스로 생긴 염증이다. 쉽게 치료할 수 있고 아사이클로비르를 먹으면 좋아진다. 한 번에 400mg씩 하루 3번, 7~10일 먹어야 한다. 항암 치료나 방사선 치료를 받지 않고 건강하다면 치료를 하지 않아도 저절로 없어질 수도 있다. 그러나 조혈 세포나 골수 이식을 한 환자는 반드시 치료해야 한다. 치료하지 않으면 몸 전체로 퍼질 수 있다.

단순 포진이 아닌 경우도 있다. 항암 치료를 막 끝냈거나 입 안을 지나가는 방사선 치료를 받고 있다면 항암제 부작용이나 방사선 부작용으로 입 안이 헐 수 있다. 피가 나는 것보다 통증이 심하여 먹지 못해 치료를 해야 할 때가 더 많다. 이때는 병원에서 나오는 소금물을 차게 해서 입 안을 헹군다. 많이 아프면 500cc 소금물에 30cc 1~2% 점액 라이도케인을 같이 하여 입을 헹구면 통증이 덜 해진다. 하루에 여러 번 사용해도 된다.

열이 나면서 입 안에서 심하게 썩는 냄새가 나고 피가 나면서 살이 하얗게 헐어 있으면 살을 파고드는 균으로 인해 염증이 생겼을 수 있다. 치료하지 않으면 심한 염증으로 번지므로 반드시 페니실린 같은 항생제를 써서 치료해야 한다.

잇몸에서 피가 나면 잇몸에 염증이 생겼거나 몸 안에 혈소판이 떨어져 있을 수 있다. 백혈병을 앓고 있는 환자가 백혈병이 심해지면 잇몸에서 피가 날 수 있다.

◑ 코에서 난 피가 가래에 섞일 때

코 뒤로 아주 조금씩 나오는 피는 알기 힘들 때가 있다. 며칠 계속 피가 나오면 병원에 가서 알아보아야 한다. 혈소판이 떨어져서 피가 날 수도 있고 코나 코 옆에 있는 공기 주머니에 염증이 생겨 피가 날 수도 있다.

코를 풀어 보면 피가 나는지 금방 알 수 있다. 또 코를 입으로 빨아들여 뱉어 보아도 피 여부를 확인할 수 있다.

만약 코 주위에 암이 있는 환자가 피가 나면 암 때문에 나는 것인지 알아본다. 콧속을 들여다보는 내시경 검사를 한다.

백혈구가 떨어진 환자가 열이 나면서 코에서 피가 날 때는 균이나 곰팡이로 인해 생긴 염증 때문이다. 또 스테로이드 같은 약을 쓸 때 코가 아프면서 피가 나면 단순 포진 바이러스 때문인지 알아본다.

아주 급한 상황은 아니기 때문에 혈소판이 떨어진 것을 빼고는 응급 처치가 필요 없다. 혈소판이 떨어져 있으면 점점 피가 많이 나 나중에 크게 고생할 수 있다. 그러므로 처음 조금씩 피가 날 때 바로 치료한다.

◑ 목에 이상이 있어 피가 날 때

여러 번 기침을 심하게 하면 목 안이 상해서 피가 날 때가 있다. 또 목 안에 있는 편도선이 붓고 염증이 생겨 피가 날 수도 있다. 입 안을 들여다보아 빨갛게 부어 있거나 노란 가래 같은 것이 끼어 있는 편도선을 볼 수 있는데 피가 나올 때보다 침을 삼킬 때 더 아파 바로 알 수 있다.

말을 할 때 쉰 소리가 나면서 피가 나면 소리내는 곳(성대)에 염증이 생겼거나 헐어 있다. 균으로 염증이 생기면 기침을 많이 하면서 열이 나 쉽게 알아볼 수 있다. 침을 삼킬 때도 아프다. 그러나 2주 이상 이런 일이 계속 되면 내시경 검사를 받아야 한다. 바이러스 염증, 성대에 생기는 결핵, 잘 낫지 않는 균으로 인해 생기는 염증, 혹, 성대에 생기는 암으로 인한 원인으로 피가 날 수 있다.

목 있는 곳에 방사선 치료를 하면 목 안에 있는 살갗이 마르고 상해 피가 날 수 있다. 이때는 치료를 하고 있기 때문에 어렵지 않게 판단이 가능하다. 방사선으로 인해 목 안 살갗이 마르면 귤이나 석류 같은 신 과일을 먹는다. 그래도 침이 나오지 않으면 살라진을한 번에 5~10mg씩, 하루 세 번 먹도록 한다.

◑ 숨길이나 폐에서 피가 날 때

숨이 가쁘지 않더라도 숨길이나 폐에서 피가 나면 위험한 병에 걸린 경우로 크게 암과 암이 아닌 것으로 나뉜다. 폐암이 숨길로 퍼지고 헐면 피가 난다. 또 폐로 번진 암으로 인해 피가 날 수도 있다. 따라서 암이 있는 환자가 피가 나면 먼저 암의 전이를 알아본다. 진단은 숨길을 들여다보는 내시경으로 한다.

암이 아닌 경우에 피가 나올 때는 폐렴, 결핵, 기관지염(오랫동안 앓고 있는 숨길에 생기는 염증), 기관지 확장증(염증으로 숨길이 헐어서 넓어진 때), 폐농양(폐에 생긴 고름 주머니), 곰팡이로 생긴 염증, 방사선 치료 합병증, 항암제 치료 합병증을 생각할 수 있다. 염증으로 가래에 피가 섞이면 먼저 열이 나고 가래가 노랗게 나온다.

항암 치료나 골수 이식을 할 때도 결핵 환자처럼 피가 나올 수 있다. 진단은 역시 숨길을 들여다보는 내시경으로 한다.

1) 항암 치료 뒤 가래에 피가 섞여 나올 때

항암 치료 때 가래에 피가 섞여 나오면 먼저 염증 여부를 알아보아야 한다. 항암 치료 뒤 백혈구가 떨어져 폐렴으로 인해 피가 나면 큰 고생을 할 수 있다. 또 혈소판이 떨어지면 피가 잇몸이나 피부 같은 몸 여러 곳에서 날 수도 있고 가래에 피가 보이기도 한다.

폐에 있는 암이 항암 치료로 갑자기 줄어 들어도 피가 날 수 있다. 하지만 줄어 들어서 피가 나는 것보다는 암이 계속 커져 피가 나는 일이 많다.

◐ 폐에 생긴 염증으로 피가 나오면

오랫동안 앓은 기관지염(숨길에 생긴 염증), 기관지 확장증, 폐렴, 결핵, 폐농양, 곰팡이로 생긴 염증 같은 병으로 피가 날 수 있다. 또 결핵처럼 보이는 노카르디아증도 피가 나게 할 수 있다.

폐에 심한 병을 일으키는 바이러스는 피가 보이질 않는다. 따라서 가래에 피가 보이지만 숨이 가쁘지 않으면 위험한 바이러스로 생긴 병은 아니다.

한두 달이 넘는 기관지염이 있거나 해마다 기관지염이 다시 생기는 환자가 항암 치료를 할 때는 염증이 심해져 폐렴으로 번지거나 기관지 확장증을 일으킬 수 있다. 또 자주 항생제를 써야 하기 때문에 항생제에 내성을 갖는 균이 생길 수도 있다. 따라서 증상이 없어도 한 달 이상 항생제를 계속 써서 치료하도록 한다. 피가 많이 나면 피를 빨리 굳게 하는 약을 쓰기도 한다.

이런 환자가 항암 치료를 시작할 때는 폐렴을 예방하는 주사 두 가지를 맞아야 한다. 즉 폐렴균 예방 주사와 헤모필루스균 예방 주사이다. 헤모필루스균도 심한 폐렴과 코 주위의 공기 주머니에 염증을 일으킬 수 있다. 또 독감이 생기고 난 뒤 기관지염이 심해지므로 독감 예방 주사도 맞아야 한다. 항암 치료를 하고 있으면 독감 예방 주사는 4주에 걸쳐 두 번 맞아야 한다.

기관지 확장증이 있는 환자는 항생제를 아주 조심스럽게 써야 한다. 많은 환자들이 항생제에 내성을 갖는 균을 가지고 있다. 그러므로 가래에 있는 균을 길러 내어 항생제에 잘 듣는지 알아보고 약을 사용한다. 치료는 한 달 이상 계속한다. 간혹 피를 빨리 굳게 하는 약을 쓰기도 한다.

기관지염, 기관지 확장증, 바이러스 감염이 아닌 염증은 가래 검사나 가슴 사진으로만 진단하기 어렵다. 따라서 항암 치료를 하거나 골수 이식을 한 환자가 기침을 하면서 가래에 피가 보이면 거의 모두 CT 검사와 기관지 내시경 검사를 하고 내시경 검사로 균이나 곰팡이를 확인하여 치료한다.

아직 우리 나라는 약이 듣지 않는 결핵균이 많다. 그래서 결핵균이 보이면 아주 조심스럽게 치료한다. 결핵균을 길러 내어 약에 잘 듣는지 알아보아야 한다. 결핵균이 약에 잘 듣는지 여부를 모르고 치료한다면 병으로 사망할 수도 있다. 치료는 6개월에서 2년 이상 걸린다.

증상이나 가슴 사진 모두 결핵과 비슷한 병이 많이 있다. 그래서 사진만 보고 결핵을 치료하기는 어렵다. 또 암이 폐로 퍼질 때도 결핵처럼 보일 때가 있다. 기관지 내시경으로 진단해서 치료한다.

결핵과 비슷한 노르디아 염증은 폐와 뇌에 염증을 자주 일으키지만 치료하면 잘 낫는다. 치료는 한두 달 계속한다.

폐에 염증을 일으키는 곰팡이는 내시경으로 쉽게 검사할 수 있는 곰팡이와 쉽게 검사할 수 없는 곰팡이가 있다. 쉽게 검사할 수 있는 곰팡이는 치료하면 쉽게 낫는다. 내시경으로 진단이 어려운 곰팡이는 CT로 진단한다. 이런 곰팡이로 생긴 염증이 있을 때 가래에 피가 잘 보인다. 거의 모두 백혈구가 떨어질 때 생기는 곰팡이며 치료를 해도 많은 환자들이 사망한다. 따라서 이런 병이 생기면 아주 강하게 치료해야 한다. 폐에 곰팡이가 생기면 뇌로 쉽게 곰팡이가 퍼진다. 이런 환자는 반드시 뇌사진을 찍어서 이상 있는지 알아본다. 문제는 미리 있는지 알아도 치료 방법이 거의 없고 많은 환자들이 사망에 이른다.

고약한 균으로 폐렴이 생기거나 폐에 고름 주머니가 생기면 피가 날 수 있다. 모두 심한 열이 나고 기침을 하며 아주 심하게 아파오므로 다른 원인으로 피가 나는 경우와 쉽게 가려낼 수 있다.

❂ 혈소판이 떨어져 피가 날 때

강한 항암 치료를 하면 가끔 백혈구뿐만 아니라 혈소판도 떨어진다. 만약 혈소판이 10만 개 이상 있다가 치료 1~2주 안에 4만 개 이하로 떨어지면 피가 나올 수 있다. 잇몸이나 피부에서 피가 잘 나고 드물게 가래에 피가 섞일 수 있다.

가래에 조금 피가 묻어 나오는 정도면 큰 걱정을 할 필요가 없다. 하지만 혈소판 수가 2만 개 이하이고 기침할 때마다 핏덩어리가 나오면 바로 치료해야 한다. 혈소판을 수혈해서 4만 개 이상으로 올라가면 위험한 일은 생기지 않는다. 또 피를 잘 굳게 하는 약도 쓸 수 있다.

따라서 혈소판이 떨어질 수 있는지 미리 알아보고 일 주일에 한두 번씩 피 검사를 해서 피가 나기 전에 혈소판 수혈을 한다. 이때는 혈소판 수가 2만 개 이상을 유지하도록 한다.

2) 방사선 치료나 수술 뒤 가래에 피가 나올 때

◐ 방사선 치료

가래에 피가 섞이는 일은 방사선 치료 때 드물다. 목에 있는 암을 치료할 때 생기는 부작용으로 입 안 살갗이 말라 붙어 피가 나오는 경우가 많다. 이때 침이 없어 목이 마르고 음식을 삼킬 때 아픈 증상이 심하다. 이런 일이 생기면 먼저 침이 잘 나오게 하는 석류나 신 과일 같은 것을 먹어보자. 그래도 침이 나오지 않으면 살라진을 한 번에 5~10mg씩 하루 세 번 먹도록 한다. 목 안 살갗이 상하면 몇 달씩 오래간다.

방사선으로 치료하는 많은 암은 치료가 어렵고 치료한 지 얼마 지나지 않아서 다시 커질 수 있다. 따라서 폐암, 후두암(목에 생기는 암), 뇌종양(머리에 생기는 암), 식도암(음식 넘어가는 곳에 생기는 암)은 방사선으로 치료할 때 아주 많은 양의 방사선을 쓴다. 이때 드물게 폐가 붓고 피가 날 수 있다. 또 숨이 가빠지고 나중에 폐가 점점 굳어 간다. 그래서 이런 일이 생기면 바로 스테로이드를 써서 치료해야 한다.

◐ 수술한 뒤

전신 마취는 입을 통해 숨쉬는 관을 목에 집어 넣어 숨을 쉬게 한다. 따라서 이 숨쉬는 관 때문에 목이나 입에서 피가 날 때가 있다. 큰 문제는 아니고 그냥 놔둬도 저절로 없어진다.

코, 입 안, 혀, 목, 성대, 폐를 수술한 환자는 3~4일 동안 큰 이상이 없어도 피를 뱉어낼 수 있다. 하지만 일 주일 이상 계속 피가 나오면 수술한 곳을 검사해야 한다. 염증이 생겨서 피가 나올 수 있고 수술한 자리에 이상이 생겨 피가 나올 수도 있다.

3) 골수 이식한 뒤 가래에 피가 나올 때

이식 치료한 뒤 가래에 피가 보일 때는 항암 치료 때와 크게 다르지 않지만 심한 병으로 생길 가능성이 있다. 따라서 바로 치료를 해야 한다. 먼저 원인을 찾아보고 피가 나오는 까닭을 알아보자.

이식 치료한 지 첫 한 달

크게 세 가지 문제로 피가 날 수 있다. 곰팡이나 균으로 인해 심한 염증이 생길 때, 혈소판이 아주 부족할 때, 이식 치료 합병증으로 폐가 상할 때 피가 난다. 세 가지 모두 위험할 수 있으므로 병원에서 치료해야 한다.

◐ 폐에 생긴 염증으로 피가 날 때

곰팡이나 균으로 인해 폐렴이 생기면 피가 나오는 것보다 열이 심하게 나고 숨이 가빠지면서 몸 안에 산소가 떨어지는 위험한 일이 생긴다. 이식한 지 2~4주에 잘 생기고 백혈구가 2주 이상 오르지 않으면 이런 염증이 생길 수 있다. 염증이 생기면 아무리 열심히 치료해도 많은 환자들이 사망한다. 따라서 병이 생기지 않도록 예방하는 것이 중요하다.

곰팡이로 인해 염증이 생기는 것을 예방하려면 이식을 위해 입원한 첫 날부터 암포테리신을 체중 1kg당 0.3~0.5mg씩 매일 주사한다. 암포테리신으로 콩팥이 나빠지면 이트라코나졸을 대신 쓸 수 있다. 또 코에 암포테리신을 뿌려서 콧속에 생기는 곰팡이 염증을 예방한다. 이때 쓰는 암포테리신으로 코가 상해 피가 날 수 있으므로 함께 스테로이드 코약을 뿌린다. 이식으로 백혈구가 천 개 이상 오르면 예방 약을 끊어도 된다.

피가 많이 나고 다른 이상이 없을 때는 지혈제를 쓴다. 도란사민과 아미카라는 약이 있는데 서로 비슷한 약으로 효과도 비슷하다. 혈소판이 4만 개 이하이면 혈소판 수혈을 해야 한다.

균으로 폐렴이 생겨 피가 나면 아주 위험하다. 따라서 열이 나면서 피가 나는 기침을 하면 바로 숨길을 들여다보는 기관지 내시경 검사를 한다. 세균을 키워 알아보는데 며칠이 걸리므로 내시경 검사 뒤 바로 항생제를 써서 검사 결과가 나오기 전에 먼저 치료를 시작한다.

◐ 혈소판이 부족할 때

혈소판이 5천 개 이하로 떨어지면 쉽게 피가 날 수 있다. 또 균으로 인해 폐렴이 생기면 피가 잘 굳을 수 없어 혈소판 수에 따르지 않고 아무 때나 피가 날 수 있다. 따라서 폐렴이 없는데 혈소판 수가 떨어지면 수혈로 2만 개 이상으로 올려 놓는다. 혈소판이 떨어져 있을 때 열이 나면 수혈을 해도 빨리 없어진다. 또 여러 번 수혈을 받고 있으면 다른 사람의 몸에서 나오는 혈소판인지라 수혈받는 환자 몸이 받아 들이지 않을 수도 있다.

혈소판이 떨어져 있고 가래에서 피가 날 때는 도란사민이나 아미카를 써서 피가 덜 나오게 한다.

◐ 이식 치료 합병증으로 피가 날 때

이식 치료로 폐가 심하게 상할 때 숨이 가뿐 증상이 심하다. 위급한 일이 생길 수 있고 거의 모두 위험한 병으로 인해 피가 난다.

◐ 코, 입 안에 생기는 염증으로 피가 날 때

입 안에 생기는 단순 포진 같은 병으로 피가 날 수 있다. 또 이식 치료로 입 안이 헐면 쉽게 알아 볼 수 있다.

이식 치료한 지 한 달 뒤부터

곰팡이로 생기는 염증이나 혈소판이 부족해서 피가 나는 일이 생긴다. 이식 치료 합병증으로 피가 나는 일은 거의 없어진다. 입 안이나 코에 생기는 염증으로 피가 날 수는 있지만 드물다.

이때부터 생기는 폐렴이나 염증은 항암제 치료로 생기는 염증과 비슷한다. 항암 치료 때보다 혈소판이 훨씬 많이 떨어져 있어 피가 더 많이 나올 수 있다.

간혹 다른 사람 골수나 조혈 세포를 이식한 뒤 피 세포가 환자의 폐를 나빠지게 해서 피가 나올 수도 있다. 이런 일이 일어나는 사람은 거의 모두 오랫동안 이식 편대 숙주병으로 고생한다. 진단을 내리기가 아주 어렵고 가끔 폐 조직 검사를 해야 할 때도 있다. 피가 나올 때 콩팥에 이상을 보이는 환자가 많다.

항암 치료하는 환자와 다르게 독감이나 폐렴에 걸려도 피가 쉽게 나올 수 있다. 오랫동안 이식 편대 숙주병으로 고생하는 환자에게 잘 걸리고 재발을 잘한다. 이런 일이 겨울에 잘 생기므로 10월부터 다음해 3월까지 면역 글로불린을 한 달이나 두 달에 한 번씩 주사하고 독감 예방 주사, 폐렴 예방 주사를 맞아서 폐렴에 걸리지 않도록 예방해야 한다.

가슴에 통증이 생기면

암 때문에 가슴이 아플 수 있지만 암이 아닌 다른 병으로 인해서 아플 수도 있다. 암으로 아플 때는 암이 가슴으로 퍼져서 아프거나 암 치료시 부작용이나 염증이 생겨 아플 수 있다.

암 환자 열 명에 아홉 명은 암 때문에 통증이 따른다. 따라서 암을 치료하고 있는 환자가 치료를 받기 전에 통증이 다시 나타나거

나 새로 통증이 생기면 암이 퍼져서 아픈 것인지 먼저 확인해야
한다.

암 때문에 가슴이 아프면 문제가 심각하다. 방사선 치료나 항암
치료가 필요하며, 만약 암이 많이 퍼졌다면 치료를 해도 큰 효과
가 없을 수도 있다. 하지만 통증은 진통제로 제대로 치료를 할 수
는 있다.

그래서 암으로 통증이 심하면 진통제를 써서 아프지 않도록 한
다. 이유는 아픈 것을 참는다고 빨리 낫거나 고생이 덜하지 않기
때문이다.

담당의사가 아픈 증상을 잘 이해하지 못하면 시간이 걸리더라도
이해시키도록 한다. 암이 다시 커지거나 가슴으로 퍼질 때 환자가
먼저 이상이 있다고 느낀다. 처음 이상이 생겨 얼마 지나지 않은
때는 사진을 찍거나 자세한 검사를 해도 이상을 발견하기 어려울
때가 많다.

진단을 쉽게 할 수 없으면 CT(전산화 단층 촬영), MRI(자기 공명
사진), PET(양자방출 단층 촬영) 같은 사진을 찍고 필요한 피 검사
를 해서 진단한다. 뼈를 찍는 사진(골 주사사진)은 정확하지 않아
잘 사용하지 않는다. 이렇게 자세한 촬영을 해도 이상 없이 나오
는 때가 많으므로 통증이 장기간 없어지지 않으면 시간을 두고 다
시 사진을 찍고 검사를 해야 한다.

환자가 심하게 아프고 치료가 호전될 상황이 아니라면 이런 자
세한 검사가 꼭 필요한 것인지 담당의사와 의논한다. 한 번 정도
는 자세한 검사가 필요하지만 이런 상황이면 굳이 검사를 할 필요
가 없을 때도 있다.

◑ 심장에 이상이 있을 때

심장이 나쁘면 움직이거나 일을 많이 할 때, 운동을 할 때 아프다. 움직일 때 아픈 증상이 심해지다가 쉬면 천천히 좋아진다. 또 누워 있을 때 가슴이 답답해지면서 팔다리가 붓고 가슴이 두근거리기도 하며 숨이 가빠지기도 한다. 암을 치료하기 전에 있었던 병이 심해져 아플 수도 있고 또 항암 치료나 방사선 치료로 심장이 상해서 아플 수도 있다.

암 치료 전부터 아팠다면 혈압이 높거나 심장에 있는 핏줄이 좁아져서 피가 잘 통하지 못해서이다. 이때는 쉽게 진단을 할 수 있고 치료 역시 쉽다. 항암 치료 약 중 독소루비신 같은 약은 심장을 약하게 한다. 이런 결과로 피를 잘 품어내지 못하여 움직일 때마다 가슴에 통증이 생기고 숨이 가쁠 수 있다. 방사선 치료로 심장을 둘러 싸고 있는 심장 물주머니가 굳으면 가슴이 아플 수 있다. 또 숨이 차고 배가 불러오면서 통증이 생긴다.

◑ 식도나 위, 간, 쓸개에 이상이 있을 때

식도에 이상이 있을 때는 음식을 먹거나 배가 고플 때 아플 수 있다. 음식이 내려갈 때 아픈 것이 심해지고 신물이 넘어 오면서 아플 수도 있다. 가끔 아픈 것의 강도가 더하다 덜해지다 하여 심장이 아픈 것과 가려내기 어려울 때도 있다. 가슴 한가운데를 방사선 치료를 하면 식도가 상할 수 있고 나중에 굳을 수도 있다. 그래서 방사선 치료 도중 가슴이 아프면 대개는 식도에 방사선 치료로 생기는 염증으로 생각한다. 치료 방법은 없고 방사선 치료를 끝낸 뒤 한두 달 기다리면 점차 좋아진다. 만약 통증이 심하면 조심스럽게 식도 내시경 검사를 해볼 수 있지만 잘못하면 식도에 큰 상처를 내고 고생하므로 가능하면 제산제를 써서 더 이상 염증이 생기지 않도록 한다.

위가 나빠 소화도 못 하고 속이 쓰릴 때 암과 상관 없이 가끔 가슴이 아플 수 있다. 음식을 먹을 때 아픈 것이 좋아지기도 하고 나빠지기도 한다. 위암 환자가 가슴이 점점 아파오고 음식이 잘 내려가지 않으면 암이 심해져 음식이 내려가는 길을 막고 있는지 알아보아야 한다. 쓸개에 염증이 생기거나 돌이 들어 있을 때도 가슴이 아플 수 있다. 이때는 오른쪽 뒷가슴 어깨 있는 자리가 가끔 심하게 아프고 오른쪽 배 윗자리가 함께 아프다. 간염이 생기거나 간이 부을 때도 오른쪽 간이 아플 수 있다. 이때는 얼굴이 노랗게 변하는 황달이 생길 수 있고 오른쪽 배 윗자리를 눌러 보면 통증이 있는 것을 알 수 있다.

◉ 암이 가슴으로 퍼져 아플 때

암 때문에 통증이 생기면 가슴이 답답해지면서 큰 까닭없이 조금씩 아플 수 있다. 시간이 갈수록 이런 증상이 없어지지 않고 점점 심해진다. 또 움직일 때 아프고 음식을 먹을 때도 아프지만 암이 아닌 다른 병으로 아픈 것과 달리 쉬거나 음식을 먹지 않아도 아픈 것이 사라지지 않는다. 폐나 늑막에 이상이 있으면 숨을 쉴 때 아프고 갈비뼈에 암이 퍼지면 퍼진 곳을 누를 때 아픈 것이 심해진다. 척추뼈에 이상이 있으면 허리를 굽힐 때 아플 수 있고 움직이지 않아도 통증이 생긴다. 가끔 뼈가 부러져 아플 수도 있다.

유방암, 전립선암이 뼈로 퍼질 때, 뼈 암이 퍼질 때, 늑막으로 번지는 폐암이나 임파선암, 호지킨 병(임파선암 종류), 목이나 머리에 있는 암이 가슴으로 퍼질 때, 가슴살에 생기는 암이 가슴으로 퍼질 때 통증을 일으킨다. 다발성 골수종이라는 뼈를 녹아 내리는 병이 뼈를 부러뜨려 아프게 할 수도 있다.

유방암은 가슴살, 뼈, 늑막 같은 곳으로 잘 전이된다. 병이 나빠질 때 유방암이 가슴으로 전이되는데 가슴으로 병이 퍼지면 약 2년 정도 살 수 있다. 폐로 번질 때는 통증이 생기지 않는다. 가슴살로 전이될 때는 번지고 있는 것이 보이기 때문에 쉽게 진단을 할 수 있다.

뼈로 번질 때는 뼈 사진으로 진단한다. 늑막으로 번지면 늑막 안에 물이 고이게 된다. 이때 주사로 물을 빼서 현미경으로 보면서 진단할 수 있다. 뼈로 번질 때는 폐나 가슴살로 전이되지는 않는다. 가슴뼈로 전이되면 방사선 치료로 아픈 것을 덜 수 있고 폐, 늑막, 가슴살로 전이되면 항암 치료를 할 수 있다. 또 호르몬제를 쓸 수도 있다. 이런 치료로 병이 없어지지는 않지만 아프고 고생하는 것이 덜 해진다.

전립선암은 가슴뼈로 잘 전이된다. 따라서 전립선을 앓고 있는 환자가 가슴이 아프면 전립선 항원이라는 피 검사와 뼈 사진으로 진단한다. 전립선 항원(PSA)은 전립선암이 있을 때 나오고 암이 커질 때 많이 나온다. 치료는 방사선이나 호르몬제로 한다. 항암 치료는 효과가 적어 잘 쓰지 않으며 호르몬제는 남성 호르몬을 나오지 않게 하는 치료이다. 루프론, 플루타마이드 같은 약이 있다. 가슴으로 암이 퍼지면 약 9~12개월 정도 살 수 있다.

폐암이나 임파선암이 늑막으로 전이되면 늑막 안에 물이 차게 된다. 또 늑막에 암 세포가 번지면 늑막을 자극해서 아프게 한다. 임파선암의 하나인 호지킨 병도 늑막으로 전이되면 물이 찰 수 있다. 주사로 물을 빼서 검사할 수 있는데, 폐암이 늑막으로 번지면 몸이 빨리 나빠진다. 수술로 치료할 수 없고 항암제에 반응을 잘 하지 않는다. 폐암의 종류에 따라 차이가 있지만 약 3개월에서 1년 정도 살 수 있다. 늑막으로 번진 임파선암은 치료에 잘 반응하지만 재발이 잘 된다. 따라서 항암제로 임파선암을 치료해서 암이 없어지더라도 완치를 위해 조혈 세포 이식 치료를 해야 할 때가 있다.

목이나 머리에 있는 암이 가슴으로 전이될 때는 주로 가슴살, 뼈, 폐, 가슴 한복판으로 번진다. 외관상으로 보아도 알 수 있을 정도로 혹이 커나갈 수도 있고 통증보다는 숨이 먼저 가쁠 수 있다. 뼈에서 생기는 암, 다발성 골수종 같은 암은 가슴에 있는 뼈로 잘 전이되고 뼈를 잘 부러뜨린다. 또 살에서 생기는 암은 폐나 늑막으로 잘 전이된다. 이런 모든 암은 조직 검사로 전이 유무를 진단한다. 다발성 골수종을 제외한 나머지 암이 가슴으로 전이되었다면 상태가 매우 심각하다. 다발성 골수종은 뼈가 부러지더라도 항암 치료와 조혈 세포 이식 치료로 크게 호전될 수 있다.

가슴 한복판으로 암이 퍼져 심장으로 가는 핏줄을 누르거나 숨길을 누르기 시작하면 묵직한 느낌이 들면서 결국에는 아프게 된다. 주로 폐암과 임파선암에서 이런 증세가 잘 나타난다. 나중에 가슴이 아플 수도 있지만 숨이 가쁜 상태라 먼저 바로 진단을 하지 않으면 큰 문제가 생길 수 있다. 항암제로 치료하지만 급할 때는 방사선으로 치료한 뒤 항암제를 쓴다.

가끔 위, 간, 쓸개, 췌장, 콩팥, 비장 같은 곳에 생기는 암이 가슴에 전이되지 않고 그냥 커질 때도 가슴이 아픈 것처럼 느껴질 때가 있다.

따라서 암으로 가슴이 아픈 증상이 생기면 진찰과 검사를 해서 큰 문제가 아닌지 확인한다. 집에서 간단하게 치료할 수 있는 상황이 아니다.

◐ 암 치료 부작용이나 염증이 생겨 아플 때

항암 치료로 식도와 위가 헐면 가슴이 아플 수 있다. 또 속이 쓰리고 신물이 넘어 오기도 한다. 이때 입 안도 헐게 되어 아픈 이유를 쉽게 알 수 있는데 위산을 줄이는 약을 써서 치료한다. 암포젤 같은 간단한 약을 쓸 수도 있고 시메티딘, 라니티딘, 오메프라졸 같은 약을 써서 치료할 수도 있다. 거의 모두 치유가 되고 약에 따른 치료 효과는 별 차이가 없다.

또 입 안에 곰팡이가 생기면서 식도로 번져 가슴이 아플 수도 있는데, 단순 포진 바이러스로 헐면 식도도 함께 헐 때가 있다. 곰팡이나 바이러스로 가슴이 아플 때는 입 주위나 안에서 이런 것을 쉽게 보기 때문에 진단과 치료가 쉽다. 곰팡이 치료는 플루코나졸, 니스타틴 같은 약을 쓰고 바이러스 치료는 아사이클로비르를 쓴다. 크게 고생하지 않고 좋아진다.

폐렴이 생기거나 늑막에 염증이 생겨도 가슴이 아플 수 있다. 열이 나고 기침이 나므로 쉽게 알아볼 수 있다. 곰팡이로 폐렴이 생기면 열이 없어도 숨을 쉴 때 가슴이 아프다. 백혈구 수가 떨어져 있을 때 곰팡이로 인해 염증이 잘 생기기 때문에 가슴이 아프면 가슴 사진을 찍어 보아야 한다.

유방암을 치료하기 위해 수술한 환자나 폐암을 수술한 환자가 수술 자리에 통증을 느낄 수 있다. 대부분 시간이 지나면 증세가 저절로 좋아지지만 가끔 몇 달씩 아플 수도 있고 좋아지지 않을 때도 있다. 좋아지지 않을 때는 수술 후유증으로 아픈 것인지 암이 남아서 아픈 것인지 알아봐야 한다. 그리고 진통제로 치료해서 고생하지 않도록 한다.

목이나 어깨 부근을 방사선으로 치료하면 방사선 때문에 어깨를 지나가는 신경에 상처가 나고 주위 살이 굳어지면서 신경을 누른다. 이때 가슴이나 팔에 통증이 심하게 생길 수 있다. 이렇게 생기는 통증은 아주 오랫동안 환자를 고생시킬 수도 있다. 그래서 이런 통증이 생기면 바로 진단해서 진통제로 치료를 하는 것이 바람직하다.

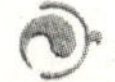 가슴이 두근거릴 때

병이 없는 사람은 심한 운동을 하거나 크게 놀랄 때를 제외하고는 심장 박동을 거의 느끼지 못한다. 더운 여름 땀을 많이 흘리거나 물을 마시지 않아 갈증이 나면 가끔 가슴이 두근거리기도 한다. 병이 있어도 심한 이상이 없으면 가슴이 두근거리는 증세는 없다.

가슴이 두근거리면 크게 두 가지 원인이 있는데, 혈압이 떨어질 때와 심장이 빨리 뛸 때이다. 혈압이 떨어지면 가슴이 두근거릴 뿐만 아니라 어지럽고 얼굴이 창백해져 금방 알 수 있다. 혈압이 정상이어도 심장에 이상이 있거나 몸에 피를 빨리 보내야 할 때 가슴이 두근거린다. 또 심장 박동이 고르지 않거나 병으로 심장이 커졌을 때, 심장에 이상 없어도 몸 안에 피가 부족하거나 열이 나면 가슴이 두근거린다. 갑상선에 이상이 있거나 심장을 약하게 하는 약을 먹을 때도 가슴이 두근거릴 수 있다.

그러므로 가슴이 두근거리면 먼저 심장 박동과 혈압을 재보도록 한다. 큰 병이 없는 사람은 심장 박동이 일 분에 100개 이하로 아주 고르게 뛴다. 손목 있는 곳에서 박동을 재고 싶다면 오른손이나 왼손 손가락 두 개로 손바닥과 만나는 손목 부근 바깥쪽에서 뛰는 핏줄 위를 가만히 눌러 보면 된다. 가슴이 두근거리거나 아플 때, 어지러울 때는 목에 있는 핏줄은 만지면 안 된다. 심장 박동이 고르지 않을 때는 병원에 가야 한다. 또 20분 이상 편하게 잘 쉬었어도 박동이 120개 이상 뛰고 있다면 병원에 가야 한다.

혈압을 재려면 혈압계가 있어야 한다. 심한 고혈압으로 치료를 받은 환자는 혈압계가 필요하지만 누구나 꼭 필요한 것은 아니다. 아무튼 혈압계가 있다면 매일 아침 8시와 오후 7시쯤 혈압을 재도록 한다. 혈압은 심장이 피를 뿜어낼 때 나오는 혈압(수축기 혈압)과 피를 뿜어 내지 않을 때 재는 혈압(확장기 혈압) 두 가지가 있다. 혈압은 120mmHg이 평균으로 90mmHg까지가 안전하다. 120은 피를 뿜어 낼 때 혈압 수치이고 80 이하는 피를 뿜어 내지 않을 때의 혈압 수치이다. 가슴이 두근거릴 때 잰 혈압이 매일 재는 혈압과 비교해서 수치가 20 이상 차이가 있다면 반드시 병원에서 진찰을 받아야 한다. 또 피를 뿜어 내지 않을 때 혈압이 50 이

하이면서 가슴이 두근거리거나 혈압이 100 이상일 때도 병원에 가
야 한다.

심장 박동이 고르고 혈압에 큰 이상이 없어도 가슴이 답답하거
나 아플 때, 어지러울 때, 숨이 가쁠 때도 바로 병원에 가야 한다.
항암 치료를 받고 있다가 열이 나면서 가슴이 두근거릴 때도 물론
이다.

이런 증상 없이 가슴이 두근거리면 조용한 곳에서 30분이나 1시
간 정도 쉬면 증세가 나아진다. 두근거리는 증세가 없어지면 큰
문제가 아니다. 그런데 계속 두근거리면 다른 이상이 없어도 진찰
을 받아보는 것이 좋다. 또 좋아지고 난 뒤에 다시 두근거리는 증
세가 생겨도 진찰을 받아야 한다.

◑ 피가 모자라 두근거릴 때

위나 장으로 갑자기 출혈이 생기면 자기도 모르게 가슴이 두근
거릴 수 있다. 속이 쓰리거나 변 색깔이 검은 색으로 변했다면 피
를 쏟은 것이 원인인지 알아보자.

여자의 경우 출혈이 있을 때 두근거릴 수 있다. 출혈이 장시간
계속되고 있다면 혈압이 떨어지지 않고 몸에 피가 부족해서 나타
나는 증상이다.

갑자기 피를 쏟을 때는 혈압만 떨어지고 피 검사에 피가 정상으
로 나올 수도 있다. 따라서 피가 얼마 만큼 나는지 잘 살펴보자.
한 달 이상 걸려 피를 천천히 쏟아 왔다면 피 검사에 8g 이하일 때
만 가슴이 두근거린다. 얼굴과 눈이 창백하게 보이고 조금만 움직
여도 숨이 가빠진다. 이런 증상이 오래가면 심장이 늘어나고 손발

이 붓는다. 단약 피가 6g 아래로 내려가면 혈압이 정상일지라도 위험하다.

피 검사에서 이상이 있으면 또 다른 이유로 인해 피가 부족한 것인지 알아보아야 한다. 비타민 부족이나 피를 만들어 내는 뼈에 이상이 생겨 부족할 수도 있다.

위나 장에서 출혈이 있다면 위가 헐어 생기는 궤양일 때가 가장 많다. 위를 들여다보는 내시경 검사를 한다. 궤양은 암으로 발전될 수 있으므로 조직 검사를 해야 한다. 창자에서 피가 나는 경우는 큰 창자에 암이 생길 때와 창자에 붙어 있는 혹이 헐었을 때이다. 이때 큰 창자를 들여다보는 내시경 검사가 필요하다. 여자의 경우 자궁에 생긴 이상으로 피가 많이 나고 쉽게 진단할 수 있다. 초음파 검사로 들여다본 후 자궁 안을 조직 검사해서 진단한다. 암보다는 암이 아닌 간단한 병으로 출혈을 하는 경우가 더 많다.

항암 치료를 했거나 골수 이식 치료를 한 환자는 약으로 인해 위가 헐거나 간혹 구상 포진이나 거대 세포 바이러스 같은 바이러스로 염증이 생겨 출혈을 할 수 있다. 이때는 거의 모두 열이 나고 환자가 많이 아프기 때문에 병원에 입원해서 치료해야 한다.

배에 방사선 치료를 한 환자는 창자가 붓거나 창자 안에 있는 핏줄에 이상이 생기면 출혈과 함께 통증이 수반된다. 따라서 방사선 치료 뒤에 출혈과 통증이 함께 나타나면 내시경으로 진단하고 치료를 해야 한다.

◐ 몸에 물이 부족하여 혈압이 떨어질 때
땀을 많이 흘린 뒤, 토하거나 설사한 뒤, 음식을 먹지 못할 때는 몸에 물이 부족하여 혈압이 떨어진다. 이때 혈압이 떨어지기 전 가슴이 먼저 두근거리기 시작한다. 만약 누워 있다가 일어나면서 어지럼증과 두근거림이 심하면 바로 병원으로 간다.

쉽게 알아보는 방법으로 5분 정도 누워 있다가 일어났을 때 심장 박동이 20개 이상 늘어 났을 때나 몸무게가 하루 만에 2kg이 줄면 병원에 가야 한다.

많은 항암 치료나 방사선 치료 때 이런 일이 발생한다. 또한 항암 치료나 골수 이식 치료 뒤 위나 장에 염증이 생겨 설사를 하고 토할 수 있기 때문에 미리 토하지 않게 하는 약을 처방받아 예방한다.

◎ 염증이 생겨 가슴이 두근거릴 때

항암 치료나 골수 이식을 받은 뒤 백혈구가 떨어질 때 균으로 인해 염증이 생기면 위험한 일이 생긴다. 먼저 열이 많이 나고 가슴이 두근거리는 것보다 더 심한 증상이 나타난다. 백혈구가 떨어지지 않아도 균으로 인해 염증이 생길 수 있다. 그러므로 열이 나면서 가슴이 두근거리기 시작하면 피에 염증이 생기고 있을지 모르므로 병이 더 심해지기 전에 병원에 가야 한다.

◎ 심장에 이상이 생겨 가슴이 두근거릴 때

항암 치료약 중 몇 가지는 심장 박동을 고르지 못하게 하거나 혈압을 떨어뜨린다. 독소루비신, 도노루비신, 아이다루비신은 부정맥을 일으키며 카머스틴, 이토포사이드는 혈압을 떨어뜨린다. 아이포스파마이드, 사이클로포스파마이드, 티오테파는 심장을 바로 상하게 해서 두근거리게 한다. 또 스테로이드를 많이 쓰는 항암 치료도 가슴을 두근거리게 할 수 있다. 이런 약들은 가슴을 두근거리게 할 뿐만 아니라 숨이 가빠지게 한다.

방사선 치료를 오래 전에 받은 환자는 심장을 싸고 있는 물주머니가 굳어져서 가슴 두근거림이 점점 심해지는 경우가 있는데, 몸과 얼굴이 점점 붓고 숨이 가빠진다. 증상이 천천히 나타나기 때문에 방사선 치료를 받은 적이 있으면 한 번 생각해 보아야 한다. 진단은 심장 초음파 검사와 심장 안 압력을 재는 검사로 한다.

심장이 있는 곳에 강한 방사선 치료를 시작한 지 며칠 지나지 않아 가슴이 두근거릴 수 있다. 이때는 스테로이드로 쉽게 치료가 가능하다.

암이 생기기 전부터 혈압이 높거나, 심장이 약할 때도 가슴이 두근거릴 수 있다. 심장으로 들어가는 핏줄에 지방이 많아지면 심장이 나빠진다. 이때는 가슴이 아플 수 있고 몸이 부을 수 있다. 혈압이 전부터 높은 사람은 따로 혈압 치료를 받아야 한다. 그리고 지방 때문에 생긴 협심증이라도 역시 치료를 받아야 한다. 방사선 치료로 인해 더 나빠지지는 않지만 항암 치료나 골수 이식 같은 치료로는 악화될 수 있다.

어떤 사람이 고생할지도 미리 알 수 없고 암 치료 전에 검사를 해서 심장이 나쁘다는 것을 미리 알아도 심장이 나빠지는 것을 예방할 수 없다.

하지만 심장병을 가장 많이 일으키는 독소루비신 항암제를 위해 나온 예방약은 있다. 덱스라족세인이라고 하는 약으로서 독소루비신을 많이 사용할 때 함께 쓸 수 있다.

따라서 항암 치료도 가슴이 두근거리기 시작하면 바로 심장 검사를 해서 이상 유무를 알아보고 치료를 계속할 수 있는지 결정한다.

◑ 심장을 두근거리게 하는 원인

천식을 치료하는 약이나 장 운동을 활발하게 하는 약, 입 안에 침을 나오게 하는 약, 진통제, 고혈압 치료제, 우울증 치료제, 경련 치료제 같은 약들은 심장 박동을 빠르게 하거나 고르지 못하게 한다.

갑상선에 이상이 있거나 약의 부작용으로도 가슴이 두근거릴 수 있다. 또 오랫동안 쓰고 있는 약이라도 한 번쯤 끊어 보고 달라지는지 알아보아야 한다.

폐, 콩팥, 간에 이상이 생기면 가슴이 두근거릴 수 있다. 폐에 병이 생기면 숨이 가쁘고 기침을 할 수 있지만 이런 증상 없이 가슴이 두근거릴 수 있다. 콩팥에 병이 생겨 몸 안에 피가 산성화되거나 간이 나빠 몸이 약해지면서 가슴이 두근거릴 수 있다.

암으로 생기는 통증의 치료

8

암에 걸렸을 경우 크게 걱정하는 일중에 하나가 암으로 생기는 통증일 것이다. 만약 암에 걸렸더라도 아프지만 않다면 어렵지 않게 살아갈 수 있다. 그러므로 통증이 생기면 확실하게 진찰을 해서 곧바로 치료를 해야 한다.

암으로 인해 통증이 생겼을 때 진통제에 중독되거나 부작용으로 고생하지 않을까 하는 우려 때문에 간혹 치료를 꺼리는 환자나 의사가 있다. 또 통증이 심해지면 암이 악화되었다는 진단이 나올까봐 걱정이 앞서 의사에게 사실대로 말 못하는 환자도 있다.

몸에 이상이 생겨 아프기 시작하면 병을 제대로 치료하기 전에는 통증이 사라지지 않는다. 미국에서도 많은 의사나 환자들이 중독에 대한 걱정으로 진통제를 적게 쓰려고 한다. 그러나 병원에서 처방하고 치료하는 진통제는 마약 중독같은 걱정을 할 필요가 없다. 만약 중독이 생기면 중독을 일으키지 않는 약으로 천천히 바꿔나가면 된다. 특히 우리나라는 의료보험법의 규정에 의해 진통이 심하다고 해서 진통제를 무조건 처방할 수 있는 것은 아니다.

마약같은 진통제를 남용하는 사람은 다른 사람들에 비해 나약한 육체와 정신 상태를 지니고 있어 마약을 처방하는 의사 입장에서 쉽게 구별이 가므로 큰 문제가 되지 않는다.

암으로 통증이 생길 때 무조건 참는다고 해서 빨리 낫거나 좋아지는 것은 아니다. 오히려 암이 악화될까봐 걱정하여 아픈 것을 제때에 이야기하지 않으면 치료할 수 있는 때를 놓칠 수 있고 필요 이상 고생할 수 있다.

통증이 생기면 어떻게 아픈지, 언제부터 얼마 동안 아팠는지, 견딜만한 지, 어떨 때 통증이 심해졌는지를 정확하게 의사에게 이야기한다. 또 걱정이 많아지고, 식욕이 떨어지고, 일에 대한 관심 유무도 생각해봐야 한다. 우울 증세가 있으면 조금 아픈 것도 많이 아프다는 생각이 들 수 있기 때문이다.

한번 치료를 시작하면 거르지 말고 계속 약을 먹어야 한다. 수술이나 항암 치료로 갑자기 아플 경우에는 2~3주 치료하면 좋아질 수 있어도 암으로 생기는 통증은 쉽게 없어지지 않기 때문에 꾸준히 약을 써야 한다. 통증을 치료하는 것은 항암 치료나 방사선 치료와 전혀 상관 없고 통증을 치료하기 위해 암 치료를 중단하지는 않는다.

통증 치료는 거의 모두 약물로 한다. 약에는 크게 세 가지 종류가 있는데 첫째는 아스피린 같은 약, 둘째는 마약 진통제이다. 마약 진통제는 크게 순한 약과 강한 약으로 나뉜다. 셋째는 뇌와 팔다리 신경을 조절하는 약이다.

치료를 할 때 자기 생각에 통증이 얼마나 심한가를 먼저 따져보아야 한다. 만약 견딜만 하고 크게 고생스럽지 않으면 아스피린 같은 간단한 약으로 치료가 가능하다. 통증이 견디기 힘들지만 보통 하는 일을 큰 어려움 없이 할 수 있다면 순한 마약 진통제를 써서 치료할 수 있다. 만약 통증이 심해서 치료를 받지 않고서는 견디기 힘들고 통증을 치료한다 해도 일상적인 생활을 할 수 없다면 강한 마약 진통제로 치료해야 한다. 강한 진통제를 써도 좋아지지 않으면 마약 진통제가 아닌 약으로 치료할 수도 있다. 뇌와 팔다리 신경을 조절하는 약은 신경이 잘려 나가거나 방사선 치료 뒤 생기는 통증과 암이 신경을 자극해서 생기는 통증을 치료하는데 쓰인다.

마약 진통제나 다른 약으로 치료해도 통증이 없어지지 않으면 신경 수술 같은 치료를 할 수 있다. 가슴 아랫부분에서 통증이 생기면 척추 신경에 마약 진통제를 가느다란 튜브를 통해 주사해서 신경을 마취하는 방법이 가장 쉽고 효과적인 치료이다. 가슴 윗부분이나 목, 머리 부분은 신경 마취나 간단한 수술로 신경을 자르는 치료를 할 수 있다.

✿ 아스피린 같은 약

아스피린 같은 약으로 아스피린, 아세트아미노펜, 아이비프로펜, 나프록센 등이 있다. 뼈나 살에 암이 퍼져 생기는 통증에는 이런 약이 잘 듣는다. 하지만 하루에 복용할 수 있는 양 이상을 복용하면 통증이 더 가라앉지는 않고 부작용만 심해지므로 주의해야 한다.

아세트아미노펜은 소염 작용이 없다. 500~650mg을 4시간 마다 사용할 수 있고 하루 4g을 넘을 수 없다. 아스피린은 650~975mg을 4시간 마다 쓸 수 있지만 혈소판 응고를 방해하여 피가 멈추지 않을 수 있고 위에 심한 염증을 일으킬 수 있다. 아이비프로펜은 200~400mg을 4~6시간 간격으로 사용한다.

아세트아미노펜을 빼고는 거의 모두 위를 헐게 하고 속을 쓰리게 한다. 아이비프로펜, 나프록센 같은 약은 콩팥을 나쁘게 하기 때문에 주의해야 한다. 또 아세트아미노펜을 빼고는 피가 잘 굳지 않게 한다. 따라서 항암 치료로 혈소판이 떨어진 사람, 위궤양이 있었던 사람, 위나 창자에서 피가 났던 사람, 간이 나쁜 사람은 이런 약을 피해야 한다.

처음부터 위를 보호하기 위해 시메티딘 같은 제산제를 함께 먹을 수 있다. 백혈구가 떨어진 사람이 이런 진통제를 먹을 때 균으로 염증이 생겨도 열이 나지 않아 치료가 늦을 수 있다.

아이비프로펜, 나프록센 같은 약을 먹고 있는 환자는 체중이 갑자기 늘어나는가 살펴보아야 한다. 3~4일 사이에 2kg 이상이 늘면 콩팥 검사를 실시한다. 이런 일이 생기면 콩팥에 큰 이상을 끼치지 않는 약을 대신 쓸 수 있다.

마약 진통제

마약 진통제는 양을 늘리면 늘릴수록 통증이 덜해진다.

마약 진통제를 처음 쓸 때는 구역질이 나거나 토할 수 있고 어지럽거나 정신이 흐릿해지고 변비가 심해진다. 또 양이 많아지면 호흡이 가늘어질 수 있다. 일주일 정도 쓰면 토하는 증상이 사라지지만 계속 일어나면 다른 마약 진통제로 바꿔야 한다.

만약 구역질이 없어지지 않으면 온단세트론이라는 약을 일주일 정도 함께 사용해도 괜찮다. 변비를 예방하기 위해 채소가 많은 음식을 먹고 큰 창자를 움직이게 하는 변비 약을 함께 먹을 수도 있다. 소변도 잘 나오지 않을 수 있으니 자주 소변을 보는 습관을 들여야 한다.

방에 오래 누워 있는 환자의 경우 폐에 생길 수 있는 합병증을 예방하기 위해 2~3시간마다 일어나 앉아서 깊은 숨을 들이쉬고 기침을 한다.

불안할 때 쓰는 약이나 시메티딘 같은 약을 마약 진통제와 함께 쓰면 환자의 정신을 아주 흐리게 할 수 있으므로 조심해야 한다. 이런 약을 쓰고 있을 때 술을 마시면 위험한 일이 생길 수 있으므로 조심해야 한다.

통증을 잘 조절하려면 심하게 아프기 전에 약을 먹어야 한다. 또 치료를 시작하면 끊지 말고 지속적으로 하도록 한다.

강한 마약 진통제를 쓸 때 치료 목표는 통증이 없도록 하는 것이다. 그러나 약을 많이 올려 사용해야 할 때가 있다. 이런 경우에는 호흡이 너무 약해질까 걱정이 생기면 약을 먹고 나서 살펴보아야 한다. 걱정한 것만큼 문제가 일어나지는 않는다. 다만 어느 정도 체력이 있는 환자는 큰 문제가 아니지만 아주 약해진 환자나 병이 심해진 환자는 많은 약을 먹으면 견디어 내기 어려울 수도 있다.

몸이 약한 환자가 호흡이 가늘어지면 한두 번 약을 끊어 봐서 호흡이 강해지는가 살펴 본다. 만약 호흡을 1분에 10번 이하로 쉬면 약을 중단해서 좋아질 때까지 기다려야 한다. 정말로 숨을 잘 쉬지 않으면 병원에서 해독제(날록손)를 써서 치료할 수 있다. 이때는 응급 치료를 해야 하기 때문에 곧바로 병원에 가야 한다. 만약 병원을 바로 가지 못하면 사망에 이르기도 한다. 이런 일이 일어날 수 있는 사람은 대부분 병이 아주 심해져서 움직이기 힘든 환자들이다. 따라서 이런 일이 생기면 어떻게 할지 미리 환자와 집안 식구들끼리 생각해 보아야 한다.

1) 순한 마약 진통제

순한 마약 진통제로는 코데인, 옥시코돈이 있다. 뼈에 있는 암으로 생기는 통증보다는 살이나 몸 속에 생기는 암 때문에 생기는 통증에 더 잘 듣는다. 일반적으로 아세트아미노펜과 병행해서 많이 쓰이는데 3~6시간 마다 먹어야 하는 번거로움이 있다. 따라서 하루 2번만 먹어도 오랫동안 효과가 있는 옥시콘틴이라는 약을 많이 쓴다. 약효는 서로 비슷하지만 사람마다 약에 따라 좋아지는 정도가 다를 수 있으므로 한 가지 약으로 듣질 않으면 바꿔서 치료해 본다.

데메롤이라는 진통제는 하루에도 여러 차례 써야 하고 콩팥이 나쁠 때 많이 쓰는 경우 경련을 일으킬 수 있으므로 암 환자에게 자주 쓰지 않는다.

순한 마약 진통제를 강한 마약 진통제와 함께 쓸 때가 있다. 강한 진통제를 하루 두 번씩 먹고 있다가 도중에 통증이 생기면 똑같은 약을 다시 먹기 어렵다. 이때 순한 마약 진통제나 짧은 시간에 효과가 생기는 강한 진통제를 써서 통증을 가라앉힌다. 이런 일이 몇 차례 생기면 하루 두 번씩 먹는 약의 양을 늘려야 한다.

2) 강한 마약 진통제

강한 마약 진통제로는 모르핀 같은 약이 있다.

만약 하루 몇 차례 먹는 것이 번거로우면 피부에 3일에 한 번씩 붙이는 펜타닐이라는 약을 쓸 수 있다. 이 약은 구역질이나 변비 증세는 미비하지만 졸음이 오거나 정신이 흐릿해지는 부작용이 있다.

정신이 흐릿한 부작용이 심하면 카페인이 있는 커피나 카페인 약을 함께 먹거나 메틸페니데이트라는 약을 함께 쓰면 덜 하다.

걱정이 많고 불안하면서 마약 진통제로 생기는 여러 부작용이 심하면 히드록시진을 함께 쓸 수 있다. 3개월 이상 오랫동안 통증이 있는 사람은 마약 진통제 말고도 메소트리메프라진을 사용한다.

먹는 약으로 치료가 어렵다면 주사를 해서 치료할 수 있다. 하루 정해진 양의 모르핀을 피부 밑으로 천천히 주사하거나, 자기가 통증이 있는가 없는가를 판단해서 필요할 때마다 주사하는 방법이 있다. 주로 병원에 입원해 있거나 병이 심해져 환자 스스로 돌보기 힘들 때 쓰는 방법이다.

마약 진통제로 치료할 때 통증이 계속 되는 경우는 약이 부족하기 보다는 암이 점점 심해지고 있어 아픈 경우가 많다. 따라서 환자 몸이 어느 정도 견딜만 하다면 방사선이나 항암 치료를 해서 암을 줄이는 것도 생각해볼 수 있다.

뇌, 팔다리 신경을 조절하는 약

신경에 이상이 있어 팔다리 같은 곳에 생기는 통증은 카르바마제핀이나 가바펜틴, 아미트립틸린으로 치료하거나 마약 진통제와 병행해서 쓸 수 있다.

카르바마제핀은 경련을 치료하는 약이지만 팔다리 신경이나 피부로 나오는 신경이 다쳐 통증이 올 때도 효과가 있다. 하지마 백혈구나 혈소판을 떨어뜨릴 수 있기 때문에 항암 치료나 방사선 치료를 받는 사람은 조심해야 한다.

고혈압 약을 쓰고 있을 때 약물사이에 생기는 부작용으로 크게 고생할 수 있다. 고혈압 약 중 딜티아젬, 베라파밀 같은 약은 피해야 한다. 또 진통제인 프로폭시펜, 제산제인 시메티딘, 항생제인 에리트로마이신, 결핵약인 아이소나이아지드와 우울증을 치료하는 약도 피해야 한다.

가바펜틴은 경련을 치료하는 약이지만 신경이 상해서 생기는 팔다리 통증에 쓸 수 있다. 약을 먹으면 우울해지거나 피곤하고 배가 불편할 수 있다. 함께 쓸 때 위험한 약은 많지 않지만 다른 경련을 치료하는 약과 같이 쓸 때는 조심해야 한다. 콩팥이 나쁘면 약의 양을 줄여야 한다.

아미트립틸린은 우울증을 치료하는 데 쓰지만 암으로 생기는 통증 치료에도 사용한다. 우울증 치료보다 약을 훨씬 적게 써도 효과가 있다. 입이 마르거나 졸게 만들고 가끔 소변보기가 힘들 수도 있다. 특히 눈의 압력이 높은 녹내장을 가진 사람은 조심해야 한다.

아침에 약을 먹은 뒤 낮에 졸게 되면 저녁에 먹도록 한다. 치료한 지 2~4주가 지나야 치료 효과가 나타난다. 따라서 그동안 생기는 통증은 다른 약으로 치료해야 한다. 심장이 나쁘거나 심장마비를 앓았던 사람들은 쓰지 않도록 한다. 또 갑상선에 병이 있는 사람도 조심해야 한다. 약을 먹은 후 30분 정도는 어지러울 수 있기 때문에 집에서 차분하게 쉬도록 한다. 전립선이 부은 사람은 소변이 잘 안 나올 수 있으므로 쓰지 않는 것이 좋다.

자주 쓰는 마약 진통제로 생기는 부작용의 치료와 예방

마약 진통제를 처음 사용하는 환자는 잦은 부작용으로 고생할 수 있다. 이런 부작용은 대개 시간이 지나면 없어지지만 변비는 아주 오랫동안 남아 고생하게 된다. 여기에서는 이런 부작용이 생길 때 어떻게 하는가에 대해 알아보자.

1) 변비

마약 진통제를 끊지 않고 날마다 쓸 때는 변비가 거의 모든 환자에게서 생기기 때문에 미리 변비 예방약을 함께 사용한다.

대변을 부드럽게 하는 약은 효과가 적다. 또 대변 양을 많게 하는 메타무실 같은 약은 물을 많이 마셔야 효과가 있어 잘 쓰지 않는다. 장을 자극하는 약과 대변을 부드럽게 하는 약(세나코드)을 함께 병행하여 사용해도 된다. 또 비사코딜은 큰 창자를 자극하여 대변을 나오게 하므로 마약 진통제를 쓸 때 효과가 좋다.

① 마약 진통제를 쓰기 시작할 때부터 세나코트를 자기 전 2알씩 먹도록 한다.

② 만약 하루가 지나도 대변이 나오지 않으면 4알까지 양을 늘려 12시간 간격이나 8시간 간격으로 먹는다.

③ 이틀이 지나도 대변이 나오지 않으면 먹고 있는 세나코트에 비사코딜 10mg을 한 번에 2~3알씩 섞어 자기 전이나 12시간 간격으로 먹는다.

④ 만약 3일이 지나도 대변이 나오지 않으면 세나코트와 비사코딜의 양을 늘리도록 한다. 이렇게 해도 대변이 나오지 않으면

- 마그네슘 우유를 30~60cc씩 6시간 간격으로 마신다.

- 락툴로스를 45~60cc씩 6~8시간 간격으로 먹는다.

- 비사코딜 좌약을 1~2개를 쓰거나 관장을 해서 대변이 나오게 한다.

⑤ 만약 대변이 굳어져서 나오지 않으면 손으로 파내고 난 뒤 깨끗해질 때까지 관장을 한다.

2) 토하거나 속이 울렁거릴 때

마약 진통제 때문에 속이 울렁거리거나 변비가 생길 경우 변비를 치료하면 대개 울렁거리는 것이 사라진다. 이런 부작용은 환자마다 다르므로 처음부터 예방약을 쓰지는 않는다. 토하는 것을 치료하는 약은 졸립게 만들 수 있으므로 사용시 주의해야 한다. 이런 증상은 변비와는 달리 치료를 하지 않더라도 시간이 가면서 천천히 사라진다. 그러므로 속이 울렁거릴 때 먹는 약은 꼭 필요할 때만 먹도록 한다.

① 프로크로페라진 5~10mg을 4~6시간 간격으로 먹는다.

② 만약 프로크로페라진 때문에 너무 졸리우면 할돌을 0.5mg씩 8시간 간격으로 먹는다.

③ 마음이 불안한 환자는 프로크로페라진 5~10mg과 로라제팜 1mg을 6시간 간격으로 함께 먹을 수 있다.

④ 만약 위 운동이 나빠 소화가 잘 되지 않는 환자는 메토크로프라마이드 10mg을 음식먹기 전과 자기 전에 먹도록 한다.

⑤ 만약 증상이 좋아지지 않으면 이런 약 대신 온단세트론 8~16mg을 하루에 한 번씩 먹을 수 있다.

⑥ 몸의 균형을 조절하는 신경에 이상이 있어 토하는 증상이 생기면 드라마민 25mg을 8시간 간격으로 먹거나 귀 뒤에 스코폴라민을 3일에 한 번씩 붙일 수도 있다.

3) 호흡 곤란이나 소변길이 막힐 때

나이든 환자나 폐나 심장이 좋지 않은 환자는 마약 진통제를 조심해서 써야 한다. 하지만 암이 심해져서 며칠 또는 몇 주 안에 사망할 수 있는 환자는 숨쉬는 것이 조금 나빠져도 아프지 않도록 하는 것이 우선이다.

나이든 남자나, 전립선암이나 자궁암 같은 암으로 소변길이 좁아진 환자는 마약 진통제로 소변이 나오지 않을 수 있다. 만약 이런 부작용이 생기면 약을 줄이거나 다른 약으로 바꿔야 한다.

4) 피부가 가려울 때

드물지만 가려운 증상이 생길 수도 있다. 이때는 항히스타민제로 쉽게 조절할 수 있다.

5) 졸립고 정신이 가물거릴 때

시간이 지나면 이런 증상은 천천히 사라진다. 하지만 견디기 어려우면 다른 마약 진통제로 바꿔보아 좋아지는지 알아볼 수 있다. 또 약을 조금씩 줄여서 치료해볼 수도 있다.

◐ 얼마나 아픈지 알아보는 방법

열이 나고 기침하는 것과는 다르게 통증이 생기면 환자가 아프다고 이야기하기 전까지 알아볼 수 있는 방법이 없다. 또 아파도 잘 참는 환자도 있고 조금만 아파도 심하게 앓는 환자도 있다. 얼마나 아픈지 짐작해보는 방법으로 다음 0~5까지 기준을 사용할 수 있다.

0 : 전혀 아프지 않다.
1 : 조금 아프다.
2 : 아픈 정도가 더하다.
3 : 참을 수는 있지만 아픈 정도가 점점 더해진다.
4 : 참을 수 없는 통증이 있다.
5 : 통증이 심해져 눈물이 날 지경이다.

○ 마약 진통제 양을 조절하는 방법

치료는 12시간 지속하는 옥시콘틴이나 엠에스콘틴을 주로 쓴다. 처음부터 통증이 만족할 만큼 없어지기 어렵기 때문에 시작한 뒤 자주 양을 조절해서 적당한 양을 쓰도록 한다.

① 마약 진통제로 치료를 시작한 뒤 1~2일마다 양을 조절해서 통증이 없어질 때까지 양을 늘린다.

② 통증이 계속 있으면 진통제의 양을 1/4에서 1/2 정도 올린다. 먹는 횟수를 늘여서는 효과가 없다. 약을 올릴 때는 양에 상관없이 통증이 없을 때까지 올려야 한다.

③ 진통제를 쓰고 있어도 생기는 통증은 곧바로 작용하는 옥시코돈이나 모르핀을 옥시콘틴이나 엠에스콘틴의 1/4이나 1/3의 양으로 2~4시간 간격으로 써서 치료한다.

④ 곧바로 작용하는 약을 하루에 두 번 이상 쓰기 시작하면 이 약을 옥시콘틴이나 엠에스콘틴으로 바꿔서 치료하고 있는 약과 합하여 사용한다.

● 마약 진통제 쓰는 방법과 주의해야 할 점

치료에 가장 중요한 것은 환자가 이야기하는 통증을 의사가 믿고 치료해야 한다. 암으로 통증이 생기는 거의 모든 환자는 가능하면 마약 진통제를 많이 쓰지 않으려 한다.

치료의 목표는 통증을 없애는 것이다. 따라서 마약 진통제를 쓸 때 최고로 쓸 수 있는 양을 미리 정하지는 않아야 한다. 통증이 없어질 때까지 양을 올려 치료하는 것이 올바른 치료이다.

진통제를 고르는 순서는 첫째로 통증을 곧바로 치료해야 할지, 오랜 기간 동안 치료해서 통증을 줄일지 결정해야 한다. 갑자기 생기는 통증은 빨리 작용하는 약을 써야 하고 오랫동안 진행하는 통증은 효과가 바로 나오지 않더라도 가능하면 부작용이 없도록 치료해야 한다.

둘째로 진통 효과가 같다면 부작용이 적은 약을 골라야 한다. 대부분 마약 진통제는 간에서 처리하기 때문에 간이 나쁜 환자를 치료할 때 주의해야 한다. 셋째로 한 가지 약을 사용하고 있다가 효과가 떨어지거나 부작용이 생기면 바꿀 약을 미리 생각해야 한다. 마지막으로 마약 성분이 아닌 진통제나 통증을 덜 하게 하는 약과 합해 치료할 수 있는지 알아보아야 한다.

담배 끊는 방법 9

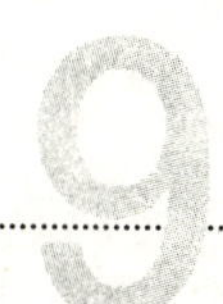

담배는 마약과 같다. 마약을 끊지 못하는 것처럼 니코틴에 한 번 빠지면 스스로 끊기가 거의 어렵다.

니코틴은 마음을 가라앉혀 주고 일에 대한 집중력을 강화시켜 주며, 식욕을 떨어뜨려 몸무게를 줄어들게 한다. 그래서 담배를 끊으면 마음이 불안해지고 정신 집중이 안 되며 몸무게가 늘어나는 경우가 많다.

니코틴은 담배를 피우거나 씹어야 나온다. 담배를 피우면 니코틴 말고도 몸에 해로운 화학 물질이 많이 나온다.

씹는 담배도 마찬가지로 몸에 해로운 물질이 많이 나온다. 파이프 담배나 담배잎을 말아 피는 시가도 보통 피우는 담배와 마찬가지로 해로운 물질이 나온다. 이 해로운 것들이 담배 때문에 생기는 모든 병의 근원이다.

첫째, 피가 잘 통하지 않게 한다. 따라서 심장이 나쁜 사람, 혈압이 높은 사람, 혈관에 지방이 많은 사람, 당뇨병이 있는 사람들이 담배를 피면 있는 병이 나빠질 뿐만 아니라 온몸이 망가진다. 또 팔다리에 피가 잘 통하지 않고 남자는 성기로 가는 핏줄이 굳어져 발기를 잘 할 수 없게 된다. 혈압이 높은 사람은 뇌핏줄이 혈압으로 터져 몸이 마비가 생기거나 심장마비가 잘 생기고 심장이 상하여 숨이 가빠진다.

둘째, 폐가 붓고 염증이 생긴다. 천식이 있거나 예전에 홍역이나 백일해를 앓았던 사람, 결핵을 앓았던 사람, 오랫동안 기관지에 염증이 있는 사람은 담배를 피면 쉽게 폐가 붓고 결국에는 굳어 간다. 이런 이상이 없어도 담배를 1~2년 피우고 있으면 점점 폐가 굳어진다. 수십 년 담배를 피게 되면 폐가 모두 굳어 숨을 쉬려 해도 공기가 폐로 들어 오지 못해 항상 심하게 숨이 가쁘다.

셋째, 담배 연기가 지나는 곳에 암이 생긴다. 설마 그럴까 하지만 많이 피울수록 암이 잘 생긴다. 혀, 입 안, 목젖 있는 곳, 성대, 식도, 폐에 암이 많이 생긴다. 또 나쁜 물질이 피로 들어와 췌장, 방광, 자궁에도 암을 일으킨다.

혀에 암이 생기거나 목, 성대에 암이 생기면 수술을 통해 모두 잘라낸다. 그래서 수술을 하면 말을 못하고 음식을 먹지 못한다. 결국은 목 앞으로 숨쉬는 구멍을 만들어야 할 때도 있다. 식도에 암이 생기면 수술로 식도를 잘라내고 큰 창자를 이어 붙인다. 폐에 암이 생기면 역시 폐를 잘라낸다. 문제는 이런 수술을 해도 살 수 있는 기간이 2~3년 정도이고 결국 암으로 사망하는 것이다. 췌장, 방광, 자궁에 생기는 암 역시 치료로 좋아지지 않고 수술 뒤 2~3년 정도밖에 살 수 없다.

넷째, 여자가 담배를 피우면 피부가 아주 칙칙해지고 주름살이 많이 생긴다. 또 임신을 하기 어렵고 임신하고 있을 때 담배를 피우거나 옆 사람이 피우는 담배 연기를 마시면 태아에게 해롭다. 태어날 때 몸무게가 미달이거나 염증에 자주 시달린다.

이런 일 말고도 어른이 집에서 담배를 피우면 함께 사는 아이들이 축농증(코주위 염증), 중이염(귀에 생기는 염증), 천식 같은 병을 자주 앓는다.

🌱 담배를 만들어 파는 이유

미국의 담배 회사에서는 사람의 생명보다는 돈을 벌기 위해 판다. 담배 회사들은 이미 30년 전에 담배가 몸에 해롭고 마약처럼 중독을 일으킨다는 것을 알았음에도 지금까지 이 사실을 숨겨오다 최근에 이르러서야 숨긴 사실이 들통났었다.

또 많은 사람들이 담배가 해롭다는 것을 알기 시작한 1980년대부터는 아무것도 모르는 중고등학생에게도 보기 좋은 그림이나 옷같은 것으로 선전하면서 담배를 팔기 시작했다.

우리 나라는 정부가 국민에게서 세금을 거두기 위해 담배를 판다. 그래서 담배가 몸에 해롭다는 사실은 전혀 알리지 않았고 담배 때문에 생기는 병을 치료하는 데 드는 기간과 비용이 과연 얼마인지 따져보지도 않았다.

말하자면 담배를 피우는 것은 다른 사람에게 돈을 벌게 해주면서 자기 몸을 망치고 있는 것이나 마찬가지이다. 만약 담배로 마음이 차분해지고 일을 잘 할 수 있다면 담배가 아닌 차, 커피 같은 것으로 바꾸어보는 것도 생각해 본다.

몸무게를 줄이려고 담배를 피우고 있다면 훨씬 더 건강하게 체중을 줄일 수 있는 운동같은 쪽으로 생각의 발상을 바꾸어 보자.

담배를 끊기가 어려운 이유

니코틴은 마약과 같다. 니코틴을 쓰다 끊으면 마음이 불안하고 정신 집중이 안 된다. 또 담배를 끊으면 체중이 보통 5kg 정도 늘어난다. 그래서 해로운 줄 알면서도 담배를 좋아하고 담배를 끊으려 해도 니코틴 중독 때문에 끊지 못하는 사람이 있는 것이다.

니코틴 중독은 한두 달 가는 것이 아니라 몇 년을 간다. 이 때문에 담배를 끊으려 했던 많은 사람이 한두 달 끊고 난 뒤 다시 피우기 시작한다. 미국을 예로 들면 담배를 끊으려 했던 사람 10명이 있다면 8명은 4~5개월 뒤 다시 피우기 시작한다. 그러므로 담배 중독 치료는 1~2년 계속해야 한다. 그렇지 않으면 대부분 실패하고 나중에는 실망하여 끊으려고 하지도 않는다.

니코틴 중독은 화학 물질 중독으로 마약과 같아 독한 마음 하나만으로 끊지 못한다. 그래서 끊으려면 마약 중독을 치료하는 것처럼 약을 써야 한다. 이런 약을 쓰지 않고서는 끊기가 아주 어렵다.

담배 끊는 순서

① 반드시 끊겠다는 다짐을 한다
② 다음과 같은 약을 처방받는다

중고등학생이나 임산부, 하루 10개비 이하를 피우는 사람은 반드시 먼저 스스로 끊도록 해보고, 스스로 끊을 수 없을 때는 약물 치료를 한다.

◉ 부프로피온(자이밴 또는 웰부트린) ◉

　처음 치료하는 3일간은 하루 한 알씩 150mg을 아침마다 복용하고 그 뒤 하루 두 번씩 150mg을 약 12주 정도 복용한다.

　이 약은 담배 끊기 1~2주 전부터 먹는다. 6개월 뒤부터는 하루 한 알씩 150mg을 아침마다 8~12주 정도를 더 복용한다.

　이 약으로 불면증이 올 수도 있다. 그렇다면 저녁에 먹는 약을 6시나 8시로 앞당겨 먹도록 한다. 또 약을 먹는 동안에는 술을 많이 마시지 않도록 하며 예전에 경련을 일으켰거나 우울증을 치료하는 약을 먹고 있는 환자는 절대 복용해서는 안 된다.

　니코틴 약과 함께 쓰면 효과가 더욱 좋다.

◉ 니코틴 약 ◉

　담배에서 나오는 니코틴 대신 니코틴을 약으로 만든 것을 몇 주에 걸쳐 천천히 양을 줄여가면서 치료한다. 씹는 껌처럼 만들어진 약이 있고, 코에 뿌리거나 들이 마시는 것, 피부에 붙이는 것이 있다.

　니코틴을 쓸 때 심장마비를 앓았던 환자, 불규칙한 심장맥을 가진 환자, 가슴이 아픈 협심증 환자는 조심해서 사용해야 한다.

　니코틴 약도 섞어서 함께 쓸 수 있다. 예를 들어 피부에 붙이는 니코틴을 쓰고 있다가 코에 뿌리는 니코틴이나 들이 마시는 니코틴을 함께 쓸 수 있다.

니코틴 껌　하루에 담배를 25개비 이하로 피우는 사람은 한 번에 2mg, 25개비 이상 피운 사람은 4mg의 껌을 하루 2~4시간마다 약 12주 정도 씹도록 한다. 만약 담배를 많이 피운 사람이라면 1~2시간마다 하나씩 씹어서 1~3개월 정도 치료해야 한다. 그 뒤 나머지 3개월은 생각날 때마다 한 번씩 씹는다.

껌은 담배를 끊고 몸무게가 늘어나는 것을 방지해준다.

들이 마시는 니코틴　한 번씩 들이 마시는 치료를 하루 6~16번 할 수 있다. 한 번에 약 4mg이 나오며 치료 기간은 약 6개월 정도가 걸린다.

코에 뿌리는 니코틴　처음에는 1~2시간마다 코에 한 번씩 뿌려 하루 8~40번 정도 뿌릴 수 있다. 3~6개월 정도 치료해야 하며 코에 뿌릴 때 숨을 들이 마시면 코를 자극해 아플 수 있으므로 들이 마시지 않는다.

피부에 붙이는 니코틴　8주간 치료하면 충분한 효과를 본다. 처음 4주는 하루 21mg을 쓰고 그 뒤 2주간은 14mg, 나머지 2주는 7mg을 쓴다. 15mg 양으로 나온 약은 하루 16시간씩 8주를 계속 쓴다.

● 클로니딘 ●

만약 자이밴이나 니코틴을 함께 써도 담배를 끊기가 어렵다면 클로니딘으로 바꿔서 치료할 수도 있다. 원래 이 약은 혈압을 치료하는 약으로 입을 마르게 한다.

0.15~0.45mg을 하루 한 번씩 쓸 수 있다. 피부에 붙이는 클로니딘은 하루 0.1~0.3mg이 나오는 것을 일주일에 한 번씩 10주 정도

는 써야 한다.

● 노르트립틸린 ●

클로니딘과 마찬가지로 니코틴과 자이밴이 효과가 없을 때 사용한다. 하루 25~75mg까지 쓸 수 있고 12주 정도 사용한다.

③ 주변 정리를 한다

집이나 차 안, 그리고 직장에 있는 재떨이, 담배꽁초, 담배 등을 모두 치운다. 또 담배를 피우는 사람들에게 담배를 끊고 있다고 분명히 말해야 한다. 마음이 맞는 친구가 있다면 함께 담배를 끊어 볼 수도 있다. 술자리에서 담배를 피울 수 있으니 술마시기 전 친구들이나 주위 사람들에게 분명히 담배를 끊고 있다고 이야기한다.

가능하면 다른 사람이 피우는 담배연기도 맡지 말아야 한다. 니코틴이 들어 있는 연기에 자기도 모르게 다시 유혹에 빠질 수 있다.

④ 담배 끊고 나서 몸무게가 늘었을 경우

많은 사람의 경우 금연을 하면 약 5kg 정도 몸무게가 늘 수가 있다. 특히 하루 25개비 이상 피운 사람이나 여자가 몸무게가 많이 늘어난다. 이때 부프로피온이나 니코틴 껌이 무게를 늘지 않도록 하는데 효과가 있다.

그래서 담배를 끊으려 하는 사람은 운동을 시작하거나 음식을 줄여야 한다. 음식을 줄이고 운동을 하면 6~9개월이 지나면 체중이 거의 정상으로 돌아온다.

⑤ 담배를 끊고 나서 다시 피우는 사람

약물 치료를 하지 않거나 도중에 약물 치료를 그만 둔 뒤 3~4개월 정도 끊었다가 다시 피우는 사람은 끊으려는 마음이 약해서가 아니고 니코틴 중독이 심해서 다시 피우게 된다. 따라서 이때 약물 치료를 반드시 해야 한다. 치료에 정말 중요한 것은 1년 정도 계속 약물 치료를 해서 니코틴 중독에서 벗어나는 것이다.

몇 번 끊으려 해도 다시 피운 경험 때문에 끊기를 포기한 사람은 왜 다시 피우기 시작했는가 생각해 보아야 한다. 약물 치료를 잘하지 못했다면 담당의사와 상의해서 꾸준하게 약물 치료를 해야 한다.

만약 우울증이나 불안한 마음이 없어지지 않아서 다시 피운다면 부프로피온(우울증 치료 약)을 치료 뒤에도 꾸준하게 먹어야 한다. 다시 피운다고 해서 실망하지 말고 끊은 만큼 건강해지기 때문에 끊고 싶은 마음이 있으면 언제라도 다시 끊도록 한다.

⑥ 임산부와 중고등학생

니코틴 중독은 남자, 여자를 가리지 않는다. 따라서 담배를 피워 온 여자는 임신하기 전 반드시 약물 치료를 병행해서라도 금연을 하도록 한다. 만약 임신을 하고 나서 끊으려 한다면 약을 쓰지 않고 끊도록 먼저 노력해 본다. 하지만 끊기 어려우면 바로 약물 치료를 한다.

약의 부작용보다 담배의 부작용이 더 무섭다. 니코틴 중독을 치료하는 약은 임신에 큰 지장이 없다. 부프로피온도 태아에게 심한 부작용을 일으키지는 않지만 약을 쓰지 않고 치료하는 방법이 가장 좋다.

태어난 아이에게 젖을 먹이는 산모 역시 약을 쓰지 않고 담배를 끊도록 한다. 만약 끊기가 어렵다면 니코틴 약과 부프로피온을 함께 쓸 수 있다. 임신 때와 마찬가지로 담배로 인한 산모와 아이에게 생길 수 있는 병이 약으로 생긴 부작용보다 훨씬 심하다.

중고등학생이 담배를 피우기 시작한다면 니코틴 중독이 일어나기 전에 바로 끊도록 한다. 3~4개월 이상 피우면 니코틴 중독이 생기므로 3~4개월 전에 끊도록 해야 한다. 하루 10개비 이하를 피우는 중고등학생은 쉽게 끊을 수 있다. 만약 피운 지 6~12개월이 지나고 하루 10개비 이상 피운다면 끊으려는 마음만 가지고는 끊기 어렵다.

중고등학생이 담배를 피우는 가장 큰 이유가 친구가 피우기 때문이다. 또 다른 이유는 어른들이 하는 것을 해보고 싶은 마음이다. 그러므로 중요한 것은 학생들에게 담배로 생기는 부작용을 가르쳐야 한다. 암이나 병이 생긴다고 해도 구체적으로 모르기 때문에 청소년 때 가장 관심있는 것을 있는 그대로 말해야 한다.

남자는 청소년 때부터 피우기 시작하면 성기로 가는 핏줄이 굳어져 피가 통하지 못해 40~50세부터는 남자 구실을 제대로 할 수 없게 되는 경우도 초래된다.

또 여드름이 잘 없어지지 않고 주름살이 많이 생긴다. 남자, 여자 모두 피부가 나빠질 수 있지만 여자는 특히 한 번 나빠지면 좋아지기까지 시간이 많이 걸린다. 또한 임신을 못할 수도 있다.

집에서 부모가 담배를 피우고 있다면 부모부터 먼저 끊어야 한다. 부모가 끊지 않고서 아이들에게 끊으라고 말하면 거의 모든 청소년들은 말을 따르지 않는다.

가림출판사 · 가림M&B · 가림Let's에서 나온 책들

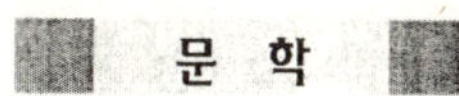

문 학

바늘구멍
켄 폴리트 지음 / 홍영의 옮김 / 신국판 / 342쪽 / 5,300원

레베카의 열쇠
켄 폴리트 지음 / 손연숙 옮김 / 신국판 / 492쪽 / 6,800원

암병선
니시무라 쥬코 지음 / 홍영의 옮김 / 신국판 / 300쪽 / 4,800원

첫키스한 얘기 말해도 될까
김정미 외 7명 지음 / 신국판 / 228쪽 / 4,000원

사미인곡 上·中·下
김충호 지음 / 신국판 / 각 권 5,000원

이내의 끝자리
박수완 스님 지음 / 국판변형 / 132쪽 / 3,000원

너는 왜 나에게 다가서야 했는지
김충호 지음 / 국판변형 / 124쪽 / 3,000원

세계의 명언 편집부 엮음 / 신국판 / 322쪽 / 5,000원

여자가 알아야 할 101가지 지혜
제인 아서 엮음 / 지창국 옮김 / 4×6판 / 132쪽 / 5,000원

현명한 사람이 읽는 지혜로운 이야기
이정민 엮음 / 신국판 / 236쪽 / 6,500원

성공적인 표정이 당신을 바꾼다
마츠오 도오루 지음 / 홍영의 옮김 / 신국판 / 240쪽 / 7,500원

태양의 법
오오카와 류우호오 지음 / 민병수 옮김 / 신국판 / 246쪽 / 8,500원

영원의 법
오오카와 류우호오 지음 / 민병수 옮김 / 신국판 / 240쪽 / 8,000원

석가의 본심
오오카와 류우호오 지음 / 민병수 옮김 / 신국판 / 246쪽 / 10,000원

옛 사람들의 재치와 웃음
강형중 · 김경익 편저 / 신국판 / 316쪽 / 8,000원

지혜의 쉼터
쇼펜하우어 지음 / 김충호 엮음 / 4×6판 양장본 / 160쪽 / 4,300원

헤세가 너에게
헤르만 헤세 지음 / 홍영의 엮음 / 4×6판 양장본 / 144쪽 / 4,500원

사랑보다 소중한 삶의 의미
크리슈나무르티 지음 / 최윤영 엮음 / 신국판 / 180쪽 / 4,000원

장자-어찌하여 알 속에 털이 있다 하는가
홍영의 엮음 / 4×6판 / 180쪽 / 4,000원

논어-배우고 때로 익히면 즐겁지 아니한가
신도회 엮음 / 4×6판 / 180쪽 / 4,000원

맹자-가까이 있는데 어찌 먼 데서 구하려 하는가
홍영의 엮음 / 4×6판 / 180쪽 / 4,000원

아름다운 세상을 만드는 사랑의 메시지 365
DuMont monte Verlag 엮음 / 정성호 옮김
4×6판 변형 양장본 / 240쪽 / 8,000원

황금의 법
오오카와 류우호오 지음 / 민병수 옮김 / 신국판 / 320쪽 / 12,000원

왜 여자는 바람을 피우는가?
기젤라 룬테 지음 / 김현성 · 진정미 옮김 / 국판 / 200쪽 / 7,000원

세상에서 가장 아름다운 선물
김인자 지음 / 국판변형 / 292쪽 / 9,000원

수능에 꼭 나오는 한국 단편 33
윤종필 엮음 / 신국판 / 704쪽 / 11,000원

수능에 꼭 나오는 한국 현대 단편 소설
윤종필 엮음 및 해설 / 신국판 / 364쪽 / 11,000원

수능에 꼭 나오는 세계단편(영미권)
지창영 옮김 / 윤종필 엮음 및 해설 / 신국판 / 328쪽 / 10,000원

수능에 꼭 나오는 세계단편(유럽권)
지창영 옮김 / 윤종필 엮음 및 해설 / 신국판 / 360쪽 / 11,000원

대왕세종 1·2·3
박충훈 지음 / 신국판 / 각 권 9,800원

세상에서 가장 소중한 아버지의 선물
최은경 지음 / 신국판 / 144쪽 / 9,500원

건 강

아름다운 피부미용법
이순희(한독피부미용학원 원장) 지음 / 신국판 / 296쪽 / 6,000원

버섯건강요법
김병각 외 6명 지음 / 신국판 / 286쪽 / 8,000원

성인병과 암을 정복하는 유기게르마늄
이상현 편저 / 쵸오 샤오이 감수 / 신국판 / 312쪽 / 9,000원

난치성 피부병
생약효소연구원 지음 / 신국판 / 232쪽 / 7,500원

新 방약합편
정도명 편역 / 신국판 / 416쪽 / 15,000원

자연치료의학 오홍근(신경정신과 의학박사 · 자연의학박사) 지음
신국판 / 472쪽 / 15,000원

약초의 활용과 가정한방
이인성 지음 / 신국판 / 384쪽 / 8,500원

역전의학
이시하라 유미 지음 / 유태종 감수 / 신국판 / 286쪽 / 8,500원

이순희식 순수피부미용법
이순희(한독피부미용학원 원장) 지음 / 신국판 / 304쪽 / 7,000원

21세기 당뇨병 예방과 치료법
이현철(연세대 의대 내과 교수) 지음 / 신국판 / 360쪽 / 9,500원

신재용의 민의학 동의보감
신재용(해성한의원 원장) 지음 / 신국판 / 476쪽 / 10,000원

치매 알면 치매 이긴다
배오성(백상한방병원 원장) 지음 / 신국판 / 312쪽 / 10,000원

21세기 건강혁명 밥상 위의 보약 생식
최경순 지음 / 신국판 / 348쪽 / 9,800원

기치유와 기공수련
윤한홍(기치유 연구회 회장) 지음 / 신국판 / 340쪽 / 12,000원

만병의 근원 스트레스 원인과 퇴치
김지혁(김지혁한의원 원장) 지음 / 신국판 / 324쪽 / 9,500원

김종성 박사의 뇌졸중 119
김종성 지음 / 신국판 / 356쪽 / 12,000원

탈모 예방과 모발 클리닉
장정훈 · 전재홍 지음 / 신국판 / 252쪽 / 8,000원

구태규의 100% 성공 다이어트
구태규 지음 / 4×6배판 변형 / 240쪽 / 9,900원

암 예방과 치료법
이춘기 지음 / 신국판 / 296쪽 / 11,000원

알기 쉬운 위장병 예방과 치료법
민영일 지음 / 신국판 / 328쪽 / 9,900원

이온 체내혁명
노보루 아마노이 지음 / 김병관 옮김 / 신국판 / 272쪽 / 9,500원

어혈과 사혈요법
정지천 지음 / 신국판 / 308쪽 / 12,000원

약손 경락마사지로 건강미인 만들기
고정환 지음 / 4×6배판 변형 / 284쪽 / 15,000원

정유정의 LOVE DIET
정유정 지음 / 4×6배판 변형 / 196쪽 / 10,500원

머리에서 발끝까지 예뻐지는 부분다이어트
신상만 · 김선민 지음 / 4×6배판 변형 / 196쪽 / 11,000원

알기 쉬운 **심장병 119**
박승정 지음 / 신국판 / 248쪽 / 9,000원

알기 쉬운 **고혈압 119**
이정균 지음 / 신국판 / 304쪽 / 10,000원

여성을 위한 **부인과질환의 예방과 치료**
차선희 지음 / 신국판 / 304쪽 / 10,000원

알기 쉬운 **아토피 119**
이승규 · 임승엽 · 김문호 · 안유일 지음 / 신국판 / 232쪽 / 9,500원

120세에 도전한다
이권행 지음 / 신국판 / 308쪽 / 11,000원

건강과 아름다움을 만드는 요가
정판식 지음 / 4×6배판 변형 / 224쪽 / 14,000원

우리 아이 건강하고 아름다운 **롱다리 만들기**
김성훈 지음 / 대국전판 / 236쪽 / 10,500원

알기 쉬운 **허리디스크 예방과 치료**
이종서 지음 / 대국전판 / 336쪽 / 12,000원

소아과전문의에게 듣는 알기 쉬운 **소아과 119**
신영규 · 이강우 · 최성항 지음 / 4×6배판 변형 / 280쪽 / 14,000원

피가 맑아야 건강하게 오래 살 수 있다
김영찬 지음 / 신국판 / 256쪽 / 10,000원

웰빙형 피부 미인을 만드는 **나만의 셀프 피부건강**
양해원 지음 / 대국전판 / 144쪽 / 10,000원

내 몸을 살리는 **생활 속의 웰빙 항암 식품**
이승남 지음 / 대국전판 / 248쪽 / 9,800원

마음한글, 느낌한글
박완식 지음 / 4×6배판 / 300쪽 / 15,000원

웰빙 동의보감식 **발마사지 10분**
최미희 지음 / 신재용 감수 / 4×6배판 변형 / 204쪽 / 13,000원

아름다운 몸, 건강한 몸을 위한 **목욕 건강 30분**
임하성 지음 / 대국전판 / 176쪽 / 9,500원

내가 만드는 **한방생주스 60**
김영섭 지음 / 국판 / 112쪽 / 7,000원

몸을 살리는 건강식품
백은희 · 조창호 · 최양진 지음 / 신국판 / 384쪽 / 11,000원

건강도 키우고 성적도 올리는 자녀 건강
김진돈 지음 / 신국판 / 304쪽 / 12,000원

알기 쉬운 **간질환 119**
이관식 지음 / 신국판 / 264쪽 / 11,000원

밥으로 병을 고친다
허봉수 지음 / 대국전판 / 352쪽 / 13,500원

알기 쉬운 **신장병 119**
김형규 지음 / 신국판 / 240쪽 / 10,000원

마음의 감기 치료법 **우울증 119**
이민수 지음 / 대국전판 / 232쪽 / 9,800원

관절염 119
송영욱 지음 / 대국전판 / 224쪽 / 9,800원

내 딸을 위한 **미성년 클리닉**
강병문 · 이향아 · 최정원 지음 / 국판 / 148쪽 / 8,000원

암을 다스리는 **기적의 치유법**
케이 세이헤이 감수 / 카와키 나리카즈 지음 / 민병수 옮김
신국판 / 256쪽 / 9,000원

스트레스 다스리기
대한불안장애학회 스트레스관리연구특별위원회 지음
신국판 / 304쪽 / 12,000원

천연 식초 건강법 건강식품연구회 엮음 / 신재용(해성한의원 원장) 감수
신국판 / 252쪽 / 9,000원

암에 대한 모든 것
서울아산병원 암센터 지음 / 신국판 / 360쪽 / 13,000원

알록달록 **컬러 다이어트**
이승남 지음 / 국판 / 248쪽 / 10,000원

당신도 부모가 될 수 있다
정병준 지음 / 신국판 / 268쪽 / 9,500원

키 10cm 더 크는 **키네스 성장법** 김양수 · 이종균 · 최형규 · 표재환 · 김문희 지음

대국전판 / 312쪽 / 12,000원

당뇨병 백과
이현철 · 송영득 · 안철우 지음 / 4×6배판 변형 / 396쪽 / 16,000원

호흡기 클리닉 119
박성학 지음 / 신국판 / 256쪽 / 10,000원

키 쑥쑥 크는 롱다리 만들기
롱다리 성장클리닉 원장단 지음 / 4×6배판 변형 / 256쪽 / 11,000원

내 몸을 살리는 건강식품
백은희 · 조창호 · 최양진 지음 / 신국판 / 368쪽 / 11,000원

내 몸에 맞는 운동과 건강
하철수 지음 / 신국판 / 264쪽 / 11,000원

교 육

우리 교육의 창조적 백색혁명
원상기 지음 / 신국판 / 206쪽 / 6,000원

현대생활과 체육
조창남 외 5명 공저 / 신국판 / 340쪽 / 10,000원

퍼펙트 MBA IAE유학네트 지음 / 신국판 / 400쪽 / 12,000원

유학길라잡이 Ⅰ - 미국편
IAE유학네트 지음 / 4×6배판 / 372쪽 / 13,900원

유학길라잡이 Ⅱ - 4개국편
IAE유학네트 지음 / 4×6배판 / 348쪽 / 13,900원

조기유학길라잡이.com
IAE유학네트 지음 / 4×6배판 / 428쪽 / 15,000원

현대인의 건강생활
박상호 외 5명 공저 / 4×6배판 / 268쪽 / 15,000원

천재아이로 키우는 두뇌훈련
나카마츠 요시로 지음 / 민병수 옮김 / 국판 / 288쪽 / 9,500원

두뇌혁명
나카마츠 요시로 지음 / 민병수 옮김 / 4×6판 양장본 / 288쪽 / 12,000원

테마별 고사성어로 익히는 한자
김경익 지음 / 4×6배판 변형 / 248쪽 / 9,800원

• **生생 공부비법** 이은승 지음 / 대국전판 / 272쪽 / 9,500원

자녀를 성공시키는 **습관만들기**
배은경 지음 / 대국전판 / 232쪽 / 9,500원

한자능력검정시험 1급
한자능력검정시험연구위원회 편저 / 4×6배판 / 568쪽 / 21,000원

한자능력검정시험 2급
한자능력검정시험연구위원회 편저 / 4×6배판 / 472쪽 / 18,000원

한자능력검정시험 3급(3급Ⅱ)
한자능력검정시험연구위원회 편저 / 4×6배판 / 440쪽 / 17,000원

한자능력검정시험 4급(4급Ⅱ)
한자능력검정시험연구위원회 편저 / 4×6배판 / 352쪽 / 15,000원

한자능력검정시험 5급
한자능력검정시험연구위원회 편저 / 4×6배판 / 264쪽 / 11,000원

한자능력검정시험 6급
한자능력검정시험연구위원회 편저 / 4×6배판 / 168쪽 / 8,500원

한자능력검정시험 7급
한자능력검정시험연구위원회 편저 / 4×6배판 / 152쪽 / 7,000원

한자능력검정시험 8급
한자능력검정시험연구위원회 편저 / 4×6배판 / 112쪽 / 6,000원

볼링의 이론과 실기 이택상 지음 / 신국판 / 192쪽 / 9,000원

고사성어로 끝내는 천자문
조준상 글 · 그림 / 4×6배판 / 216쪽 / 12,000원

내 아이 스타 만들기
김민성 지음 / 신국판 / 200쪽 / 9,000원

교육 1번지 강남 엄마들의 **수험생 자녀 관리**
황송주 지음 / 신국판 / 288쪽 / 9,500원

초등학생이 꼭 알아야 할 **위대한 역사 상식**
우진영 · 이양경 지음 / 4×6배판 변형 / 228쪽 / 9,500원

초등학생이 꼭 알아야 할 **행복한 경제 상식**

우진영 · 전선심 지음 / 4×6배판 변형 / 224쪽 / 9,500원

초등학생이 꼭 알아야 할 재미있는 과학상식
우진영 · 정경희 지음 / 4×6배판 변형 / 220쪽 / 9,500원

한자능력검정시험 3급 · 3급Ⅱ
한자능력검정시험연구위원회 편저 / 4×6판 / 380쪽 / 7,500원

교과서 속에 꼭꼭 숨어있는 이색박물관 체험 이신화 지음
대국전판 / 248쪽 / 12,000원

초등학생 독서 논술(저학년) 책마루 독서교육연구회 지음
4×6배판 변형 / 244쪽 / 14,000원

초등학생 독서 논술(고학년) 책마루 독서교육연구회 지음
4×6배판 변형 / 236쪽 / 14,000원

놀면서 배우는 경제
김솔 지음 / 대국전판 / 196쪽 / 10,000원

건강생활과 레저스포츠 즐기기
강선회 외 11명 공저 / 4×6배판 / 324쪽 / 18,000원

아이의 미래를 바꿔주는 좋은 습관
배은경 지음 / 신국판 / 216쪽 / 9,500원

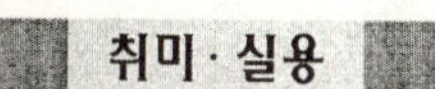
취미 · 실용

김진국과 같이 배우는 와인의 세계
김진국 지음 / 국배판 변형양장본(올 컬러판) / 208쪽 / 30,000원

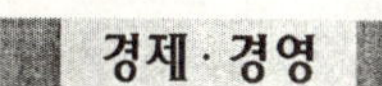
경제 · 경영

CEO가 될 수 있는 성공법칙 101가지
김승룡 편역 / 신국판 / 320쪽 / 9,500원

정보소프트 김승룡 지음 / 신국판 / 324쪽 / 6,000원

기획대사전 다카하시 겐코 지음 / 홍영의 옮김
신국판 / 552쪽 / 19,500원

맨손창업 · 맞춤창업 BEST 74
양혜숙 지음 / 신국판 / 416쪽 / 12,000원

무자본, 무점포 창업! FAX 한 대면 성공한다
다카시로 고시 지음 / 홍영의 옮김 / 신국판 / 226쪽 / 7,500원

성공하는 기업의 인간경영 중소기업 노무 연구회 편저 / 홍영의 옮김
신국판 / 368쪽 / 11,000원

21세기 IT가 세계를 지배한다
김광희 지음 / 신국판 / 380쪽 / 12,000원

경제기사로 부자아빠 만들기
김기태 · 신현태 · 박근수 공저 / 신국판 / 388쪽 / 12,000원

포스트 PC의 주역 정보가전과 무선인터넷
김광희 지음 / 신국판 / 356쪽 / 12,000원

성공하는 사람들의 마케팅 바이블
채수명 지음 / 신국판 / 328쪽 / 12,000원

느린 비즈니스로 돌아가라
사카모토 게이이치 지음 / 정성호 옮김 / 신국판 / 276쪽 / 9,000원

적은 돈으로 큰돈 벌 수 있는 부동산 재테크
이원재 지음 / 신국판 / 340쪽 / 12,000원

바이오혁명
이주영 지음 / 신국판 / 328쪽 / 12,000원

성공하는 사람들의 자기혁신 경영기술
채수명 지음 / 신국판 / 344쪽 / 12,000원

CFO 교텐 토요오 · 타하라 오키시 지음 / 민병수 옮김
신국판 / 312쪽 / 12,000원

네트워크시대 네트워크마케팅
임동학 지음 / 신국판 / 376쪽 / 12,000원

성공리더의 7가지 조건
다이앤 트레이시 · 윌리엄 모건 지음 / 지창영 옮김
신국판 / 360쪽 / 13,000원

김종결의 성공창업
김종결 지음 / 신국판 / 340쪽 / 12,000원

최적의 타이밍에 내 집 마련하는 기술
이원재 지음 / 신국판 / 248쪽 / 10,500원

컨설팅 세일즈 *Consulting sales*
임동학 지음 / 대국전판 / 336쪽 / 13,000원

연봉 10억 만들기
김농주 지음 / 국판 / 216쪽 / 10,000원

주5일제 근무에 따른 한국형 주말창업
최효진 지음 / 신국판 변형 양장본 / 216쪽 / 10,000원

돈 되는 땅 돈 안되는 땅
김영준 지음 / 신국판 / 320쪽 / 13,000원

돈 버는 회사로 만들 수 있는 109가지
다카하시 도시노리 지음 / 민병수 옮김 / 신국판 / 344쪽 / 13,000원

프로는 디테일에 강하다
김미현 지음 / 신국판 / 248쪽 / 9,000원

머니투데이 송복규 기자의 부동산으로 주머니돈 100배 만들기
송복규 지음 / 신국판 / 328쪽 / 13,000원

성공하는 슈퍼마켓&편의점 창업
나명환 지음 / 4×6배판 변형 / 500쪽 / 28,000원

대한민국 성공 재테크 부동산 펀드와 리츠로 승부하라
김영준 지음 / 신국판 / 256쪽 / 12,000원

마일리지 200% 활용하기
박성회 지음 / 국판 변형 / 200쪽 / 8,000원

1%의 가능성에 도전, 성공 신화를 이룬 여성 CEO
김미현 지음 / 신국판 / 248쪽 / 9,500원

3천만 원으로 부동산 재벌 되기
최수길 · 이숙 · 조연희 지음 / 신국판 / 290쪽 / 12,000원

10년을 앞설 수 있는 재테크
노동규 지음 / 신국판 / 260쪽 / 10,000원

세계 최강을 추구하는 도요타 방식
나카야마 키요타카 지음 / 민병수 옮김 / 신국판 / 296쪽 / 12,000원

최고의 설득을 이끌어내는 프레젠테이션
조두환 지음 / 신국판 / 296쪽 / 11,000원

최고의 만족을 이끌어내는 창의적 협상
조강희 · 조원희 지음 / 신국판 / 248쪽 / 10,000원

New 세일즈 기법 물건을 팔지 말고 가치를 팔아라
조기선 지음 / 신국판 / 264쪽 / 9,500원

작은 회사는 전략이 달라야 산다
황문진 지음 / 신국판 / 312쪽 / 11,000원

돈되는 슈퍼마켓&편의점 창업전략(입지 편)
나명환 지음 / 신국판 / 352쪽 / 13,000원

25 · 35 꼼꼼 여성 재테크
정원훈 지음 / 신국판 / 224쪽 / 11,000원

대한민국 2030 독특하게 창업하라
이상헌 · 이호 지음 / 신국판 / 288쪽 / 12,000원

왕초보 주택 경매로 돈 벌기
천관성 지음 / 신국판 / 268쪽 / 12,000원

New 마케팅 기법 (실천편) 물건을 팔지 말고 가치를 팔아라 2
조기선 지음 / 신국판 / 240쪽 / 10,000원

퇴출 두려워 마라 홀로서기에 도전하라
신정수 지음 / 신국판 / 256쪽 / 11,500원

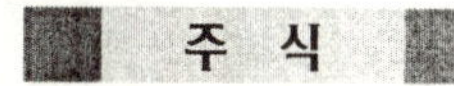
주 식

개미군단 대박맞이 주식투자
홍성걸(한양증권 투자분석팀 팀장) 지음 / 신국판 / 310쪽 / 9,500원

알고 하자! 돈 되는 주식투자
이길영 외 2명 공저 / 신국판 / 388쪽 / 12,500원

항상 당하기만 하는 개미들의 매도 · 매수타이밍 999% 적중 노하우
강경무 지음 / 신국판 / 336쪽 / 12,000원

부자 만들기 주식성공클리닉
이창희 지음 / 신국판 / 372쪽 / 11,500원

선물 · 옵션 이론과 실전매매
이창희 지음 / 신국판 / 372쪽 / 12,000원

너무나 쉬워 재미있는 주가차트
홍성무 지음 / 4×6배판 / 216쪽 / 15,000원

주식투자 직접 투자로 높은 수익을 올릴 수 있는 비결
김학균 지음 / 신국판 / 230쪽 / 11,000원

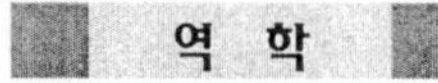

역 학

역리종합 만세력 정도명 편저 / 신국판 / 532쪽 / 10,500원
작명대전 정보국 지음 / 신국판 / 460쪽 / 12,000원
하락이수 해설 이천교 편저 / 신국판 / 620쪽 / 27,000원
현대인의 창조적 관상과 수상 백운산 지음 / 신국판 / 344쪽 / 9,000원
대운용신영부적 정재원 지음 / 신국판 양장본 / 750쪽 / 39,000원
사주비결활용법 이세진 지음 / 신국판 / 392쪽 / 12,000원
컴퓨터세대를 위한 新**성명학대전** 박용찬 지음 / 신국판 / 388쪽 / 11,000원
길흉화복 꿈풀이 비법 백운산 지음 / 신국판 / 410쪽 / 12,000원
새천년 **작명컨설팅** 정재원 지음 / 신국판 / 492쪽 / 13,900원
백운산의 신세대 궁합 백운산 지음 / 신국판 / 304쪽 / 9,500원
동자삼 작명학 남시모 지음 / 신국판 / 496쪽 / 15,000원
구성학의 기초 문길여 지음 / 신국판 / 412쪽 / 12,000원
소울음소리 이건우 지음 / 신국판 / 314쪽 / 10,000원

법률 일반

여성을 위한 **성범죄 법률상식**
조명원(변호사) 지음 / 신국판 / 248쪽 / 8,000원
아파트 난방비 75% 절감방법
고영근 지음 / 신국판 / 238쪽 / 8,000원
일반인이 꼭 알아야 할 절세전략 173선
최성호(공인회계사) 지음 / 신국판 / 392쪽 / 12,000원
변호사와 함께하는 **부동산 경매**
최환주(변호사) 지음 / 신국판 / 404쪽 / 13,000원
혼자서 쉽고 빠르게 할 수 있는 **소액재판**
김재용 · 김종철 공저 / 신국판 / 312쪽 / 9,500원
"술 한 잔 사겠다"는 말에서 찾아보는 **채권 · 채무**
변환철(변호사) 지음 / 신국판 / 408쪽 / 13,000원
알기쉬운 **부동산 세무 길라잡이**
이건우(세무서 재산계장) 지음 / 신국판 / 400쪽 / 13,000원
알기쉬운 **어음, 수표 길라잡이**
변환철(변호사) 지음 / 신국판 / 328쪽 / 11,000원
제조물책임법
강동근(변호사) · 윤종성(검사) 공저 / 신국판 / 368쪽 / 13,000원
알기 쉬운 **주5일근무에 따른 임금 · 연봉제 실무**
문강분(공인노무사) 지음 / 4×6배판 변형 / 544쪽 / 35,000원
변호사 없이 당당히 이길 수 있는 **형사소송**
김대환 지음 / 신국판 / 304쪽 / 13,000원
변호사 없이 당당히 이길 수 있는 **민사소송**
김대환 지음 / 신국판 / 412쪽 / 14,500원
혼자서 해결할 수 있는 **교통사고 Q&A**
조명원(변호사) 지음 / 신국판 / 336쪽 / 12,000원
알기 쉬운 **개인회생 · 파산 신청법**
최재구(법무사) 지음 / 신국판 / 352쪽 / 13,000원

생활법률

부동산 생활법률의 기본지식
대한법률연구회 지음 / 김원중(변호사) 감수 / 신국판 / 472쪽 / 13,000원
고소장 · 내용증명 생활법률의 기본지식
하태웅(변호사) 지음 / 신국판 / 440쪽 / 12,000원
노동 관련 생활법률의 기본지식
남동희(공인노무사) 지음 / 신국판 / 528쪽 / 14,000원
외국인 근로자 생활법률의 기본지식
남동희(공인노무사) 지음 / 신국판 / 400쪽 / 12,000원
계약작성 생활법률의 기본지식

이상도(변호사) 지음 / 신국판 / 560쪽 / 14,500원
지적재산 생활법률의 기본지식
이상도(변호사) · 조의제(변리사) 공저 / 신국판 / 496쪽 / 14,000원
부당노동행위와 부당해고 생활법률의 기본지식
박영수(공인노무사) 지음 / 신국판 / 432쪽 / 14,000원
주택 · 상가임대차 생활법률의 기본지식
김운용(변호사) 지음 / 신국판 / 480쪽 / 14,000원
하도급거래 생활법률의 기본지식
김진홍(변호사) 지음 / 신국판 / 440쪽 / 14,000원
이혼소송과 재산분할 생활법률의 기본지식
박동섭(변호사) 지음 / 신국판 / 460쪽 / 14,000원
부동산등기 생활법률의 기본지식
정상태(법무사) 지음 / 신국판 / 456쪽 / 14,000원
기업경영 생활법률의 기본지식
안동섭(단국대 교수) 지음 / 신국판 / 466쪽 / 14,000원
교통사고 생활법률의 기본지식
박정무(변호사) · 전병찬 공저 / 신국판 / 480쪽 / 14,000원
소송서식 생활법률의 기본지식
김대환 지음 / 신국판 / 480쪽 / 14,000원
호적 · 가사소송 생활법률의 기본지식
정주수(법무사) 지음 / 신국판 / 516쪽 / 14,000원
新**상속과 세금 생활법률**의 기본지식
박동섭(변호사) 지음 / 신국판 / 492쪽 / 14,500원
담보 · 보증 생활법률의 기본지식
류창호(법학박사) 지음 / 신국판 / 436쪽 / 14,000원
소비자보호 생활법률의 기본지식
김성천(법학박사) 지음 / 신국판 / 504쪽 / 15,000원
판결 · 공정증서 생활법률의 기본지식
정상태(법무사) 지음 / 신국판 / 312쪽 / 13,000원
산업재해보상보험 생활법률의 기본지식
정유석(공인노무사) 지음 / 신국판 / 384쪽 / 14,000원

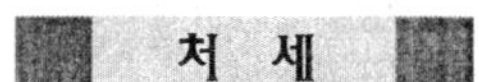

처 세

성공적인 삶을 추구하는 여성들에게 **우먼파워**
조안 커너 · 모이라 레이너 공저 / 지창영 옮김
신국판 / 352쪽 / 8,800원
聽 **이익이 되는 말** 話 **손해가 되는 말**
우메시마 미요 지음 / 정성호 옮김 / 신국판 / 304쪽 / 9,000원
부자들의 생활습관 가난한 사람들의 생활습관
다케우치 야스오 지음 / 홍영의 옮김 / 신국판 / 320쪽 / 9,800원
코끼리 귀를 당긴 원숭이-히딩크식 창의력을 배우자
강충인 지음 / 신국판 / 208쪽 / 8,500원
성공하려면 유머와 위트로 무장하라
민영욱 지음 / 신국판 / 292쪽 / 9,500원
동소봉의 오뚝이전략
조창남 편저 / 신국판 / 304쪽 / 9,500원
노무현 화술과 화법을 통한 이미지 변화
이현정 지음 / 신국판 / 320쪽 / 10,000원
성공하는 사람들의 **토론의 법칙**
민영욱 지음 / 신국판 / 280쪽 / 9,500원
사람은 칭찬을 먹고산다
민영욱 지음 / 신국판 / 268쪽 / 9,500원
사과의 기술
김농주 지음 / 신국판 변형 양장본 / 200쪽 / 10,000원
취업 경쟁력을 높여라
김농주 지음 / 신국판 / 280쪽 / 12,000원
유비쿼터스시대의 블루오션 전략
최양진 지음 / 신국판 / 248쪽 / 10,000원
나만의 블루오션 전략 - 화술편
민영욱 지음 / 신국판 / 254쪽 / 10,000원

희망의 씨앗을 뿌리는 20대를 위하여
우광균 지음 / 신국판 / 172쪽 / 8,000원

끌리는 사람이 되기위한 이미지 컨설팅
홍순아 지음 / 대국전판 / 194쪽 / 10,000원

글로벌 리더의 소통을 위한 스피치
민영욱 지음 / 신국판 / 328쪽 / 10,000원

오바마처럼 꿈에 미쳐라
정영순 지음 / 신국판 / 208쪽 / 9,500원

여자 30대, 내 생애 최고의 인생을 만들어라
정영순 지음 / 신국판 / 256쪽 / 11,500원

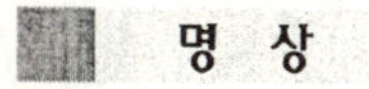

명 상

명상으로 얻는 깨달음
달라이 라마 지음 / 지창영 옮김 / 국판 / 320쪽 / 9,000원

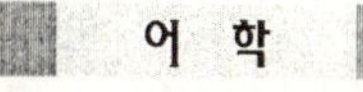

어 학

2진법 영어   이상도 지음 / 4×6배판 변형 / 328쪽 / 13,000원

한 방으로 끝내는 영어   고제윤 지음 / 신국판 / 316쪽 / 9,800원

한 방으로 끝내는 영단어   김승엽 지음 / 김수경 · 카렌다 감수 /
4×6배판 변형 / 236쪽 / 9,800원

해도해도 안 되던 영어회화 하루에 30분씩 90일이면 끝낸다
Carrot Korea 편집부 지음 / 4×6배판 변형 / 260쪽 / 11,000원

바로 활용할 수 있는 기초생활영어
김수경 지음 / 신국판 / 240쪽 / 10,000원

바로 활용할 수 있는 비즈니스영어
김수경 지음 / 신국판 / 252쪽 / 10,000원

생존영어55   홍일록 지음 / 신국판 / 224쪽 / 8,500원

필수 여행영어회화   한현숙 지음 / 4×6판 변형 / 328쪽 / 7,000원

필수 여행일어회화   윤영자 지음 / 4×6판 변형 / 264쪽 / 6,500원

필수 여행중국어회화   이은진 지음 / 4×6판 변형 / 256쪽 / 7,000원

영어로 배우는 중국어   김승엽 지음 / 신국판 / 216쪽 / 9,000원

필수 여행스페인어회화   유연창 지음 / 4×6판 변형 / 288쪽 / 7,000원

바로 활용할 수 있는 홈스테이 영어
김형주 지음 / 신국판 / 184쪽 / 9,000원

필수 여행러시아어회화   이은수 지음 / 4×6판 변형 / 248쪽 / 7,500원

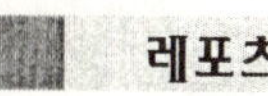

레포츠

수열이의 브라질 축구 탐방 삼바 축구, 그들은 강하다
이수열 지음 / 신국판 / 280쪽 / 8,500원

마라톤, 그 아름다운 도전을 향하여
빌 로저스 · 프리실라 웰치 · 조 헨더슨 공저 /
오인환 감수 / 지창영 옮김 / 4×6배판 / 320쪽 / 15,000원

퍼팅 매커닉
이근택 지음 / 4×6배판 변형 / 192쪽 / 18,000원

아마골프 가이드
정영호 지음 / 4×6배판 변형 / 216쪽 / 12,000원

인라인스케이팅 100%즐기기
임미숙 지음 / 4×6배판 변형 / 172쪽 / 11,000원

배스낚시 테크닉
이종건 지음 / 4×6배판 / 440쪽 / 20,000원

나도 디지털 전문가 될 수 있다!!!
이승훈 지음 / 4×6배판 / 320쪽 / 19,200원

스키 100% 즐기기
김동환 지음 / 4×6배판 변형 / 184쪽 / 12,000원

태권도 총론
하웅의 지음 / 4×6배판 / 288쪽 / 15,000원

건강하고 아름다운 동양란 기르기
난마을 지음 / 4×6배판 변형 / 184쪽 / 12,000원

수영 100% 즐기기
김종만 지음 / 4×6배판 변형 / 248쪽 / 13,000원

애완견114
황양원 엮음 / 4×6배판 변형 / 228쪽 / 13,000원

건강을 위한 웰빙 걷기
이강옥 지음 / 대국전판 / 280쪽 / 10,000원

우리 땅 우리 문화가 살아 숨쉬는 옛터
이형권 지음 / 대국전판 올컬러 / 208쪽 / 9,500원

아름다운 산사
이형권 지음 / 대국전판 올컬러 / 208쪽 / 9,500원

골프 100타 깨기
김준모 지음 / 4×6배판 변형 / 136쪽 / 10,000원

쉽고 즐겁게! 신나게! 배우는 재즈댄스
최재선 지음 / 4×6배판 변형 / 200쪽 / 12,000원

맛과 멋이 있는 낭만의 카페
박성찬 지음 / 대국전판 올컬러 / 168쪽 / 9,900원

한국의 숨어 있는 아름다운 풍경
이종원 지음 / 대국전판 올컬러 / 208쪽 / 9,900원

사람이 있고 자연이 있는 아름다운 명산
박기성 지음 / 대국전판 올컬러 / 176쪽 / 12,000원

마음의 고향을 찾아가는 여행 포구
김인자 지음 / 대국전판 올컬러 / 224쪽 / 14,000원

골프 90타 깨기
김광섭 지음 / 4×6배판 변형 / 148쪽 / 11,000원

생명이 살아 숨쉬는 한국의 아름다운 강
민병준 지음 / 대국전판 올컬러 / 168쪽 / 12,000원

톰나는 대로 세계여행
김재관 지음 / 4×6배판 변형 올컬러 / 368쪽 / 20,000원

KLPGA 최여진 프로의 센스 골프
최여진 지음 / 4×6배판 변형 올컬러 / 192쪽 / 13,900원

해양스포츠 카이트보딩
김남용 편저 / 신국판 올컬러 / 152쪽 / 18,000원

KTPGA 김준모 프로의 파워 골프
김준모 지음 / 4×6배판 변형 올컬러 / 192쪽 / 13,900원

골프 80타 깨기
오태훈 지음 / 4×6배판 변형 / 132쪽 / 10,000원

신나는 골프 세상
유용열 지음 / 4×6배판 변형 올컬러 / 232쪽 / 16,000원

풍경 속을 걷는 즐거운 명상 산책
김인자 지음 / 대국전판 올컬러 / 224쪽 / 14,000원

이신 프로의 더 퍼펙트
이신 지음 / 국배판 / 336쪽 / 28,000원

주니어출신 박영진 프로의 주니어골프
박영진 지음 / 4×6배판 변형 올컬러 / 164쪽 / 11,000원

골프손자병법
유용열 지음 / 4×6배판 변형 올컬러 / 212쪽 / 16,000원

3.3.7 세계여행
김완수 지음 / 4×6배판 변형 올컬러 / 280쪽 / 12,900원

박영진 프로의 주말 골퍼 100타 깨기
박영진 지음 / 4×6배판 변형 올컬러 / 160쪽 / 12,000원

10타 줄여주는 클럽 피팅
현세용 · 서주석 공저 / 4×6배판 변형 / 184쪽 / 15,000원

단기간에 싱글이 될 수 있는 원포인트 레슨
권용진 · 김준모 지음 / 4×6배판 변형 올컬러 / 152쪽 / 12,500원

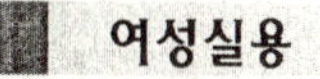

여성실용

결혼준비, 이제 놀이가 된다   김창규 · 김수경 · 김정철 지음
4×6배판 변형 올컬러 / 230쪽 / 13,000원

암 예방과 치료법

2002년 1월 21일 제1판 1쇄 발행
2008년 7월 20일 제1판 2쇄 발행

지은이/이춘기
펴낸이/강선희
펴낸곳/가림출판사

등록/1992. 10. 6. 제4-191호
주소/서울시 광진구 구의동 57-71 부원빌딩 4층
대표전화/458-6451　　팩스/458-6450
홈페이지/ www.galim.co.kr
전자우편/galim@galim.co.kr

값 11,000원

ⓒ 이춘기, 2002

저자와의 협의하에 인지를 생략합니다.

불법복사는 지적재산을 훔치는 범죄행위입니다.
저작권법 제97조의 5(권리의 침해죄)에 따라 위반자는 5년 이하의 징역
또는 5천만 원 이하의 벌금에 처하거나 이를 병과할 수 있습니다.

ISBN 978-89-7895-101-2 13510